Patricia Stacey
Der Junge, der die Fenster liebte

Patricia Stacey

Der Junge, der die Fenster liebte

Die Rettung eines autistischen Kindes

Aus dem Amerikanischen
von Regine Strotbek

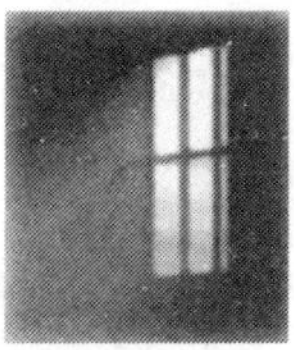

BELTZ

Titel der amerikanischen Originalausgabe:
The Boy Who Loved Windows
Opening the Heart and Mind of a Child Threatened with Autism
© 2003 by Patricia Stacey
First published by Da Capo Press, A Member of Perseus Publishing, 2003

Besuchen Sie uns im Internet
www.beltz.de

Umschlaggestaltung: Federico Luci, Odenthal
Umschlagillustration: Corbis Stock Market, Düsseldorf
Satz: WMTP, Birkenau
Druck und Bindung: Druckhaus Beltz, Hemsbach
Printed in Germany

ISBN 3 407 85795 0

Für Cliff, Elizabeth und Walker

Inhalt

Teil I

Teil II

Teil III

Teil IV

Teil V

Teil VI

Unsere menschliche Größe beruht weniger auf unserer Fähigkeit, die Welt neu zu erschaffen …, als vielmehr auf unserer Fähigkeit, uns selbst neu zu erschaffen.

Mahatma Gandhi

Ich kann nicht mit wirklicher Sicherheit angeben, wann Walkers Geschichte ihren Anfang nahm. Vielleicht hat sie bei der Empfängnis begonnen – als zwei Zellen sich fanden, sich in ihre Bestandteile spalteten und sich ineinander verwoben und sich anschickten, einen Jungen zusammenzubasteln. Vielleicht begann diese Geschichte aber auch schon vor Generationen und entwickelte sich unaufhaltsam wie eine Landschaft mit allen ihren Verwerfungen und ihrer fremdartigen Schönheit. Es könnte ebenfalls eine moderne Geschichte sein – etwas in der Luft, etwas im Wasser. Auch eine Injektion könnte sie heraufbeschworen haben (die Hand der Wissenschaft mit ihrem unschuldigen und vielleicht arroganten Bedürfnis, die Art, wie wir geboren werden oder sterben, zu verbessern). Was mich betrifft, so kann ich nur sagen, dass sie mit einem Verdacht begann, der alle Zukunftsaussichten auszulöschen schien, und damit endete, dass alles möglich wurde.

Teil I

Sirenen

Zu den Sirenen kommt ihr zuerst, die alle die Menschen,
die zu ihnen gelangen, mit Gesängen bezaubern.
Homer, Odyssee

Am Tag, bevor mein Sohn geboren wurde, saß ich bei meiner vierjährigen Tochter Elizabeth in ihrem Zimmer und wir schauten hinaus auf die Baumwipfel. An jenem Nachmittag Mitte Oktober in Neuengland schienen die Blätter vor Farben – Gelb, Orange und Purpur – zu glühen. Ich versuchte ihr zu erklären, wie es kam, dass sie so kurz vor ihrem Absterben noch eine solche Pracht entfalten konnten. In diesem Augenblick wollte ich sie gern in alles einweihen, was die Bäume uns lehren, in die eigentümlichen und geheimnisvollen Zyklen, denen unser Leben folgt, und in seine Widersprüche. Ich hatte die abwegige Idee, es könne sie interessieren, dass die Bäume selbst ihre Blätter mit dem Chlorophyll ersticken, aber da rief Elizabeth aus: »Oh, *da* will ich hin – nach draußen!« Sie stürmte die Treppe hinunter. Langsam folgte ich ihr, stützte meinen Bauch und atmete schwer wie eine Greisin. (Damals konnte ich nicht einmal mehr meine Füße sehen.) Draußen im auffrischenden Wind regneten uns Hunderte von Blättern entgegen, und Elizabeth reckte ihre Hände in die Luft, so wie es Kinder im Regen tun, als wolle sie alles Lebende und alles Sterbende, das vom Himmel herabwehte, auffangen. Später stieß ich sie auf der Baumschaukel an, und sie flog hoch hinauf in die Blätterpracht und verschwand beinah darin.

Was sie in diesen Augenblicken im Jahr 1996 nicht wusste – was selbst ich nicht voraussehen konnte –, war, dass sich unser Leben bald für immer ändern sollte. Sie ahnte nicht, dass mir ein Arzt am nächsten Morgen um sechs Uhr mit einer Injektionskanüle in die Wirbelsäule stechen würde, dass ich zurückzucken und er hastig meinen Arm ergreifen und eindringlich sagen würde: »Jetzt hören Sie zu. Nicht bewegen. Ich muss das noch mal machen. Wir müssen das Baby in den nächsten zehn Minuten herausholen.« Ebenso wenig ahnte sie, dass man einen Jungen, der mit angezogenen Beinen zusammengefaltet vor meiner Wirbelsäule lag, herausziehen und seinem Vater, der dicht bei mir stand, in die Arme legen würde. Wie hätte sie sich vorstellen können, dass ich beim allerersten Anblick ihres Bruders ganz und gar nicht fühlte, was ich hätte fühlen sollen?

Wann fängt man an, ein Kind zu kennen? Bei Elizabeth war es, als seien wir unmittelbar nach ihrer Ankunft bereits miteinander vertraut. In der Sekunde, in der sie auf die Welt kam, hatte mich ihr Blick schon überwältigt: ihr Kopf, ihre Pupillen, ihre Aufmerksamkeit – reines Bewusstsein. »Die Augen!« »Die Augen!«, riefen die Schwestern, der Arzt und selbst ein Assistent alle auf einmal. Sie schnappte sich den Finger meines Mannes und hat seitdem nicht wieder lockergelassen.

Walkers Geburt hingegen war anders. Nichts verlief wie erwartet. Er schrie nicht, als er zur Welt kam. Die Schwestern versuchten alles, konnten ihm aber nur ein Wimmern entlocken, und dann, als sie ihn Cliff übergeben hatten und er in den Armen seines Vaters lag, sah er wie ein kleines, dünnes Frettchen aus – abscheulich, mit merkwürdig verbogenen Armen.

Empfanden andere Mütter Neugeborener genauso?

Mir fiel ein, was mein früherer Vorgesetzter einmal über seine Tochter gesagt hatte: »Als sie ankam, sah sie wie ein Hamburger aus!« Mich hatten die Zuneigung, der Humor und die Freude, mit denen er die Neuigkeit verbreitete, tief beeindruckt. Es war, als wenn er sagen wollte: »Mein glitschiges kleines Knorpelknäuel war in Wirklichkeit ein Schwan.«

Obwohl uns der Arzt versicherte, dass Walker nichts fehle und seine Apgar-Werte hoch seien, beunruhigte mich etwas: Es war aber weniger der äußere Eindruck, den dieses Baby auf mich machte, als vielmehr etwas an seiner Aufmerksamkeit. Er hatte im ersten Augenblick, als ich ihn sah, an mir vorbeigeschaut. Dieser Blick sollte mich im Krankenhaus zwanghaft beschäftigen. Er blickte weg, wenn er in dem kleinen Babykorb aus Plastik lag. Auch wenn ich ihn stillte, sah er mich nicht an. Es war, als beachte er weder Cliff noch mich oder Elizabeth, die strahlend auf einem zweiten Krankenhausbett saß und ihn auf dem Schoß hielt.

Ich spürte eine Leere. Das Wort, das mir in den Sinn kam, ein Wort, das ich stets für mich behielt, war »Vogelscheuche«. Mein Baby, unser Baby, glich einer dürren, schlaffen und innen hohlen Vogelscheuche.

Ich fasste insgeheim den Entschluss, die Reaktionen der anderen zu beobachten und selbst entsprechend besorgt oder beruhigt zu sein. Also beobachtete ich Walkers Besucher aufmerksam.

Meine Kinderfrau Donna kam in Begleitung einer guten Freundin namens Doris, einer Frau in den Siebzigern, vorbei. Beide kannten sich mit Kindern aus, wussten über sie so gut Bescheid, wie ein Bauer den Wind, den Frost und seine Zeichen zu lesen versteht. Auch Krankheit war Doris und Donna nicht fremd. Vor vierzig Jahren hatte Doris im Krankenhaus ein Neugeborenes verloren. Man nahm es ihr weg und ließ sie es nicht mehr wieder sehen. Sie hatte zwei gesunde Söhne großgezogen und beaufsichtigte jetzt Schüler am Fußgängerüberweg vor einer Schule. Donna hatte einen geistig zurückgebliebenen Sohn. Er war mittlerweile in den Zwanzigern und rief sie jeden Abend um acht Uhr aus dem Heim an, in dem er lebte. Zuerst hielt die eine und dann die andere dieser beiden Frauen unser Baby im Arm und weinte. Das beruhigte mich. Wenn Doris und Donna beim Anblick dieses Babys Freudentränen vergießen konnten, dann musste alles seine Richtigkeit haben.

Dennoch kehrten meine Besorgnis und mein Kummer zurück. Am Ende meines fünftägigen Krankenhausaufenthalts gestand ich meiner Freundin Monica, ich könne nicht wirklich spüren, dass das Baby »schon geboren« sei, obwohl es längst da sei. Da Monica eine Frau mit einer starken spirituellen Orientierung war, schlug sie mir vor, ich solle beten, es möge seinen Körper in Besitz nehmen.

»Haben Sie schon einen Namen?«, fragten die Krankenschwestern. Tatsache war, dass Cliff und ich uns vor dem Krankenhausaufenthalt auf keinen Namen hatten einigen können. Ein Name lief auf eine Identität in der Öffentlichkeit hinaus, das war uns beiden nur allzu bewusst. Unser Sohn sollte sich aussuchen dürfen, was er wollte: ein Leben als Musiker, Biobauer, Automechaniker, Pantomime oder, selbstverständlich, auch als Präsident. Der Vorgang der Namensgebung schien uns mit schlechten Vorzeichen behaftet. Einen Namen auszusuchen kam uns anmaßend vor, wie eine gefährliche Alchimie; man legte die Zukunft fest. Endlich entschlossen wir uns für Walker nach Walker Percy, dem Philosophen und Autor von *Der Kinogeher*. Das klang stark, philosophisch und einzigartig – genau das, was wir für unseren Sohn erhofften.

Doch was er war – oder werden würde –, konnten wir nicht wissen, selbst als wir den Namen zu Papier brachten. Noch bevor wir das »Namens«-Formular an das Krankenhaus zurücksandten, führten Cliff und ich eines jener Gespräche, die Paare nie mehr vergessen. Kaum eine Woche nach Walkers Geburt.

Ich wartete ab, bis das Baby eingeschlafen war, und flüsterte dann Worte in die Dunkelheit hinein, verräterische Worte, wenn sie einer Mutter über die Lippen kamen. Ich erzählte Cliff von meiner Befürchtung, dass mit dem Baby etwas nicht stimme. Diese Sorge rührte nicht bloß daher, dass es erschöpft aussah und sich in seiner Haut nicht wohl zu fühlen schien. Es sah mich nach wie vor überhaupt nicht an.

»Die Leute sagen uns doch immer wieder, dass Babys anfangs nicht fokussieren«, sagte Cliff.

»Es geht nicht ums Fokussieren, es ist etwas anderes«, beharrte ich.

Ich rang nach Worten, die das Vermisste beschrieben, klang aber schließlich melodramatisch wie eine enttäuschte Liebende. Da fehlte etwas in der »Beziehung«, weit und breit keines jener »ozeanischen Gefühle«. Die Welt hatte sich nicht »auf den Kopf gestellt«.

Cliffs Stimme war ernst. Im Flüsterton sagte er: »Ich gebe dir ja Recht. Allem Anschein nach interessiert er sich nicht besonders für uns. Mir ist schleierhaft, warum er so wenig schreit.« Er redete über die Angst, die er gehabt hatte, als die Krankenschwestern darum kämpften, dass das Baby endlich einen Schrei ausstieß. »Es will mir nicht in den Kopf, warum wir Walker zum Füttern aufwecken müssen«, fügte er hinzu. Ein paar Augenblicke lang war es still, dann sprach er weiter, mit verändertem Tonfall, zärtlich, und entwickelte seine Gedanken sonderbar kunstvoll. Cliff legt sonst nicht viel Wert auf Dramatik, aber jetzt begann er folgendermaßen: »Ich will dir eine Geschichte erzählen.« Er beschrieb einen Jungen, der sich zuweilen für das schwarze Schaf seiner Familie hielt. Er war still, der Bruder einer kontaktfreudigen Schwester und verbrachte in seiner Schüchternheit viel Zeit im Spiel mit sich selbst in seinem Zimmer. Er las und grübelte. Die Tatsache, dass er so in sich gekehrt und gern allein war, bereitete ihm Unbehagen, dummerweise verglich er sich mit seiner hübschen, überschäumenden Schwester. Ich merkte natürlich, dass Cliff über sich selbst sprach.

»Also wird er einmal Architekt«, sagte ich erleichtert und schmunzelte in die Dunkelheit hinein. »Genau wie du.«

Da hatten wir nun eine Erklärung – eine, die obendrein einen Sinn ergab. Selbst wenn es nicht die richtige Erklärung war, war Cliff doch weise genug, um mit der Identität unseres Sohnes behutsam umzugehen. Wir wollten unser Baby nicht in ein Schema pressen – keines unserer Kinder sollte mit einem Etikett versehen werden. Und so nahm ich mir selbst das Versprechen ab, mit diesem Kind Geduld zu haben, das Versprechen, dass ich es niemals drängen würde, mehr zu sein, als es war.

Trotzdem waren wir binnen einer Woche wieder bei unserer HMO (Health Maintenance Organization) und schilderten dem Arzt dort, dass Walker lethargisch und schläfrig sei und so gut wie nie schrie. Der Arzt horchte das Herz des Babys ab und schickte uns mit den Worten »Schlafende Hunde soll man nicht wecken« wieder weg.

Denk daran, sagte ich zu mir selbst. *Das ist ein Junge. Jungen entwickeln sich langsamer. Er ist nicht Elizabeth.*

In den nächsten ein oder zwei Wochen wollte ich Walker die Ruhe gönnen, die er offenbar brauchte. Ich stellte seinen Babytragekorb in der Ecke ab, solange ich sauber machte, und nahm ihn so oft wie möglich auf den Arm. Er war ruhig, schrie kaum und schlief andauernd.

Manchmal, wenn ich gerade bei ihm stand, hob ich ihn hoch und bewegte ihn sanft hin und her. Während ich telefonierte oder mit einer Hand arbeitete oder putzte, lag er schwer in meinen Armen. Er kam mir nicht mehr so körperlos vor, schien vielmehr in mich zu sinken und hatte Gewicht.

Dennoch drangen Anflüge von Besorgnis – eine eigenartige scharfe oder stechende Empfindung, die ebenso schnell wieder verflog, wie sie gekommen war – in unsere gemeinsamen Momente ein. Offenbar fühlte sich Walker in seiner Haut zutiefst unwohl. Ich hatte das Gefühl, dass er in seinen eigenen Körper nicht hineinpasste oder Schmerz unterdrückte. Aber was für einen Schmerz hatte dieses Baby? Sein Gesicht sah erschöpft und faltig aus, seine Haltung war unbeholfen. Er lag da wie auf einem Ball, sein Rückgrat war merkwürdig zur Seite verkrümmt. Wenn ich ihn ansah, überkam mich ein unangenehmes Gefühl, dann Schuld und sogar Scham wegen seines Unbehagens.

Ich fragte mich, was für eine Mutter ich war. Was war der Ursprung dieser seltsamen Gefühle? Ich wusste, dass die übermäßige Zuneigung einer Mutter zerstörerisch wirken konnte. Ich hatte Freunde, die offensichtlich einen bleibenden Schaden davongetragen hatten, weil ihre Mütter zu sehr darauf gepocht hatten, dass aus ihnen etwas wurde, was sie von sich aus nicht werden konnten. Ich versuchte mir klar zu machen, wer dieser Junge meinem Wunsch nach sein sollte. Mir fiel ein Text aus der Feder meiner Freundin Roberta aus unserer Studienzeit ein, eine Satire über Eltern, die aus ihren Kindern Genies machen wollten, noch bevor sie aus den Windeln heraus waren. In diesem Text wird ein kleiner Violinbogen in den Bauch einer Mutter injiziert, damit der Fötus schon mal auf der Suzuki-Violine üben kann. War ich auf dem besten Wege, eine von den Müttern zu werden, die ihre Kinder unentwegt anspornen? War es schon so weit? Hatte ich mir in meinem Stolz auf Elizabeths

Altklugheit so gut gefallen? Ich erinnerte mich, wie idiotisch ich mir vorkam, als ich in der Schwangerschaft mit Walker absichtlich mehr klassische Musik hörte als sonst, einfach weil ich glaubte, es fördere die Entwicklung seines Gehirns.

Trotzdem verspürte ich nach wie vor den Wunsch, die Zeit möge doch rascher vergehen, damit sich Walkers zerfurchtes Gesicht endlich glätten und mit der Reife voller würde.

Täglich hoffte ich sehnlich, dass seine Augen fokussieren würden. Wie hätte ich das einem anderen Menschen verständlich machen sollen? Ich war mir nicht einmal sicher, ob ich es überhaupt wollte.

Eines Tages kam Walker mir traurig oder deprimiert vor, und da dachte ich, ein wenig Abwechslung, um ihn aus dieser Stimmung herauszuholen, könne ihm nicht schaden. Wir hatten vor Elizabeths Geburt eine Reihe Motown-Hits auf Tonband aufgenommen. In ihren ersten Lebenswochen und -monaten spielten wir sie oft ab: Otis Redding, The Supremes und Aretha Franklin, und Elizabeth freute sich. Ich schob das Band in die Stereoanlage, stellte den Ton leise … und summte vor mich hin …

… Und was du brauchst, Liebling, hast du bekommen
Alles, worum ich dich bitte, ist ein wenig Respekt
(… And what you need, baby you got it
All I'm asking, is for a little respect)

Ich nahm Walker hoch und tanzte, *nur ein klein wenig*. Sein Körper zitterte. Ich schaute in sein Gesicht; es schien fast vor lauter Unbehagen zu vibrieren. Seine Augen starrten intensiv in die Ferne. Er konzentrierte sich. Würde er sich gleich übergeben? Sein Kopf zitterte und fiel gegen meine Schulter. Ich legte ihn rasch auf eine Decke (hatte ich seinen Nacken verletzt? Ich hatte gehört, dass Babys von heftiger Bewegung sogar sterben konnten). Er fuchtelte mit seinen Armen in der Luft herum wie ein Baby, das glaubt, dass es in die Tiefe stürzt. Er wirkte so verängstigt wie jemand, der gerade seinen Fuß über eine Klippe gesetzt hat. Ich verfrachtete ihn unverzüglich in seinen Babysitz zurück. Seine Benommenheit hielt an.

Ich trat einen Schritt zurück und wollte verstehen, was sich abspielte. Warum hatte er sich verhalten wie bei einem Sturz, wo er doch – gewissermaßen – auf vollkommen sicherem Boden war? Ich bekam es mit der Angst zu tun, ich könne ihm unwissentlich etwas zugefügt haben, war mir aber nicht sicher, ob ich mich deshalb schuldig fühlen sollte oder ob ich nicht selbst verletzt war, weil er mich ablehnte. Ich hatte an einen Ort vorzudringen versucht, an dem ich unerwünscht war. Ich bedachte, dass Walker drei Wochen zu früh geboren war. Die Ärzte maßen dem zwar keine große Bedeutung bei, aber vielleicht war er ja in mancher Hinsicht noch nicht reif.

Als Walker später am selben Tag wieder erwachte, stand ich über ihn gebeugt und beobachtete ihn. Vorsichtig blickte er auf, und ich hatte zum ersten Mal das Gefühl, dass er ein Lächeln zustande bringen wollte. Solche Augenblicke hielten meine Besorgnis ein paar Tage oder zumindest Stunden in Schach.

Denk daran. Sei geduldig. Jungen sind langsamer. Er wird sich dir schon noch rechtzeitig zu erkennen geben. Und überhaupt, wozu war die Zeit denn da, wenn nicht zum Aufwachsen?

Damals, als Walker vier Wochen alt war, kam es mir noch wie ein Luxus vor, wenn ich mir wegen seiner Stimmungen – war es denn möglich, dass ein Baby deprimiert war? – oder seiner Gefühle für mich Sorgen machte. Sein Atem, der in den ersten Tagen ein bisschen gerasselt hatte, ging mittlerweile so schwer, dass er nachts kaum schlafen konnte. Er schreckte aus dem Schlaf hoch, nur um Luft zu holen. Oft konnte er nur zwischen zwei tiefen Atemzügen schlafen. Ständig riefen wir bei unserer HMO an und suchten die Sprechstunde auf. Die Ärzte blieben dabei, dass Walker nichts Ernstes fehle.

Während dieser Zeit musste ich oft an den »Plötzlichen Kindstod« denken, den man in den letzten Jahren mit einem Atemstillstand in Zusammenhang gebracht hatte. Weil wir dachten, Walker komme als Kandidat dafür in Frage, behielten Cliff und ich ihn nachts zwischen uns in unserem Bett. (In den Büchern wurde behauptet, ohne »Krippen« gebe es auch keinen »plötzlichen Krippentod«.) Ich lagerte seinen Kopf erhöht auf meinem Arm und lernte es, sofort wach zu werden, wenn seine Atempausen zu lange dauerten.

Walker nahm in dem Winter, in dem er zwei und drei Monate alt war, kaum eine Beziehung zu uns auf, doch wie sollte er auch, wo er sich offensichtlich so unwohl fühlte? Dennoch fragte ich mich, warum er so schwach wirkte. Sein Kopf glich einem Kürbis, der sich an einer zarten Ranke niederbeugt. Der Arzt sagte, Walker sei »perfekt«.

So, wie ich unsere Sorgen beschreibe, mag der Eindruck entstehen, wir seien händeringend und hoffnungslos bei jedem Anlass zum Arzt gerannt. Ich telefonierte zwar in vielen Nächten mit unserer HMO, weil Walker keine Luft bekam und ich wusste, dass etwas nicht stimmen konnte, doch meistens waren unsere Tage Routine, Alltag. Walker wurde gestillt, Elizabeth kam aus dem Kindergarten heim. Wir gingen aus. Unsere täglichen Verpflichtungen – Telefonieren, Putzen und Waschen – ließen unsere Sorgen in den Hintergrund treten. Doch ich stellte mir Fragen wie: Wann hält die Seele Einzug in das Baby? Entfaltet sie sich mit wachsender Bewusstheit? Wird die Seele bei der Empfängnis oder bei der Geburt des Körpers geboren? Was ist der Schlüssel zum Geheimnis von Beziehungen? Wie lernt man ein Baby kennen? Wie finden Mutter und Kind ohne Sprache zueinander?

Außerdem machte ich mir damals über mein eigenes Leben Gedanken: Ich hatte ein zweites Kind bekommen. Was würde ich in zwei, drei Jahren anfangen, wenn es selbstständiger wäre? Sollte ich meine Lehrtätigkeit fortsetzen oder mehr schreiben?

Ungeachtet unserer Befürchtungen war Walker ein goldiges Baby – besonders bezaubernd im Schlaf, wenn sein Gesicht sanfter wirkte und seine winzigen roten, gewöhnlich zu Fäusten geballten Hände sich ein wenig öffneten und die Linien in der Handflächen sichtbar wurden. Trotz seiner sonderbaren Posen wurde Walker zunehmend hübscher; unser Nachbar blieb dabei: Wie James Dean sehe er aus, besondere in den handgearbeiteten braunen oder roten Baskenmützen aus Baumwolle, die eine Freundin genäht hatte.

Mit vier Monaten schaute Walker uns gelegentlich an. Bisweilen fragten wir uns, ob er weitsichtig war, denn er wurde in der Regel nur dann auf uns aufmerksam, wenn wir am anderen Zimmerende waren oder uns stehend über ihn beugten, niemals jedoch, wenn wir ganz dicht bei ihm waren. Ein- oder zweimal sah er uns so intensiv und entwaffnend an, als blicke er direkt in uns hinein; doch meistens wirkte er nur wenig interessiert.

Unsere Gedanken, wer dieser Junge war, stoben wild in alle möglichen Richtungen. In seinem dritten Lebensmonat glaubten wir eine Zeit lang, er sei außergewöhnlich begabt. Damals zeigte er, wie seine Schwester, eine besondere Neigung für Sprache. »Sag ›Ich mag dich‹«, sprachen wir immer wieder vor.

»Ii aaaa ii«, ahmte er uns nach, »ii aaaa ii.« Selbstverständlich kannte er den Sinn dieser Worte nicht. Dennoch erlebten wir in jenem zweiten und dritten Monat freudige Augenblicke miteinander und hatten zunehmend das Gefühl, dass Walker sich entfaltete.

Die Monate vergingen und manchmal blieb dieses Nachahmen aus. In Walkers viertem und fünftem Lebensmonat schien ein dichter Vorhang oder Schatten zwischen uns und unserem Sohn zu liegen. Er reagierte seltener, fühlte sich immer unbehaglicher und wurde missmutiger. Sein persönliches Muster, sofern er eines hatte, entzog sich uns. Er war uns ein Rätsel.

Die Ärzte waren nicht beunruhigt; wir schon.

Einmal, es war in Walkers viertem Lebensmonat, bürstete ich im Badezimmer mein Haar. Ich hatte ihn zuvor gegen die Wand gelehnt, damit er mehr sehen konnte. Er fiel zur Seite. *Ein dumpfer Aufprall!* Ich sah hin, und da lag er, den Kopf auf dem Holzboden. Er musste einen harten Schlag abbekommen haben, trotzdem lag er da, als ob nichts geschehen wäre. *Warum schrie das Baby nicht, wenn es Schmerz empfand?*

Walkers Gewohnheiten, ja selbst seine triebgesteuerten Verhaltensweisen waren anders als üblich. Seine Körperhaltung war nach wie vor seltsam. Die meisten Babys hängen wie ein Mehlsack über der Schulter ihrer Eltern, wenn sie aufstoßen sollen; Walker hingegen bildete ein S, Wölbungen, als ob er – auf meiner Schulter balancierend – Klimmzüge vollführen wolle. Wenn ich ihn so hielt, hatte ich das Gefühl, er könne ganz allein zur Zimmerdecke hinaufklettern.

Wie kommt es, dass ein Baby sich hysterisch gebärdet und dann plötzlich einschläft, nachdem es Tage lang nicht geschrien hat?

Warum schreckt ein Baby zurück, wenn man ihm eine Rassel in die Hand drückt?

Warum schlummert es just in dem Moment ein, in dem man es loslässt, aber nicht, solange man es hält?

Auch Walkers Sprachtalent war auf ebenso geheimnisvolle Weise wieder verschwunden, wie es aufgetaucht war. Mit viereinhalb Monaten konnte er unsere Laute – »Sag ›Ich mag dich‹« – nicht mehr wiederholen.

Wenn ich ihn jetzt um dieses kleine Kunststück bat, wandte er sich ab.

Ich erinnere mich an das Schuldgefühl, das mich überkam, als ich begriff, dass es mit dem Nachsprechen vorbei war. Wieder einmal hatte ich ihn zu sehr anspornen wollen.

In Zukunft sollte er sich an seinen eigenen Fahrplan halten dürfen; ich nahm mir vor, ihm mehr Zeit zu gönnen.

In Walkers fünftem Monat wurde noch deutlicher sichtbar, dass mit ihm etwas nicht stimmte. Er entglitt uns in eine Schattenwelt.

»Vielleicht liegt es bloß an den ständigen Erkältungen, dass er sich nicht wohl fühlt«, meinte unser Hausarzt beiläufig. Tatsache war, dass Walker mich bis jetzt noch nicht aus nächster Nähe ansah. Schlimmer noch, er starrte häufiger weg als in unsere Richtung. Er schien sich mehr für das Licht zu interessieren, das durch die Abstände zwischen den Jalousiestäben ins Haus hereinflutete, als für unsere Tochter oder uns. Er suchte die Fenster geradezu, wie besessen, wie unter Zwang. *Was hatte es mit diesen Fenstern auf sich?* Aus irgendeinem Grund mussten sie eine Bedeutung für ihn haben. Wenn er hinaussah, was er jetzt fast ununterbrochen tat, wirkte sein starrer Blick nicht ausdruckslos, eher war es, als lese er in das Licht, den Fensterrahmen oder die Jalousien etwas hinein, als finde dort eine komplette Handlung statt, eine Aufführung zwischen den Stäubchen und den Fensterscheiben nur für ihn allein.

Eines Abends, als er viereinhalb Monate war, war Walker mit

Elizabeth und mir im Bad. Er lag in seinem Babykorb; sie saß in der Badewanne.

Elizabeth tauchte ihre Hände in den Badeschaum und zauberte einen Plastikfrosch hervor. Er quiekte. Walker lachte – brüllend, hysterisch: das erste Mal, dass wir unser Baby lachen hörten.

Elizabeth hüpfte aus der Badewanne und drückte ihm den Frosch ins Gesicht: *Quiiiekkkkkk!* Da bekamen wir ein gänzlich unbekanntes Baby zu sehen, ein Kind voll grenzenloser Freude und Energie, das lachte, reagierte und nach mehr verlangte mit vor Aufregung zitternden Händen. Es war eines der ersten Male, dass Bruder und Schwester überhaupt irgendeine Beziehung zueinander hatten. Elizabeths kreischendes Lachen füllte das Badezimmer mit seiner Heiterkeit. Sie drückte und drückte und Walker lachte immer weiter. Auf diesen Augenblick hatte ich gewartet. Endlich waren wir eine Familie.

Sie drückte ein weiteres Mal. *Quiiiiiek*. Doch nichts passierte.

Noch ein Quieken. Keine Reaktion. Der Vorhang war gefallen.

Tage-, vielleicht sogar wochenlang danach machte Walker einen tieftraurigen, desinteressierten Eindruck. Einerlei, wie wir seinen Körper auch betteten, er fand stets – wie eine Kompassnadel – seinen Weg zum Licht zurück und starrte wie ein Besessener unablässig aus dem Fenster.

Das Licht war seine Richtschnur. Und wir anderen blieben irgendwo im Abseits, östlich oder westlich oder südlich seines Blicks, stets außer Sicht.

Sie müssen abwarten

Als Walker sechs Monate alt war, zweifelten wir kaum noch, dass er schwer krank war. Er wurde von Ekzemen zerfressen und rang nachts nach wie vor nach Luft. Er bewegte sich ruckartig und konnte sein Spielzeug nicht richtig greifen. Immer mehr hatten wir das Gefühl, dass er unter einer seelischen Störung litt – er fuchtelte mit den Armen in der Luft herum, konnte uns noch immer nicht aus der Nähe anblicken und hatte immer noch seine unerklärliche Vorliebe für Fenster.

Schließlich gelang es Cliff und mir, einen Termin beim Oberarzt für Kinderheilkunde in unserer HMO in der nahe gelegenen Stadt Amherst, Massachusetts, zu bekommen.

Der Arzt kam mit einem riesigen Rucksack in den Raum geeilt. Er legte ein Bandmaß um Walkers Kopf und vermaß ihn auf alle möglichen Arten und Weisen, wie ein Mediziner eben ein Baby vermisst, und prüfte seine Körperlänge, seine Reflexe, seinen Muskeltonus. Dann sprach er Walker direkt an. »Walker«, sagte er streng.

Walker reagierte nicht.

Der Arzt wühlte in seinen Utensilien, zog einen roten, flaumigen Ball hervor und schwenkte ihn vor Walkers Gesicht hin und her. »*Walker!* WAL-KER! …«, tönte es zuerst streng, dann lebhaft und schließlich brüllend.

Walker lag da und starrte aus dem Fenster, gelassen, unausweichlich zum Licht hingezogen.

Der Arzt nahm Platz, setzte seine Brille ab und legte los. Er erklärte, wir müssten damit rechnen, das unser Sohn Defizite habe. In allen Bereichen hinke seine Entwicklung hinterher. Es könne gut sein, dass er niemals gehen oder sprechen werde. Der Arzt deutete in groben Zügen an, dass unser Sohn vielleicht auch geistig zurückbleiben würde, womöglich sogar gravierend. Er wies auf Walkers niedrigen Muskeltonus und seine Unfähigkeit hin, sich richtig umzudrehen. (Walker hatte, anstelle seiner Arme, die Beine benutzt, um sein Körpergewicht herumzuhieven und plumpste dabei auf den Bauch; aus Gründen, die ich nicht verstand, war eine solche Kompensation hoch problematisch.) Der Kinderarzt überlegte, ob Walker möglicherweise blind oder taub sei.

Obwohl wir wussten, dass mit unserem Sohn etwas nicht stimmte, hatten wir den Eindruck, dass seine Beurteilung ungenau war. Wir sagten dem Arzt offen, wir hätten das Gefühl, dass bei seiner Untersuchung etwas fehle. Es traf ja zu, dass Walker ein abwesend wirkendes Baby war, und doch hatten wir aus größerer Entfernung viele Male eine Beziehung zu ihm herstellen können. Hatte dieses befremdliche Verhalten vielleicht etwas mit Allergien zu tun? Es lag auf der Hand, dass er unter ihnen litt: Er hatte Ekzeme, Verstopfung und fühlte sich unwohl.

Der Arzt schüttelte den Kopf. Allergien waren bei Babys eine Seltenheit.

Wir wollten wissen, ob es für Walkers Problem einen Namen gebe. Konnte man keine Röntgenuntersuchung oder einen Test durchführen, um herauszubekommen, was es sein könne?

»Nein«, sagte der Arzt. »Es gibt nicht einen Kinderarzt im Land, der Ihnen bei einem sechs Monate alten Kind eine Diagnose stellt. Sie müssen abwarten.«

Ich fragte ihn über die kindliche Zerebrallähmung aus.

»Eine kindliche Zerebrallähmung wirkt sich auf die Muskulatur aus, aber nicht auf die Intelligenz«, sagte er kopfschüttelnd. Ich wusste, worauf er hinauswollte: Wir durften uns nicht zu jenen Glücklichen zählen, deren Kind über eine normale Intelligenz verfügt.

Walker hatte damals eine kleine Beule auf der Stirn. Ich fragte mich oft, ob sein Verhalten nicht irgendwie damit zusammenhing. Jetzt, in der Praxis des Arztes, hoffte ich aufs Neue – auf eine ziemlich verzweifelte Art –, die Vorwölbung möge bösartig sein. (Krebs, die alte Geißel, wäre mir ein willkommener Kamerad gewesen. Er könnte operiert und beseitigt werden.)

»Wann sind Sie das letzte Mal einem Baby mit Krebs begegnet?« fragte der Arzt trocken.

»Aber er konnte doch mit drei Monaten nachahmen, was wir ihm vorsagten«, beharrte ich.

Der Kinderarzt blickte mit teilnahmsvoller Miene zu Boden.

Dies war uns gut vertraut – unser Sohn konnte es nicht und jetzt schafften es seine Ärzte offenbar auch nicht. Wir verließen unsere HMO und suchten in den folgenden Wochen viele Stunden nach einem Spezialisten, der eine Erklärung hätte, aber die Mediziner konnten alle keine Auskunft geben. Stattdessen gaben sie uns lediglich den Rat, unsere hiesige Zweigstelle von REACH*, dem Frühinterventionsprogramm, anzurufen. Doch das hatten wir auf Empfehlung unserer Kinderfrau Donna bereits getan, ihr Sohn war, wie erwähnt, geistig zurückgeblieben.

Die Leiterin von REACH, Darleen Corbett, hatte einen Verdacht, was Walker fehlen könnte, noch bevor sie ihm begegnet war. Aber sie wollte ihn mir am Telefon nicht nennen.

»Es könnte sich um sehr viele Dinge handeln. Er ist erst sechseinhalb Monate alt«, sagte sie.

Ich ließ nicht locker. Schließlich sprach sie ihre Vermutung aus.

»Vielleicht ist bei Ihrem Sohn die sensorische Integration gestört«, sagte sie. »Ich weiß es aber nicht sicher, bevor ich ihn nicht gesehen habe, aber es hört sich für mich tatsächlich nach S.I. an.«

»S.I.?«

»Eine extreme Form der Reizempfindlichkeit.« Sie erklärte, dass oft gleichzeitig verschiedene Sinnessysteme betroffen seien. »Kinder mit einer funktionsgestörten sensorischen Integration reagieren oft allergisch und sind gegenüber verschiedenartigen Reizen überempfindlich.«

»Reizen?«

»Na ja, Berührung. Es ist keine Seltenheit, dass diese Babys es

---

* Vor zwanzig Jahren gehörte Massachusetts zu den ersten Bundesstaaten, die flächendeckend ein Frühinterventionsprogramm einführten, das Kindern mit Entwicklungsverzögerungen bis zum Alter von drei Jahren und ihren Familien therapeutische Unterstützung im »häuslichen Umfeld« gewährte. Inzwischen bieten alle fünfzig Bundesstaaten solche Dienstleistungen an, häufig kostenlos für die Familien.

nicht mögen, wenn man sie anfasst. Oder dem Licht aussetzt. Vielleicht ist er sehr lichtempfindlich.«

»Das bezweifle ich«, sagte ich. »Er starrt am liebsten aus dem Fenster.«

Wir schwiegen.

»Macht das einer, der sich mit seiner sensorischen Integration schwer tut?«

»Ja«, sagte sie. »Häufig.«

In das Rätsel, das Walker für mich darstellte, kam ein wenig Licht – die Allergien, der Widerwille gegen Berührung, die Fenster, das alles hing miteinander zusammen.

»Dann sehen wir Sie in zwei Wochen«, sagte Darleen Corbett und wollte das Gespräch beenden. Aber ich konnte den Hörer noch nicht auflegen. Zum ersten Mal seit Monaten hatte jemand eine Antwort parat.

»Bitte«, ich gab nicht nach. »Wie ernst ist es? Können Sie mir sagen, ob eine Heilung möglich ist?«

»Ich kann nicht mit Sicherheit sagen, was mit Ihrem Sohn los ist.«

»Aber eine Heilmethode?«

»Heilmethode …?«, sagte sie und ihre Stimme verstummte. »Da bin ich überfragt. Aber vielleicht ist in so einem Fall eine Desensibilisierung denkbar. Wenn wir uns sehen, unterhalten wir uns ausführlicher darüber.«

Ich konnte sie einfach nicht auflegen lassen. »Bitte«, sagte ich, um Zeit zu schinden »Was kann ich tun?«

»Sie tun ihm etwas Gutes, wenn Sie in seiner Nähe nicht zu sehr lächeln und mit ihm spielen.«

»Aber er mag nicht spielen.«

»Dann besorgen Sie sich das leuchtendste und auffälligste Spielzeug, das Sie auftreiben können. Nehmen Sie ihn beim Ellbogen und führen Sie seine Hand an das Spielzeug heran. Wenn er nicht auf seine Umgebung zugeht, muss die Umgebung eben zu ihm kommen.«

Nächte unter dem grauen Licht, das die einzige Lampe in der Küche spendete. Walker, sechseinhalb Monate alt, war in seinem Autokindersitz festgegurtet, weit davon entfernt, sich aufsetzen zu können. Sein Blick war unbeirrt zur Seite auf die weißen Jalousien gerichtet, selbst um Mitternacht. Das von ihrer weißen Oberfläche reflektierte Licht strahlte hell. Manchmal legte er den Kopf in den Nacken und wandte sein Gesicht der Glühbirne an der Decke zu.

Wenn das Licht Luft wäre, dachte ich, würde er es einatmen.

Dann tauchte ein neues Problem auf. Kurz vor dem Termin beim Kinderarzt, der den Ball vor Walkers Gesicht hin und her geschwenkt hatte, hatten wir einen Anruf von unserem Hausarzt erhalten: Walker habe das niedrigste tabellarisch erfasste Gewicht für sein Alter unterschritten – und läge nunmehr unterhalb der fünften Perzentile. *Jetzt machte sich also auch sein Körper auf und davon.* Der Kinderarzt nannte mir eine Aufbaukost auf Reisbasis, von der ich täglich mehrere Gramm in ihn hineinstopfen sollte. Walker schluckte sie zwar, stellte sich aber beim Essen sehr unbeholfen an. Oft fütterte ich ihn eine Dreiviertelstunde mit dem Brei, der in Klumpen von seinen Lippen herunterfiel, so wie Schnee im Frühjahr von den Dächern rutscht. Scheinbar konnte er dem Essen nichts abgewinnen. Bisweilen bebte ich vor Anstrengung.

In den beiden Wochen vor dem Besuch der Leiterin von REACH nutzte ich jede Gelegenheit, um mich mit Walker zu beschäftigen. Ich legte ihn aufs Bett oder auf den Fußboden, gewöhnlich in einem Babysitz, damit er mich besser ansehen konnte, obwohl er das scheinbar gar nicht wollte. Immer wieder hielt ich seinen Ellbogen, bewegte ihn nach vorn und legte seine winzigen Fingerchen um verschiedene Gegenstände.

Einmal besuchte ich den Sonntagsgottesdienst, ganz allein, während Cliff mit Walker und Elizabeth zu Hause blieb. Nur ich saß auf der Empore. Anstatt der Predigt zuzuhören, konzentrierte ich mich zwanghaft auf ein ungefähr sechs Monate altes kleines Mädchen, das auf einer der Kirchenbänke unter mir auf dem Schoß seiner Mutter saß. Sie verschlang ihre Umgebung mit den Augen, den Fingern und ihrem Mund, das konnte ich genau erkennen. Ihre Sinne nahmen alles in sich auf und füllten den riesigen Kelch ihres Verlangens. Mit den Füßen stemmte sie sich in die Höhe, reckte ihre Finger der Welt entgegen, flirtete mit der Frau auf der benachbarten Bank und grapschte nach allem, als habe sie schon tagelang Hunger und bestehe nur noch aus Mund und Bauch. Sie befingerte die Kirchenbänke, zerrte am Haar ihrer Mutter, spielte mit ihrem Kragen, schnappte sich das Gesangbuch und betatschte übermütig das Gesicht einer fremden Person. Die Mutter blickte frustriert drein; wahrscheinlich wollte sie entspannen und wie die anderen der Predigt folgen. *Ihr ist nicht bewusst, dass sie eine kerngesunde Tochter hat. Eine großartige Tochter*, sagte ich mir.

Am Abend desselben Tages stellte ich Walker wie gehabt in seinem Autositz auf dem Tisch ab, nachdem er gegessen hatte, so viel er konnte. Cliff war schon zu Bett gegangen. Auch Elizabeth.

»Ich habe ein Geschenk für dich«, sagte ich sanft. »Als ich heute weg war, habe ich es gekauft. Bin gleich wieder da.«

Ich kehrte mit einer Tüte aus dem Spielwarenladen in die Küche zurück. Ich erzählte, dass ich etwas gekauft habe, wovon Darleen Corbett von REACH gesprochen hatte. Als ich die Tüte aufriss, fuhren Walkers Hände hoch, zitterten heftig und sanken wieder herunter. Die Tüte war beim Öffnen laut geplatzt.

»Habe ich dich erschreckt?« flüsterte ich. »Das wollte ich nicht.«

Puh! Ich dachte bei mir: *Ist es das, was Darleen Corbett mit Überempfindlichkeit meinte? Das bloße Geräusch einer Tüte beim Auspacken zerrt an den Nerven meines Sohnes?*

Ich ging mit der Tüte ins Badezimmer, öffnete sie langsam, damit Walker das Knistern nicht hörte, dessen Lautstärke mich plötzlich selbst verblüffte, und nahm meine Geheimwaffe heraus. Ich zog einen Gegenstand in leuchtenden Farben heraus, der wie ein kleines Sonnensystem aussah, ein wenig größer als zwei gefaltete Hände. Das Spielzeug war kugelförmig und bestand aus starken Drähten mit einem glänzenden, weichen Kunststoffüberzug. Man konnte es anfassen, darauf herumkauen und daran saugen, all das, was andere sechs Monate alte kleine Kinder mit Freude tun.

Als ich näher kam, drehte Walker sein Gesicht schroff zur linken Seite, sein Kopf schien mit dem Autokindersitz zu verschmelzen, während sein Rückgrat sich nach vorn wölbte. Mir war klar, dass ihn das Platzen der Tüte so erregt hatte, dennoch konnte ich nicht umhin, seinen Rückzug persönlich zu nehmen. *Es ist, als könne er gar nicht weit genug von mir wegrücken*, dachte ich.

Ich schleuste mich in seine Blickrichtung ein, lächelte und gurrte. Weil Darleen hatte mir gesagt, dass ich in Walkers Nähe nicht zu sehr lächeln sollte, er brauche ein ruhiges Gesicht, zog ich meine Mundwinkel hoch, nur eine Spur, und wollte seinen Blick auf mich lenken. Daraufhin drehte er sich noch schroffer nach links.

Vielleicht könnte ich ihn ja für etwas anderes interessieren. Also stupste ich mit dem Spielzeug den Rücken seiner schlaffen Hand an. Nichts. Nun setzte ich das Sonnensystem auf seiner Handfläche ab.

Er reagierte nicht.

Ich nahm seinen Arm am Ellbogen und bewegte ihn vorwärts, wie Darleen es mir beschrieben hatte. Die ganze Zeit über hielt ich den Ellbogen fest, führte ihn nach vorn und legte seine leblosen Fingerchen um die Kunststoffröhren.

»Schau mal!«, sagte ich und verzichtete darauf, ihm den glänzenden Gegenstand vors Gesicht zu halten.

Ich legte ihn in seinen Schoß. Seine Finger zuckten ein wenig, aber das musste nicht unbedingt etwas bedeuten.

Sie bewegten sich noch einmal.

Ich brachte das Spielzeug näher heran, legte selbst wieder seine Finger um einen der blauen Drähte. Einen Moment lang umklammerte er ihn. *Versuchte er, das Spielzeug festzuhalten?*

Nun zog ich es in die Höhe. Seine Hand behielt einen Augenblick lang ihren Griff bei, als ob sie an dem blauen Draht klebten, an ihm haftete. Trotzdem schaute er weder zu mir noch auf das Spielzeug.

Mein Kopf sank auf seinen Schoß. Ich war erschöpft – und versuchte, meine Gefühle zu beherrschen. Danach legten wir uns schlafen.

Greifen

Es war zwölf Uhr mittags; die Sonne drang durchs Fenster. Walker war immer noch vom Licht besessen. Was hatte es mit dieser Neigung, dieser Hinwendung zur Sonne auf sich – war sie dem Tropismus einer Pflanze vergleichbar, oder fühlte er sich von irgendetwas anderem angezogen: vielleicht von den Mustern? Die Jalousien mit ihren horizontalen Stäben: dunkel, hell, dunkel, hell. Was immer es war, es hypnotisierte, bezauberte seinen im Entstehen begriffenen Geist. Ich bemühte mich um seine Aufmerksamkeit, doch mein Lächeln, so sehr ich es auch abschwächte, konnte es mit der Sonne nicht aufnehmen.

Die nächste Gelegenheit bot sich beim Mittagessen. Dieses Mal lief es besser. Ich merkte, dass sein Griff um die Drähte kräftiger war.

Packte er nun absichtlich fester zu?

Ich nahm das Spielzeug und legte es außerhalb seiner Reichweite ab. Er zuckte zusammen, fuchtelte mit den Händen herum, stieß mit seinen Fingerknöcheln gegen das Spielzeug. Meine Hand zitterte jetzt ebenfalls – da musste doch ein Verlangen dahinter stecken. Dessen war ich mir sicher – oder glaubte es zumindest. Nun hielt ich das Spielzeug höher. Die Hand fuhr hoch und griff zu. *Verdammt noch mal*, dachte ich, *da ist Verlangen im Spiel.*

In den folgenden zwei Wochen schnappte sich Walker das Spielzeug bei jeder Gelegenheit und führte es an den Mund, saugte daran, er tat also alles, was Babys normalerweise mit so einem Gegenstand treiben.

Feine Nuancen sind oft schwer zu beschreiben. Zu unseren glücklichsten Zeiten gehören mitunter auch unzufriedene, bekümmerte, leidvolle und langweilige Augenblicke. Und ebenso steckt in so manchem unserer düstersten und schmerzlichsten

Momente ein Element eines sonderbaren Humors, von Heiterkeit und Erlösung. Manchen Philosophen ist dies bekannt. Sie sprechen vom zweischneidigen Schwert der Erfahrung – davon, dass uns in jedem Augenblick stets Himmel und Hölle zugleich begleiten. Außerdem ist da noch die Art und Weise, wie einzelne Momente einander beeinflussen und inspirieren. Beim Vergleich des einen Moments mit dem nächsten stimmen wir unsere Erwartungen und Sehnsüchte neu ab. So hatte ich, als den Begriff »sensorische Integrationsstörung« hörte, eine Zeit lang Erleichterung verspürt. Wir verfügten über einen Namen. Wir hatten ein Ziel. Und wir hatten es mit einem Problem zu tun, das vermutlich weniger bedrohlich war als Krebs.

Ich war an einem Nachmittag, an dem ich eine gewisse Besserung zu sehen glaubte, wegen unserer Fortschritte in guter Stimmung, ja beinahe heiter. Bald darauf besuchten Cliff, Elizabeth, Walker und ich Cliffs Eltern. Ich saß glücklich im Wohnzimmer und berichtete ihnen, dass Walker extrem empfindlich sei. Ich erklärte ihnen unsere Erfolge – dass wir ihn am Ellbogen bewegten und dank dieses Manövers sein Interesse an Spielsachen wecken konnten. Sie runzelten die Stirn, blickten zur Seite und gaben ein skeptisches »Hmm« von sich. Cliff nahm mich nicht in Schutz.

»Was ist los?«, fragte ich ihn im Auto auf dem Heimweg. »Warum hast du mir nicht unter die Arme gegriffen, als ich ihnen klar machte, dass es nicht gar so schlimm um Walker steht?«

»Ich bin mir nicht sicher, ob ich das glaube«, sagte er.

»Was willst du damit sagen? Die Leiterin von REACH hat doch von der Möglichkeit gesprochen, dass man ihn desensibilisieren kann.«

»Meiner Meinung nach sind wir noch nicht über den Berg, Pat.«

»Was meinst du damit?«

»Ich habe im Internet nach sensorischer Integration gesucht. Tausende von Querverweisen. Die meisten zum Autismus.«

Das Licht veränderte sich, und das Auto bog scharf nach links, ein Richtungswechsel um neunzig Grad.

Eines Tages ging ich mit meiner Freundin Julie in die Stadt. Walker saß in seinem Sportwagen, ihr Baby Kezia lag im Kinderwagen. Wir gingen hintereinander. Auf dem Heimweg spielte Kezia, mit einem kleinen Schwein auf Rollen und schaute von Zeit zu Zeit zu Julie auf. Walker indes hielt sein Gesicht schräg zur Seite, es war ein forciertes Abwenden von mir. Anscheinend vertiefte die Bewegung seine Konzentration, seine zwanghafte Beschäftigung mit dem peripheren Geschehen. Er verkrümmte sein Rückgrat und brachte sich in eine unbequeme Lage. Der Spaziergang war ein Fehler gewesen. Ich war mir sicher, dass Walker sich dabei in Nichts auflöste, weitere Gramm von seinem Körpergewicht abwarf. Da begann Julie ein Gespräch über ein Problem, das viele Frauen haben. Sie hatte einen Freund, dem sie sich nicht mehr nahe fühlte. Was sollte sie tun?

Freunde? Nähe? Wusste Julie denn nicht, dass mir das Wasser bis zum Hals stand? Ich bin mir nicht einmal sicher, ob ich ihr antworten konnte. Doch eines wusste ich – alles war im Wandel begriffen, der Himmel war unbeständig und auch die Luft zwischen uns war fortwährend in Bewegung. Ich hatte das befremdliche Gefühl, dass die Straße zusammenschrumpfte. Freundschaft? Verlorene Freundschaft? Meine Finger schmerzten.

Ich hatte Julie drei Wochen nicht mehr gesehen, als ich mir freinehmen konnte. Wir trafen uns in einem Restaurant namens »Paul und Elizabeths« zum Abendessen. Wir bestellten unser übliches Gericht, gebratenen Reis und Gemüse mit Tofu und eine große Frühlingsrolle, für uns beide. Julie fragte sich, ob sie ein weiteres Kind bekommen sollte. Ein Akupunkteur hatte ihr davon abgeraten, weil ihr Immunsystem seit ihrer Schwangerschaft angegriffen war. Doch sie wünschte sich ein weiteres Kind, gleichzeitig aber auch eine Ausbildung in Alexander-Technik (eine Methode zur Verbesserung der Bewegungskoordination).

»Ich möchte die Alexander-Technik gern im Herbst lernen, aber wenn ich das mache, kann ich bis zum Sommer kein Baby kriegen«, wägte sie ab. »Bekomme ich das Kind sofort, dann kann ich frühestens in zwei Jahren mit der Ausbildung anfangen. Ich könnte es im Winter mit der Schwangerschaft versuchen …« Auf diese Weise spannen sich ihre Gedanken fort. Julie tat, was wir alle tun, sie wollte ein Leben planen, in dem Verwicklungen unvermeidlich sind – in der Hoffnung, dass sie die Zügel in der Hand behalten würde, alle Schwierigkeiten, die ein Leben mit einem Kind mit sich bringt, wenn eine Frau sich mehr ersehnt, als nur Mutter zu sein. Während sie so daherredete, stieg Wut in mir auf. Ich spürte, wie ich aus meinem Körper herausfuhr und irgendwie über den klirrenden Gläsern, den glänzenden Tischen und den Farnen schwebte. »Verdammt noch mal, Julie«, platzte ich unvermittelt heraus. »Kapierst du es denn nicht? Die Natur widersetzt sich unserer Planerei. Die Natur *verübelt* uns unser Planen. Vielleicht kriegst du gar kein Kind mehr! Oder dein Kind kommt mit Down-Syndrom auf die Welt und dann kannst du dir das Arbeiten für die nächsten Jahre abschminken.«

Julie senkte den Blick. Ihre Hände begannen zu zittern, auch ihr Kinn. Tränen fielen herunter.

Ich erklärte ihr meine Situation und nahm zurück, was ich gesagt hatte.

Auch Freundschaft veränderte sich.

Die Leiterin von REACH, Darleen Corbett, kam, um Walker zu begutachten. Sie war eine phantastische Frau mit ihrem blonden Haar und den vollen Lippen. Walker lag quer über Cliffs Arm. Sie öffnete eine große Segeltuchtasche und zog einen roten Apfel aus Plastik mit einem strahlenden aufgemalten Gesicht heraus. Walker sah hin und wirkte interessiert. Sie neigte den Apfel seitwärts, und als er hin und her schaukelte, erklang eine herzzerreißend liebliche Musik in hohen Tönen. Walker blickte zu Boden und schlief bald darauf ein.

Als unsere Unterredung schon eine Weile im Gange war, sagte Darleen, die Anzeichen dafür, dass Walker tatsächlich unter einer gestörten sensorischen Integration litt, würden sich häufen.

»Woher wissen Sie das?«, fragte ich. »Er hat doch die ganze Zeit, seit Sie hier sind, geschlafen.«

Sie hob den Apfel hoch. »Wem, außer einem hypersensiblen Kind würden in dem Augenblick, in dem Sie ihm das hier vor die Nase halten, die Augen zufallen? Babys schlafen, weil sie sich schützen wollen. Dieses Spielzeug mit den Farben, dem strahlenden Gesicht und dem Klang stimuliert ganz beachtlich.«

»Sie meinen also, dieses Spielzeug hat ihn schon überfordert?«

Sie nickte zustimmend.

Walker schlief fast eine Stunde lang, solange wir über seine und meine Krankengeschichte sowie alternative Therapiemöglichkeiten sprachen. Als er sich endlich regte, legt Darleen ihn auf eine Decke und holte ein anderes Spielzeug hervor, ein rotes mit konzentrischen Kreisen. Sie hielt es ihm hin wie eine tanzende Schlangenbeschwörerin und schien Walker tatsächlich in ihr Aufmerksamkeitsfeld hineinzulocken. Er folgte dem Spielzeug mit den Augen – das hatte ich ihn noch nie tun sehen. Es war, als könne man eine Person verwandeln, bloß weil man sich ihr gegenüber auf eine bestimmte Weise verhält. Wie konnte diese Frau, die unserem Sohn noch nie begegnet war, ihn verlocken, ihn verführen, ihn in ihren Bann ziehen? Und warum war gerade dieses Spielzeug für ihn so anziehend, wo ihn doch der Apfel zum Einschlafen brachte? Was machte sie anders? In all den Stunden, in denen ich mit Walker behutsam spielte, hatte ich nur selten, wenn überhaupt, einen derart hohen Aufmerksamkeitsgrad bei ihm wahrgenommen.

Eine Woche lang war ich glücklich und erklärte meinen Freunden, Walker könne mehr, als wir wussten.

Doch binnen Tagen schon hatte sich das Rad weitergedreht.

Innerhalb einer Woche betraute Darleen Arlene mit Walkers Fall. Arlene war eine für motorische Probleme und sensorische Integration ausgebildete Physiotherapeutin, und sie kam mit Darleen zu uns, um Walker gründlich zu untersuchen.

Sonderbar, als Arlene und Walker einander begegneten, war er ganz anders als in der Praxis des Facharztes oder bei ihrer Vorgesetzten. Man konnte den Eindruck gewinnen, dass ein

Umschwung in die gegenläufige Richtung stattgefunden hatte. Seine Sprachlosigkeit war überwunden, jetzt stand er offenbar unter großer Spannung. Walkers Kopf flog schwungvoll von einer Seite auf die andere, er lachte, beinah manisch, und seine Arme und Beine bewegten sich auf und ab, herunter und wieder in die Höhe – rasch und in immer gleicher Wiederholung –, als würde er verkehrt herum durch die Luft sprinten.

Arlene verschränkte ihre langen athletischen Beine, als sie vorsichtig vor Walker ihre Sitzhaltung einnahm und ihn untersuchte. Sie war offensichtlich beunruhigt. Wir drängten auf eine Erklärung von ihr, doch sie wählte ihre Formulierungen sorgfältig aus. Sie wollte kein Urteil über Walker fällen, bevor sie ihm nicht eine Chance gegeben hatte.

Sie meinte, er hätte eine gravierende Tonusverminderung in der oberen Körperhälfte. Das Wort »gravierend« betonte sie, während sie beobachtete, wie er auf dem Boden lag. Seine dünnen Ärmchen schienen darin zu versinken, wie wenn er etwas Schweres abstützen müsste.

»Können wir daran etwas ändern?«, fragte Cliff. »Kann er nicht Übungen machen und Muskeln aufbauen?«

»Diese Art Schwäche geht vom Gehirn aus«, erläuterte sie.

»Sie meinen, Muskeln haben etwas mit dem Gehirn zu tun?«, sagte ich verdutzt.

»Ja«, erwiderte sie.

»Aber was könnte dort nicht in Ordnung sein?«

Sowohl Arlene als auch ihre Vorgesetzte zuckten mit den Achseln.

Ich wollte wissen, ob wir Walker ein paar Tests unterziehen könnten, aber zu meiner Verwunderung sagte Darleen Corbett: »Sie können ein MRT* machen lassen, aber ich würde es Ihnen nicht empfehlen.«

»Warum denn nicht?«

»Ich glaube, das verwirrt Sie nur – es vermittelt Ihnen eine Vorstellung von Ihrem Sohn, bevor Sie ihn richtig kennen.«

»Ein MRT?«

---

* Magnetresonanztomogramm

»Ich habe Kinder mit Gehirnen gesehen, die durchlöchert aussahen wie die Mondoberfläche, aber es ging ihnen gut – und andere Kinder mit gänzlich unauffälligen MRTs, die schwer krank waren. Sie möchten sich Ihren Sohn doch nicht beschädigt oder durchlöchert vorstellen, wenn Sie mit ihm spielen.«

»Und wie können wir ihm helfen?«, fragte Cliff.

Sie legte ihre Hände um Walkers dünne Arme, eine um den Ober- und die andere um den Unterarm, und drückte seinen Unterarm gegen seinen Ellbogen, als wenn er dort einschnappen sollte. »Das können Sie tun.«

Großartig, dachte ich. *Man gibt mir zu verstehen, dass mein Sohn möglicherweise weder gehen noch sprechen wird, im Oberkörper schwach ist und wir drücken an seinen Armen herum. Hat das überhaupt einen Wert?* Doch eine andere Stimme mischte sich ein: *Schließlich sagen sie dir, was du tun kannst.* Ich legte meine Finger um die Ärmchen und drückte.

Bei ihrem ersten therapeutischen Hausbesuch ein paar Tage später unterhielten Arlene und ich uns und sahen Walker zu. Ich stellte eine dramatische Veränderung bei ihm fest, als sie ins Zimmer trat. Er schwenkte die Hände hin und her, sein ganzer Körper geriet mehr und mehr in Bewegung. Jetzt machte er diese eigenartige Sprintbewegung durch die Luft, was nur selten vorkam, wenn er mit der Familie allein war. Aber er wandte sich Arlene nicht zu und nahm auch keine Beziehung zu ihr auf. Es war fast so, als sei er viel zu sehr erregt, um sie auch nur ansehen zu können.

Ich befragte sie zum Autismus, aber bei diesem ersten Besuch konnte sie nur wiederholen: »Sie haben einen sehr reizempfindlichen Sohn.«

»Glauben Sie, dass er autistisch ist?«, wiederholte ich.

Sie schüttelte den Kopf. Niemand konnte das wissen.

Teil II

Die Information in einem Gesicht

Arlene und ich setzten unsere Arbeit mit Walker fort. Wir begannen in einem abgedunkelten Zimmer. Einerlei, in welche Position wir Walker brachten, sein Kopf bewegte sich stets wie eine Kompassnadel dem Licht zu. Nach wie vor war es sein wahrer Norden. Doch bei schwachem Licht, bei heruntergezogenen Jalousien, drehte Walker seinen Kopf langsam vom Fenster weg. Aber auch dann sah er nicht uns an, sondern Gegenstände, Spielsachen.

»Warum Gegenstände?«, fragte ich Arlene. »Warum schaut er mich nicht an? Langsam glaube ich, dass er uns einfach nicht mag.«

»Weil Gesichter einen hohen Informationsgehalt besitzen«, sagte sie. »Insbesondere die Augen. Im Moment ist das zu viel Information für ihn. Er gibt im Moment Gegenständen den Vorzug.«

»Hier«, sagte sie, »drücken Sie Walker fest an sich.« Sie beschrieb mit Walkers Körper, vom Kopf bis zu den Zehenspitzen, eine Mondsichel. »Halten Sie ihn genau so«, sagte sie, »wie zu einem Knäuel zusammengerollt.«

Ich hielt ihn behutsam in der Haltung eines Fötus. Arlene zog meine Arme noch ein Stück weiter ineinander, damit sie eine feste Passform bildeten.

»Warum?«, fragte ich.

»Das ist gut für die Entwicklung des Gehirns«, sagte sie.

»Das soll wohl ein Scherz sein. Sie meinen also, dass Körperhaltungen tatsächlich das Gehirnwachstum beeinflussen?«

Sie hätte mir genauso gut sagen können, Walkers Kinderbettchen müsse mit dem Kopfende gen Osten stehen. Trotzdem glaubte ich ihr. Es war ein Ding der Unmöglichkeit, Arlene *nicht* zu glauben.

»Weiß er, wer Sie sind?«, fragte sie mich einmal. »Vermisst er Sie, wenn Sie rausgehen?«

Jetzt blieb ich die Antwort schuldig.

Arlene sollte eigentlich eine Stunde in der Woche bei uns verbringen. Manchmal blieb sie ganze drei. Bei Walker hatte sie sich folgendes Ziel gesteckt: Seine Sinne sollten sowohl aufeinander als auch auf die ihn überwältigende Umwelt abgestimmt werden – und zwar nicht nur so, dass aus ihm ein glücklicheres Baby wurde. Sie wollte erreichen, dass er den Sirenen, die ihn inwendig verlockten, letztlich trotzen konnte.

Schon im ersten Augenblick, als sie mit Walker zu arbeiten anfing, machte Arlene deutlich, was auf dem Spiel stand: Wenn er sich nicht auf die Außenwelt konzentrieren könnte, würde Lernen unmöglich sein. Es war denkbar, dass ihre therapeutischen Bemühungen gar nicht zu ihm drangen, aber sie brannte darauf, es auszuprobieren. Bei ihren Besuchen richtete sie ihr Augenmerk auf Walkers Aufmerksamkeit, die es zu gewinnen galt. Ich wusste, sie wollte ihn so weit bringen, dass er den nächsten Schritt wagte, über die Welt der Gegenstände hinauszugehen und *uns* Aufmerksamkeit zu schenken, aber sie machte deutlich, dass der Erfolg ungewiss war.

Oft starrte sie das Baby auf dem Boden an, legte ihre Stirn in Falten wie er die seine und brauchte das Wort »besorgniserregend«.

Eines Tages brachte Arlene ein dickes Schaffell mit. Sie grätschte ihre langen Beine, breitete das Fell in dem V dazwischen auf dem Boden aus, platzierte Walker darauf und legte ihre Hand fest auf seinen Brustkorb. »Ich versuche ein paar seiner Sinne auszuschalten«, sagte sie, »besonders den propriozeptiven, das ist der Sinn, der ihn über seine Lage im Raum informiert. Wenn wir seine Tiefensensibilität beruhigen können, schenkt er uns vielleicht seine Aufmerksamkeit.« Langsam ging mir ein Licht auf: Wenn sie ihn von diesem Suchen, diesem verloren anmutenden Händefuchteln auf dem Boden, den Armbewegungen wie bei Sturzgefahr abbringen konnte, würde er sich vielleicht behaglich genug fühlen und uns anblicken – genau so, wie sie ihn bei schummerigem Licht so weit brachte, dass er den Fenstern, die ihn wie Sirenen verführten, widerstand. Nur dann würde er »lernen« können, wie sie es ausdrückte.

Sie zog ein Spielzeug aus ihrer Tasche, ein Rohr, das man wie ein Akkordeon in die Länge ziehen und wieder zusammenschieben konnte, und gab es ihm zum Anfassen. Dann nahm sie es weg und forderte ihn heraus, aus immer größerer Entfernung danach zu greifen.

Beim nächsten Besuch brachte sie einen Satz der bunten Plastikringe mit, die Kleinkinder auf einen Stab stecken. Walker ließ sich bereitwillig von ihr verführen und schnappte sich einen gelben Ring. Immer wieder spielten sie dieses Spiel. Stundenlang, so kam es mir vor, beschäftigten sie sich mit diesen Plastik-Donuts. Er griff nach dem Ring. Sie griff nach dem Ring. Sie sprach die ganze Zeit über in besänftigenden, lockenden Tönen und sie lächelte dabei nie zu sehr.

»Warum das Licht?«, fragte ich Arlene. »Warum ist Licht für ein überempfindliches Kind so attraktiv?«

»Das weiß ich nicht«, sagte sie. »Vielleicht weil es ihn aus irgendeinem Grunde stimuliert. Oder weil es wie eine große Leere, ein großes Nichts ist.«

»Sie meinen, es blendet ihn … wie Schneeblindheit.«

»Ja, das wäre denkbar«, sagte sie.

Einmal hielt ich ihn, wie Arlene es mir beigebracht hatte, in unserem abgedunkelten Zimmer fest zu einem Knäuel zusammengerollt. Jetzt, da einer seiner Sinne »abgeschaltet« war, so glaubte Arlene, würde er über die nötige Energie verfügen und mich ansehen.

»Drücken Sie ihn fest an sich«, sagte Arlene. »Und jetzt machen Sie ihn auf sich aufmerksam, lächeln Sie aber nicht zu sehr. Das würde ihn überfordern.« Ich hielt Walker fest in meinen Armen und wartete ab. Er sah zu mir auf und seine großen runden grünen Augen durchdrangen die meinen. Plötzlich hob er seine Hand, um mein Gesicht zu berühren. Ich zitterte – mit seinen sieben Monate war er mir noch nie so nahe gekommen. Doch fast im selben Augenblick sauste seine Hand in die andere Richtung davon; seine Augen wandten sich ab, als habe mein Anblick ihm wehgetan.

»Es ist nicht so, dass er nicht will«, sagte Arlene, »er kann es einfach nicht.«

Vor lauter Erschöpfung sank Walker danach überraschend in einen tiefen Schlaf. Solange er schlief, sann ich auf Möglichkeiten, wie ich Arlene so weit bringen könnte, dass sie mir ihre schlimmsten Befürchtungen verriet. (Ich musste diese Befürchtungen kennen. Falls es einen Widersacher gab, musste ich unbedingt erfahren, mit wem ich es im schlimmsten Fall zu tun hatte.) Aber Arlene ließ sich nicht in die Karten gucken.

»Haben Sie jemals ein Baby mit denselben Problemen wie Walker zu Gesicht bekommen? Mit dem niedrigen Tonus im Oberkörper und den Schwierigkeiten mit der sensorischen Integration?«

Sie betrachtete Walker lange Zeit. Er lag da und rang im Schlaf nach Atem.

»Nein.«

»Wie lange machen Sie das schon?«

»Fünfzehn Jahre.«

»Waren auch Babys dabei, die so ähnlich waren?«

»Ich schätze ja«, sagte sie.

»Was ist aus ihnen geworden?«

»Ein paar kommen gut zurecht. Andere ...« Sie verstummte.

Keine Frage, Arlene fiel es schwer, darüber zu sprechen, was auf dem Spiel stand, und ich bin mir nicht sicher, ob ich es wirklich wissen wollte. Das wusste sie, und sie spürte auch, dass sie mich beschützen musste.

Nach wie vor waren die Grauzonen, das Nichtwissen und das Warten unerträglich. Ich rief die Leiterin von REACH an und sagte ihr, ich müsse Bescheid wissen, was sie und Arlene von Walker hielten.

»Ich gehe davon aus, dass er die Meilensteine in der körperlichen Entwicklung schaffen wird«, antwortete sie. »Bei seiner psychischen Entwicklung sind wir uns allerdings nicht so sicher. Wir können Ihnen nicht sagen, ob er je mit anderen eine Beziehung eingehen kann.«

Ich war im Bilde, was dies bedeutete. Es hieß, dass mein Sohn womöglich keine Liebesfähigkeit entwickeln würde.

»Sie müssen Offenheit mit ihm anstreben.«
Aber wie?

In jenem Sommer kam meine Mutter aus Kalifornien. Sie wollte vier Wochen bei uns bleiben und sich um Elizabeth kümmern, die im Frühjahr fünf geworden war. Einmal brachte ich sie zum Schwimmen ins Hotel meiner Mutter. Im Solarium kam ich an einem dünnen, hoch gewachsenen Mann vorbei, der sich in einem Klubsessel ganz nah beim Schwimmbecken niedergelassen hatte. Mit übereinander geschlagenen Beinen, steif aufgerichtetem Rücken und beidseits ausgestreckten Armen machte der Mann nach Art eines Swami Handbewegungen in der Luft und ließ die Handgelenke kreisen, als zeichne er ein Muster aus lauter Kreisen. Bei diesen Luftmalereien sah er seinen Händen zu. Eine Stunde später traf ich ihn unverändert an. Ich kannte sein Problem. Nur Cliff hatte den Namen im Zusammenhang mit Walker erwähnt, aber es war nicht zu übersehen, dass sich alle über Autismus Gedanken machten. Sowohl Arlene als auch ihre Vorgesetzte hatten ihre Besorgnis über den Grad von Walkers Beziehungslosigkeit, seine Neigung zum Rückzug nach innen und die sonderbaren Bewegungen seiner Gliedmaßen zum Ausdruck gebracht.

Doch warum nannte keiner das Kind beim rechten Namen? Warum ermutigte mich niemand, zu recherchieren, mir so viel Wissen über das Problem zu verschaffen, wie ich nur konnte? Ich gebe zu, mir selbst widerstrebte es, etwas darüber zu lesen. Ich hatte Angst, meinen Sohn in den Beschreibungen wiederzuerkennen, auf die ich dabei stoßen würde – in den Kindern, die mit ihrem Kopf gegen die Wand schlugen, auf den Boden stierten, sinnlos und ununterbrochen hin und her schaukelten. Jedes Mal, wenn ich das Thema aufs Tapet brachte, machte Arlene einen Bogen darum, als wollte sie mir nach wie vor sagen: »Sie möchten doch Ihren Sohn nicht verdammen.«

Als ich auf die High School ging, bereitete meine Mutter ihren Magisterabschluss in Psychologie vor. Zu ihrer Forschungsarbeit gehörten häufige Besuche bei einem Jungen namens Adam, der in einer dreißig Meilen nördlich unserer Stadt gelegenen Einrichtung am Stadtrand von Los Angeles lebte. Sie besuchte Adam jede Woche, und bei jedem Treffen versuchte sie ihn so weit zu bringen, dass er Zuneigung für sie empfand. Den Jungen ließen ihre Reize aber kalt. Er sprach lediglich über Mathematik und über Zahlen.

Sie nahm sich vor, ihn zu umwerben; er sollte ihre Nähe suchen. Ihrer Meinung nach konnte ein Geschenk diese Verwandlung herbeiführen, deshalb beschloss sie, ihm einen Taschenrechner zu kaufen.

Sie klatschte in die Hände, dann rieb sie sie aneinander und überlegte, wie sie einem Jungen Freude bereiten konnte, dem dieses Gefühl aus irgendeinem Grunde nicht ins Bewusstsein drang, der solche Gemütsregungen nicht kannte oder sogar gelangweilt auf sie reagierte.

»Wie lief's mit Adam?«, fragte ich, als sie nach der Übergabe des Taschenrechners nach Hause kam.

Sie ließ sich auf die Couch sinken. »Er hat ihn einfach auf den Boden geschmissen.«

»Warum denn das?«

»Ich glaube, solche Leute haben keine Ahnung, wie sie an anderen Anteil nehmen oder eine Beziehung zu ihnen anknüpfen können.« Sie starrte auf das Fenster in unserer Haustür. »Wenn autistische Kinder geboren werden, schmiegen sie sich an ihre Mutter nicht an. Sie liegen nur stocksteif da. Sie wollen nicht in den Arm genommen werden und sie wollen auch nicht lieben. Sie kommen so auf die Welt.«

Die Lehrer meiner Mutter hatten betont, dass autistische Menschen durch einen ursprünglichen Ekel vor Liebe, Zuneigung und Interaktionen mit anderen Abscheu empfinden. Aus diesem Grunde wollen sie nicht berührt werden. Aber welche Bedeutung verbarg sich dahinter, wenn jemand nicht angefasst werden wollte?

Ich hatte einen Psychologieprofessor an der Universität, der autistische Patienten behandelte. Sein ganzes Sinnen und Trachten lief darauf hinaus, sie so weit zu bringen, dass sie den Körperkontakt mit einem Menschen suchten, so als ob Berühren gleichbedeutend wäre mit Interagieren und Anteilnahme. Er hatte sogar einen Film mit dem Titel *Der Psychologe, der Tennisschuhe trug* über seine Arbeit gedreht. Er hatte eine Kamera anbringen lassen, die aufnehmen sollte, wie er in einem kleinen, kastenförmigen Raum von der Größe einer Aufzugskabine neben einem autistischen Jungen stand. Der Boden diese Raumes war aus Metall und ans Stromnetz angeschlossen. Bei laufender Kamera legte jemand den Schalter um und der barfüßige autistische Junge warf sich in die Arme des Psychologen in Tennisschuhen.

So viel zum Beweis des Psychologen, dass man den Kontakt mit einem autistischen Patienten erzwingen konnte. Keine besonders optimistische Vision. Und was wollte er eigentlich beweisen? Dass wir einen anderen zwingen können, mit uns zu interagieren – sei es, weil wir ihn nötigen, sei es, weil er sich in Todesgefahr wähnt? Und überhaupt, aus Liebe warf man sich nicht in irgendjemandes Arme, sondern um Schmerz zu vermeiden, um zu überleben.

Es war ein Abend Mitte Mai. Walker und ich waren im Bad. Ich putzte mir die Zähne und sah in Walkers Gesicht, der angelehnt in einem großen Korb in meiner Nähe saß. Er kam mir verstört vor, dennoch war ich mir sicher, er wusste, dass ich bei ihm war; ich spürte, dass er mich wahrnahm.

Noch immer war er mit Ekzemen übersät und konnte nur mühsam atmen.

»Walker«, flüsterte ich und verhielt mich so ruhig und gleichförmig wie möglich.

Er reagierte nicht. Ich sah wieder auf mein Spiegelbild. *Ein dumpfes Aufprallen!* – ein Schlag, als ob ein Amboss auf den Boden gefallen wäre. Ich wusste sofort, dass Walker wieder gestürzt war, diesmal aus einer angelehnten Sitzhaltung über den Korbrand direkt auf seinen Kopf. Auf dem Weg zu ihm machte ich mich auf den unausweichlichen Schrei gefasst. Sicher, er hatte in der Vergangenheit keine Reaktion gezeigt, aber ich gab nicht auf, ich erwartete einen Schrei. Es kam aber keiner. Ich blickte auf Walker hinunter. Er lag auf dem Boden, den Kopf starr geradeaus gerichtet. Seine Augen waren dem Klauenfuß unserer Badewanne gefährlich nahe. Ich richtete mich auf, um mir einen Überblick zu verschaffen. Eigenartig, er hatte nach dem Sturz dieselbe Körperhaltung inne wie beim angelehnten Sitzen im Korb, anstatt seiner schien sich der Fußboden um neunzig Grad gedreht zu haben.

»Walker«, flüsterte ich, aber er zeigte keine Gemütsregung, war wie erstarrt. Ich nahm ihn hoch, spürte, dass sein Herz zwar nicht raste, aber so schnell klopfte wie das eines Vogels.

Ich trug ihn nach unten zu meinem Schreibtisch und mit ihm im Arm loggte ich mich ins Internet ein. Das war 1997, und ich hatte gerade erst gelernt, wie man eine Suchmaschine benutzt. Ich hämmerte all die Wörter ein: Säugling, Gehirn, Erkrankungen »Kopf«. Hydrozephalus erschien, eine Erkrankung, bei der sich das Gehirn durch zu viel Flüssigkeit ausdehnt. Ich überlegte einen Sekundenbruchteil, und da erinnerte ich mich, dass der Kinderarzt in unserer HMO der Meinung war, Walkers Kopf sei in Relation zu seiner Körpergröße etwas zu groß. »Druckbedingte Zerstörung von Hirnstrukturen bei Kindern mit Hydrozephalus.« Ich »blätterte« weiter und stieß auf Fotos der knöchernen Überreste von Babyschädeln, die in Zeitlupe geborsten waren, Knochen, bei denen die natürliche konvexe Wölbung allmählich ins Hohlrunde umgeschlagen war und die sich noch oben bogen

Ich starrte lange Zeit in das harte, silbrige Licht des Computerbildschirms und war unsicher, ob ich weitersuchen wollte. Mir war bekannt, dass es sich beim Autismus um einen emotionalen Rückzug handelte. Cliff und ich hatten uns erst am Vortag darüber unterhalten, als er mich von der Arbeit aus anrief. Bei Walker schien ein autistischer Rückzug bevorzustehen. Jetzt blickte ich auf die Suchmaske auf meinem Computerbildschirm. Ich brauchte nur das Wort einzutippen. Aber ich tat es nicht.

Mir kam eine Theorie in den Sinn, die ich einmal gelesen hatte und die erklären sollte, wie die höhere Intelligenz auf unserem Planeten entstanden ist. Einige Neurobiologen vertreten die These, höhere Intelligenz gehe auf eine Evolutionsanomalie, eine Mutation, zurück. Mit einem Mal konnte der Mensch der Frühzeit denken. Diese Theoretiker behaupten, die Krisen, die mit einer solchen Neuerwerbung einhergingen, mussten den primitiven Menschen niederschmettern, denn bislang hatte ihn nichts in seiner Vorgeschichte oder seiner emotionalen Verfassung auf die schwere Bürde eines Gehirns vorbereitet, auf die unerträgliche Verantwortung, die der Intelligenz als solcher innewohnt. Jetzt überraschte es mich, dass ich mich in gewisser Weise mit einer ähnlichen Bürde konfrontiert sah. Als ich mit Walker schwanger war, hatte ich meinen Computer lediglich als Schreibmaschine benutzt. Doch um die Zeit seines sechsten Lebensmonats war aus dieser Schreibmaschine über Nacht ein Genie geworden. Das ganze Gewicht der Welt verbarg sich in diesem Plastikgehäuse. So manche Nacht, wenn Walker in meiner Nähe schlief, wanderte nun meine Aufmerksamkeit zu meinem Computer, der auf seinem Platz stand und leise vor sich hinsummte – scheinbar siedete und kochte vor lauter Information. (Als wir entdeckten, dass Walker krank war, hatten wir gerade zwei Wochen einen Internetzugang.) Er war ein Zauberspiegel, der nur darauf wartete, dass man ihn verhexte und zum Sprechen brachte. Doch irgendetwas hatte mich bisher davon abgehalten. Für so manche Information, die ich aufspüren würde, war ich noch nicht empfänglich gewesen. Doch in jener Nacht konnte ich nicht mehr wegsehen.

Ich hämmerte Suchbegriffe ein: »Säugling«, »Krankheit«, »neurologisch«. Die Namen von allen möglichen Pathologien blitzten auf dem Bildschirm auf, ganze Ketten lateinischen Wortwusts, undurchsichtig verschlüsselt.

Zunächst landete ich bei den Speicherkrankheiten. PKU oder Phenylketonurie, metachromatische Leukodystrophie; Krabbe-Syndrom; Morbus Canavan. Ein defektes Enzym konnte sich auf den ganzen Körper eines Babys, einschließlich der Gehirnentwicklung, verheerend auswirken. Bei solchen Stoffwechselerkrankungen treten krankhafte Veränderungen im Gehirn auf. Und die Prognose lautet: Tod binnen weniger Jahre. Ich stieß auf die tuberöse Sklerose, eine Krankheit, bei der Herz, Nieren und Gehirn von Tumoren befallen werden. Aus der Beschreibung ging hervor, dass das Erscheinungsbild der tuberösen Sklerose oft an Autismus denken lässt und sie plötzliches Nierenversagen zur Folge haben kann. Ich las etwas über das Fragile-X-Syndrom, das seinen Namen einer »brüchigen Stelle« auf dem X-Chromosom verdankt. Das Fragile-X-Syndrom konnte ebenfalls dem Autismus und geistiger Retardierung ähnlich sehen. Es gab sogar ein Krankheitsbild mit dem Namen Ahornsirup-Krankheit, bei der der Urin des Kindes auf mysteriöse Weise nach Ahornsirup riecht.

In jener Nacht wurde das Zimmer bis auf den Schein der Straßenlaternen, der durch die Jalousien kroch, mit einem Schlag dunkel, als ich den Computer ausschaltete. Ich saß lange Zeit in dieser nahezu vollständigen Dunkelheit und überlegte. Arlene hatte unmissverständlich klargestellt, dass es Wochen oder Monate dauern würde, bis wir genau wüssten, was Walker fehlte. Jede dieser Krankheiten konnte für sein Verhalten verantwortlich sein. Wir würden die Ergebnisse von Blutuntersuchungen und eventuell Aufnahmen des Gehirns abwarten müssen. Ich stieg die Treppe hinauf, bückte mich und schnupperte an Walkers Windel. Ahornsirup war jedenfalls nicht unser Problem. Natürlich kannte ich das Wort – es wartete darauf, dass ich hinunterging und es in die Tastatur hämmerte. Ich zögerte.

Die Welt ist eine Zumutung

Morgenstunden mit Walker und Arlene auf dem Teppich. Walkers Gesicht zeigt rote Stellen, weil er auf den Teppich gerollt ist. Die bloße Berührung lässt seine Wangen bereits aussehen, als hätten sie blaue Flecken. Blaue und nahezu schwarze große, ringförmige Schatten liegen um seine Augen. Als verübe seine Umgebung einen Anschlag auf ihn. Spreche ich zu laut?

Vor über zwanzig Jahren entdeckte A. Jean Ayres, eine Beschäftigungstherapeutin, einen Schlüssel zum Verständnis der Gründe, warum sich Menschen mit einer gestörten sensorischen Integration von ihrer Umgebung abwenden und einen Weg einschlagen, der womöglich ein autistischer Rückzug ist: Oft sei es gar nicht mangelnder Kontakt zu ihrer Umgebung, erklärte sie, sondern diese Menschen sind sich ihrer Umwelt viel zu sehr bewusst. Dieser Außenwelt seien sie nicht gewachsen, und weil sie entsetzlich reizempfindlich sind, ziehen sie sich notgedrungen von ihr zurück. Was ich über die gestörte sensorische Integration las, ließ mich Arlenes Erläuterungen besser verstehen. Die Lücken füllten sich allmählich. Ich überdachte all die verwirrenden Augenblicke in der Vergangenheit im Licht meiner neu gewonnenen Einsichten noch einmal. So begriff ich zum Beispiel, dass Walker sich der Anwesenheit des Kinderarztes möglicherweise durchaus bewusst war, als er in dessen Untersuchungszimmer so auf Distanz ging – er war einfach überreizt.

Malen Sie sich einmal Ihre Empfindungen aus, wenn in der Welt, die Ihnen Ihre Sinne zeigen, alles durcheinander wirbelte und völlig ungeordnet wäre: Stellen Sie sich vor, Ihr Gehör würde von einem ununterbrochen Rockmusik spielenden Radiosender – oder, schlimmer noch, von einem unmodulierten, statischen Lärm – un-

ter Beschuss genommen. Oder dass Ihre Küchenlampe so hell wäre wie ein Suchscheinwerfer, der sich jedes Mal in Ihre Hornhaut bohrt, wenn Sie ihn anschalten. Nehmen Sie an, die Kleider an Ihrem Leib würden Ihre Haut so kratzen, als wenn sie metallene Borsten hätten. Stellen Sie sich vor, Sie begegnen einer Frau in einer Sprühwolke aus Chanel No. 5, die Ihre Sinne betäubt und Sie schwindlig macht. Oder Sie betreten ein Restaurant und tauchen in Dämpfe ein, die Ihre Augen derart reizen, als kochte jemand Muskatblüten. So sieht die Welt von jemandem aus, dessen Gehirn Sinneswahrnehmungen nicht richtig verarbeiten kann.

Die Frage zu klären, wie man die rätselhafte und widersprüchliche Welt der funktionsgestörten sensorischen Integration verstehen kann, haben sich, wie ich erfuhr, eigens dafür zuständige Fachleute zur Aufgabe gemacht. Die meisten S.I.-Experten waren ursprünglich Beschäftigungs- oder Physiotherapeuten. Auch Eltern müssen sich dieser Aufgabe widmen, und dabei kommt es ihnen manchmal vor, als hätte es sie in die Welt von Lewis Carroll verschlagen. Will man ein Kind von der Funktionsweise seiner Sinne her verstehen, muss man akribische Detektivarbeit leisten und dabei ganz individuell und geradezu haarspalterisch vorgehen – denn jeder Mensch, der Probleme bei der Verarbeitung von Sinnesreizen hat, ist einzigartig.

Die Reizempfindlichkeit kann bei den betroffenen Kindern bei einer oder mehreren Sinnesmodalitäten, ja sogar innerhalb ein und derselben, auch vermindert sein. Ich erfuhr, dass bestimmte Frequenzen aufgrund ihrer Intensität so manches Kind wahnsinnig machen, während es andere Frequenzen kaum hört. Wieder ein anderes besitzt vielleicht ein überempfindliches Gehör, ist jedoch in visueller Hinsicht unterempfindlich (hyposensibel). Ein auf Berührungsreize hyposensibel reagierendes Kind wirft sich vielleicht gegen die Wand, wenn es sich über seine Lage im Raum orientieren und spüren will, dass es existiert. Walker etwa fuchtelte mit den Armen in der Luft herum, weil sein Sinn für die Position seiner Gliedmaßen, seiner Körperteile und sogar für die Wahrnehmung seiner eigenen Körpergrenzen nicht korrekt funktionierte. Mit viel Feingefühl brachte Arlene mir bei, dass Walker einen großen Teil seiner Energie allein für den Versuch aufwenden musste, herauszufinden, wo er war.

Arlene dehnte ihre Hausbesuche auch künftig auf zwei oder drei Stunden aus. Zu einem der Behandlungstermine brachte sie ein kleines, röhrenförmiges Akkordeon mit. Sie saß mit gekreuzten Beinen da und nahm ihre Bemühungen wieder auf, Walker die Kunst zu vermitteln, »aufmerksam« zu sein. Dieses Mal ging sie zu einer feineren Alchimie über, nämlich dazu, die Aufmerksamkeit mit der Toleranz für Gesichter zu kombinieren. Vielleicht könnte Walker eines schönen Tages lernen, in die Augen einer Frau zu blicken. Einfach würde diese Aufgabe gewiss nicht werden, möglicherweise ließ sie sich überhaupt nicht bewältigen. Trotzdem erklärte Arlene ihre Absicht, sich Walker behutsam zu erkennen zu geben. Sie machte mit Gegenständen den Anfang und reichte ihm die Röhre. Er nahm sie in die Hand und sie nahm sie sich wieder zurück. Nach ein paar Minuten wandte er sich ab. Wir konnten sehen, was diese Anstrengung Walker kostete; auch der Preis, den sie von Arlene forderte, blieb mir nicht verborgen. Sie gab sich alle Mühe, seine Aufmerksamkeit aufrechtzuerhalten. Oft fiel er plötzlich in einen tiefen Schlaf. Dann stand sein Mund offen wie bei einem Fisch, er schnappte nach Luft, als sei nicht genug Sauerstoff für sie vorhanden.

Solange Walker schlief, unterhielten wir uns.

»Das hat nichts mit der Umgebung zu tun«, sagte sie.

»Der Umgebung?«

»Es ist nicht Ihre Schuld.«

Eines Tages, der Mai ging schon seinem Ende zu, konnte Cliff sich freinehmen und Arlene unterwies ihn und mich in den weiteren Feinheiten im Umgang mit Walker. Sie sprach mehrfach über die Risiken, die mit seinem Zustand verbunden waren. Es ging nicht bloß um die Frage, welche Gegenstände er willens war zu betrachten und zu berühren. Hätte sich Walkers Problem darauf beschränkt, wäre alles viel einfacher gewesen. Sie hämmerte uns immer wieder ein, dass Walkers Reizempfindlichkeit die Entwicklung seines Gehirns gefährdete. Sei er zu empfindlich, um hinzusehen, entgingen Dinge seiner Aufmerksamkeit, die für die Entwicklung des Gehirns ausschlaggebend seien. Er würde nicht lernen. Womöglich zöge er sich dann zurück, was eine Zerstörung von Hirnzellen zur Folge hätte. Keiner wollte das Risiko verlorener Hirnzellen eingehen, die niemals wieder nachwachsen würden. Wir mussten alles in unserer Macht Stehende tun, um ihn vor einer Reizüberflutung zu beschützen.

»Wahrscheinlich ist es am besten, wenn Sie ihn nicht im Auto mitnehmen«, sagte sie, »aber wenn Sie nicht anders können, dann legen Sie eine Decke über ihn.«

»Warum eine Decke?«, fragte Cliff.

»Weil Sie damit seinen Sehsinn ausschalten. Die visuelle Sinnesreizung«, erklärte sie, »stellt nur eines von mehreren Systemen dar, das er zusammen mit den übrigen regulieren muss. Wenn er im Auto mitfährt, benutzt er mehrere Systeme – sein Gehör, die Tiefensensibilität und den Gleichgewichtssinn. Es ist gut, wenn Sie wenigstens einen dieser Sinne abstellen, damit er sich auf die anderen konzentrieren kann und nicht überreizt wird.«

»Aber woran merken wir, dass er überreizt wird?«, fragte ich.

»Sie müssen lernen, die Anzeichen bei ihm zu entziffern.«

Anzeichen. Entziffern. An der Universität hatte ich Kurse über Literatur und Kunst belegt und gelernt, wie man den Text hinter dem Text liest, wie man mittels Interpretation hinter das Offensichtliche dringt und wie man eine großflächige, farbenprächtige Tapisserie auf wiederkehrende Muster absucht.

Ich musste Walker also interpretieren, ihn lesen.

»Sie lernen das schon noch«, sagte sie. »Aber jetzt sehen Sie sich erst mal an, wie ruhig sein Körper daliegt, weder verrenkt noch dreht er sich zur Seite. Wenn Sie es schaffen, dass Walker so bleibt, kann er vielleicht lernen. Denken Sie einfach dran und decken Sie ihn im Auto zu.«

Am Nachmittag stand ich in der Auffahrt und fragte mich, wie man das Gesicht des Babys ohne Gefahr bedecken konnte, erst recht an einem warmen Tag wie diesem. Ich inspizierte den Babyautositz, kippte ihn um und suchte nach einer Befestigungsmöglichkeit, damit ich Walker abschirmen konnte. Es gab Babyautositze mit Schutzschirm, aber bei meinem fehlte er. So viel zum Kauf von Billigmarken. Ich verfrachtete Walker in den Sitz, schnallte diesen im Auto an, klappte aber den Bügel nicht herunter und ignorierte den an seiner Seite angebrachten Hinweis: »Vorsicht, nicht aufgerichtet lassen.« Ich legte ein Baby-Plaid über den Plastikbügel und machte so ein Zelt für Walker. Auf dem Weg zum Kindergarten, wo ich Elizabeth und ihre Freundinnen abholen wollte, fuhr ich durch das Zentrum unserer geschäftigen, belebten Universitätsstadt. Hier draußen, mitten im Leben und im gestauten Verkehr, beobachtete ich, wie Mütter mit ihren Babys auf dem Bürgersteig vorbeispazierten und in Cafés saßen. Ich sah Mütter ihre kleinen Kinder im hellen, vollen Tageslicht in Kinderwagen schieben, dann und wann in deren Gesichter blicken und guck-guck spielen, ich sah, wie sie mit ihren Kinderwagen in Halbkreisen Slalom fuhren. Für Walker wäre das der reinste Horror, Achterbahn und Gruselkabinett zugleich gewesen. Mütter küssten Babygesichter, lachten mit ihren Kleinen, zogen ihnen kratzende gestrickte Decken hoch bis zum Kinn. Eine Mutter sah ich eifrig Eiskrem in den Mund ihres kleinen Kindes löffeln. Das Baby ihrer Freundin krallte seine winzigen Fingerchen in deren Haar.

Auf dem Weg stadtauswärts, Richtung Naturschutzgebiet, wo der Kindergarten liegt, polterte der Wagen über Schlaglöcher und tiefe Risse und holperte schwerfällig über den Feldweg. Meine Reifen schleuderten Kieselsteine gegen Pflanzen und Baumstämme. Die Vögel krächzten schrill. Obwohl ich mich um eine sanfte Fahrweise bemühte, ruckelte der Wagen, als ich Gas gab und die Steigung zu einer klappernden einspurigen Metallbrücke hinauffuhr. Ich drehte mich zu Walker um, wollte aber die Decke nicht in Unordnung bringen. Als wir am Kindergarten angekommen waren, schaute ich nach. Walker starrte ausdruckslos weg, er drehte seinen Kopf zur Seite. Die Autofahrt hatte ihn überwältigt, aber *ich hatte keine andere Wahl. Mit dem Abholen der Kinder war ich an der Reihe*. Ich nahm den Autositz mit in den Kindergarten, das Zelt bedeckte Walker nach wie vor. Der Sitz schlug beim Tragen gegen mein Bein. Drinnen lachten und lärmten die Kinder. Nie zuvor war mir bewusst gewesen, wie viel Bewegung, Farbe und Lärm in einem typischen Kindergartentag steckten. Der Raum war, gemessen am sonst Üblichen, geschmackvoll und schlicht mit seiner Holztäfelung und Bildern von Vögeln an den Wänden. Überall hingen farbenfrohe Bilder, und es lagen Malfarben und Bleistifte herum, die sich – so kam es mir vor – plötzlich lebhaft bewegten. Ich zog die Decke zurecht. Inzwischen rannten Elizabeth und ihre Freundinnen an uns vorbei. Sie riss die Decke vom Autositz herunter, vergrub ihren Kopf zärtlich in Walkers Bauch und küsste sein Gesicht. Walker starrte nur vor sich hin. Ein Außenstehender hätte ihn bloß für müde halten können. Ich sah aber, dass seine Hände zitterten.

»Eins wollte ich Sie fragen«, sagte ich bei ihrem nächsten Besuch zu Arlene. »Kann ich Walker mit ins Kaufhaus nehmen?«

Sie blickte zu Boden. »Sie können … es ist nur …«

»Nur was?«

»So wird er nicht lernen.«

»Sie meinen, er lernt nirgendwo, außer daheim, im schummerigen Licht und wenn alles um ihn herum still ist?«

Sie nickte.

In diesem Moment wachte Walker auf. Er war ruhig, wirkte entspannt und blickte uns aus der Ferne an, von seinem Platz auf einer Decke mitten in einem Meer von Teppich. Ein unheimliches Gefühl durchzuckte mich. Ich machte mit meinem Kopf ein unauffälliges Zeichen und bedeutete Arlene, sie solle zu ihm hinüberschauen. Er nahm auf eine Weise Anteil, wie ich es schon lange nicht mehr erlebt hatte. Ich konnte spüren, wie er den Raum durchdrang. Trotz seiner sonderbaren Neigung, ein Auge nach dem anderen zu bewegen, wusste ich, dass er uns im Visier hatte. Oder zumindest den Anschein erweckte. Arlene atmete rasch aus, als wollte sie sagen: »Unglaublich. Ja.« Walker machte Anstalten, sich vom Rücken auf den Bauch zu drehen. So als bewegte er sich auf uns zu. In diesem Augenblick zerriss Lärm die Stille im Raum. Er klang hoch und schrill, als wenn eine Wespe mit elektrischem Verstärker im Zimmer wäre. Walker krümmte sich und fuchtelte mit den Armen, als versuche er sich zu orientieren.

»Was *ist* denn das?«, sagte ich und sprang auf. Ich zog die Gardinen beiseite und sah, dass jemand in der Nachbarschaft eine Kettensäge angeworfen hatte.

Schleifen die Rohstahl? Was machen die bloß, soll da ein Auto in einen Schredder für Gartenabfälle geschoben werden?

Walker wandte sich ab und nahm den ganzen Morgen nichts zu sich.

Er hatte mit seinen Lautbildungen so präsent gewirkt. Doch jetzt ahnte ich, dass auch seine subtile Art der Anwesenheit nichts daran änderte, dass er sich vom Rest der Welt zurückgezogen hatte.

Als ich nachts im Bett lag, überlegte ich mir, wie wir vier unser Leben unter einen Hut bringen könnten. Elizabeth war ein ausgelassenes Kind, außergewöhnlich überschwänglich sogar – verliebt in alles, was Glanz besaß und vor Intensität brannte. Die beiden Kinder waren wie die Figuren im Yin-Yang-Symbol, das weiße Paisley-Muster mit dem schwarzen und das schwarze mit dem weißen Kreis in seinem Zentrum – Elizabeth und Walker. Wie konnten wir ihr geben, was sie brauchte, und dennoch Walker zukommen lassen, was ihm gut tat?

Elizabeth konnte das Alleinsein nicht ertragen, sie suchte unsere Aufmerksamkeit auf Schritt und Tritt, wollte uns bei sich haben, wenn sie einschlief, sehnte sich danach, dass wir mit ihr zusammen fernsahen. Sie wünschte sich Unterhaltung, Anregung und setzte jedes Mittel ein, um uns mit Beschlag zu belegen – ihren Liebreiz, ihren großen Wortschatz. Im Kindergarten hieß es, sie erzähle, als komme sie gerade aus einem Universitätshörsaal. Sie konnte sich hervortun, damit wir ihr Gesellschaft leisteten, konnte darum betteln, schaffte es mit ihrem Lachen, dass wir ihren Wünschen folgten, sie konnte uns schelten und sarkastisch sein. Tanzen und singen konnte sie auch und fast besser zeichnen als ich, doch auf ihr Zimmer gehen und für sich bleiben, das brachte sie nicht fertig.

Wenn Walker das Licht trinkt, was trinkt dann sie? Menschen?

Ich musste Walker vor seiner Schwester abschirmen. Dazu entwarf ich so etwas wie einen Plan. Tagsüber mussten sie sich an getrennten Orten aufhalten. Wir konnten Elizabeth das Wohnzimmer überlassen, das weiter abseits lag; Walker konnte das Esszimmer haben, das sich leicht abdunkeln ließ, wenn man die Jalousien herunterzog, und außerdem war ich in Hörweite, wenn ich in der Küche war. Am nächsten Morgen erwischte ich Cliff, bevor er zur Arbeit ging, und wir setzten uns zusammen. Ich sagte ihm, wir sollten mit Walker besser nicht aus dem Haus gehen.

»Verstehe«, sagte er. »Zu viel für den kleinen Mann.« (Seit den ersten Tagen im Krankenhaus war das Cliffs Kosename für Walker.) Doch schon am folgenden Sonntag stritten wir uns und er blieb dabei: »Ich lasse nicht zu, dass du uns in diesem Haus begräbst.«

»Aber können wir denn nicht getrennt ausgehen?«

»Verdammt noch mal, Pat, wir sind doch eine Familie. Wir müssen zusammenbleiben.«

»Ich möchte nicht, dass er rausgeht.«

»Nie?«

»Ist dir klar, was das für ihn bedeutet?«

»Das ist so extrem. So absolut. Wie sollen wir denn so leben?«

REACH schickte eine Sozialarbeiterin. Sie setzte sich an einem Nachmittag mit Cliff und mir zusammen – Walker lag in meinen Armen und Elizabeth war im Kindergarten – und versuchte geduldig, bei mir Verständnis dafür zu wecken, dass keine Familie auf die von mir vorgeschlagene Art leben könne. Walker müsse mit ins Kaufhaus, in die Tanzstunden und auf die Fahrten mit der Fahrgemeinschaft. Wenn unser Leben so aussah, dann müsse sich Walker eben daran anpassen.

»Wir brauchen eine andere Lösung.«

Sie musterte mich skeptisch.

Lieben hat viel mit Entgegenkommen zu tun. Die Bedürfnisse anderer Menschen verändern uns. Das ist der Stoff, aus dem wir unser Leben weben. Ein geliebter Mensch mag ein bestimmtes Eintopfgericht; und schon kommt es häufiger auf den Tisch. Ein Kind hängt an einem bestimmten Kleidungsstück; und schon kauft man mehr von dieser Sorte. Ein Freund hat eine Vorliebe für ein bestimmtes Thema; und schon unterhält man sich darüber. Wie sehr, fragte ich mich, hatten wir uns Walkers besonderem Bedürfnis nach Ruhe, nach Alleinsein angepasst, ohne dass wir es richtig gemerkt hatten? *Wie viel Entgegenkommen unsererseits war nötig gewesen, damit er uns seine kleinen, wenn auch vielleicht bedeutsamen Gaben – das, was ihm seine Möglichkeiten erlaubten – überhaupt zukommen lassen konnte?* So hatten wir uns zum Beispiel immer weit von Walker entfernt, wenn wir ihn auf uns aufmerksam machen wollten.

Walker wölbte seinen Rücken und ich legte ihn auf einer Decke ab.

»Warum haben Sie das getan?«, fragte mich die Sozialarbeiterin.

»Was?«

»Ihn hingelegt.«

»Ich glaube, das viele Berühren hat ihn überreizt.« Sie kniff ihre Augen skeptisch zusammen und kritzelte etwas in ihre Notizen.

»Sie sollten über die Bedürfnisse Ihrer Familie nachdenken«, sagte sie beim Schreiben.

»Ich bin«, beharrte ich, »mein Sohn ist … nun ja, er ist … krank«, gab ich zur Antwort und wies mit einer Geste auf Walker. Wie hieß das Wort noch mal? »Er lernt nicht, wenn er draußen ist.«

»Und was ist mit Ihnen?«, fragte sie nach.

»Was meinen Sie damit? Ich bin seine Mutter.«

»Das belastet doch Ihre Familie … Ihre Ehe.«

»Ist Ihnen klar, welche Belastung erst auf unsere Ehe zukommt, wenn unser Sohn nicht lernt?«

Arlene kam am folgenden Tag, zog behutsam ein paar Spielsachen aus ihrer Segeltuchtasche und sagte: »Ich muss mich entschuldigen. Ich glaube, letzte Woche habe ich meine Grenzen überschritten. Sollten Sie mit Walker in ein Kaufhaus müssen, fahren Sie mit ihm zusammen dorthin.«

»Wovon sprechen Sie? Vor ein paar Tagen hieß es doch, er lernt nicht, wenn ich ihn mit nach draußen nehme.«

»Im Team gab's eine Diskussion«, sagte Arlene.

»In welchem Team?«

»Ihrem Team.«

»Haben wir denn ein Team?«

»Ja. Bei REACH. Das Team ist zu dem Schluss gekommen, dass es für Sie am besten ist, wenn Sie Walker einfach mitnehmen, egal wo Ihre Familie hinmuss.«

»Aber was ist mit dem, was Sie mir davor erzählt haben?«

»Es ist wichtig, dass die Familie intakt bleibt.«

»O, ich kapiere«, sagte ich. »Dazu hat Sie die Sozialarbeiterin angestiftet.«

»Wir wollen nicht, dass Sie Ihre Bedürfnisse hintenanstellen.«

»Wenn Walker sich nicht richtig entwickelt, dann verbringen wir den Rest unseres Lebens genau damit«, erwiderte ich.

»Ich meine nur, ich habe beim letzten Mal einen Fehler gemacht. So können Sie doch nicht mit Ihrem Leben umgehen.«

»Soll das jetzt mein Leben sein? Ist denn keine Änderung in Sicht?«

Arlene schwieg.

»Sagen Sie mir, Arlene. Angenommen, Walker wäre Ihr Sohn, würden Sie ihn ins Kaufhaus mitnehmen?«

Sie blickte mit gerunzelter Stirn auf das schlafende Baby. »Nein«, sagte sie. »Das würde ich nicht tun. Ich würde ihn zu Hause behalten.«

In den Aufzeichnungen der Sozialarbeiterin, die ich Jahre später bei der Vorbereitung dieses Buches einsehen konnte, stieß ich auf einen befremdlichen – mangelnde Beziehung und Entfremdung verratenden – Zug, oder vielleicht missfiel es mir auch bloß, dass jemand so über mich schrieb. Da heißt es: »Sehr gestresste Mutter … in ihrer Selbstwahrnehmung besitzt sie die Gabe, ihren Sohn zu ›retten‹. …« An einer späteren Stelle äußert sie sich über die Qualität meiner Beziehung zu Walker und meint, sie könne nicht entscheiden, ob der »flüchtige« Charakter unserer Beziehung auf mich oder auf Walker zurückgehe.

Ich sehe durchaus, dass die Sozialarbeiterin mir helfen wollte, so gut sie konnte. Vielleicht war sie ja an die Arbeit mit »gestressten Müttern« gewöhnt. Die Vorstellung, dass ich mich um mich kümmern sollte, konnte ich akzeptieren. Aber ihre Auffassung, dass dies keine Krisensituation sei, dass diese Familie mit diesem kranken Kind ein ganz normales Leben führe, konnte ich mir nicht zu Eigen machen. Anscheinend war sie der Meinung, wir täten gut daran, uns mit Walkers Krankheit abzufinden. Außerdem hatte sie mir bei ihrem Besuch das eigenartige Gefühl vermittelt, dass sie aus irgendeinem Grunde mir die Schuld an Walkers Zustand gab. Das verrieten ihre Augen, ihre Anspielungen. Jahre später entdeckte ich, dass sie genau geprüft hatte, wie ich mit Walker interagierte, und notierte, unsere Interaktionen seien »oberflächlich«, so als habe sie die große Quelle des Übels in mir entdeckt.

Ich fragte mich, ob ich Walker zu sehr liebte und meine Liebe, die Liebe einer Mutter, ihm zu viel zumutete. *Hatte das in erster Linie mit mir zu tun? Bemerkte er meine Bedürftigkeit? Oder vielleicht seine eigene Bedürftigkeit, widergespiegelt in mir?* Oft riss ich mich von ihm los, berührte ihn kaum, sah, wie viel besser er schlief, wenn er nicht in meiner Nähe war, bemerkte sogar, dass er bei Cliff schneller einschlief als bei mir. *Was soll ich tun – ihn von weitem lieben? Ihn als reine Vorstellung lieben? Ihn für eine Rarität, etwas leicht Zerbrechliches halten, das man zur sicheren Verwahrung ins Regal stellt?* Es ging nicht anders, ich musste mich ihm zuliebe von ihm losreißen. *Wie befremdlich, dass mein Weggehen ihn entspannt*, dachte ich. Anscheinend hatte er seinen Körper besser unter Kontrolle, wenn er nicht angefasst wurde.

Ich lernte ihn halten, ohne mich zu bewegen. Arlene sagte, dass Walker nicht vor mir, vor meinem Körper zurückschaudere, sondern die Bewegung als solche ihn durcheinander bringe. Wenn ich ihn stillte, rührte ich mich so wenig wie möglich. Er hatte sich angewöhnt, hastig wie ein verhungerndes Baby zu saugen und dann ebenso überstürzt abzubrechen. Vielleicht konnte er die Berührung von meiner und seiner Haut, von Mund und Brust nicht ertragen. Fügen Sie nun diesem Konglomerat von Empfindungen noch mein Atemgeräusch, meinen Herzschlag oder das Gefühl, das sein Pochen verursacht, hinzu, außerdem den Druck auf Walkers Gelenke, die Anstrengung sowie das Gefühl des Saugens, die Aufregung durch plötzliche Geräusche und das Berührungsempfinden seines Gaumens. Wenn er sich losriss, waren seine Wangen gerötet.

Ich saß da wie ein Standbild. Ich wusste, wenn ich mich von der Stelle rührte, würde sein Körper meiner Bewegungsrichtung nicht folgen können. Sein Geist käme durcheinander. Dann – so Arlene – war es mit dem Weitertrinken aus und vorbei und – wie sie mich erinnerte – auch mit dem Blickkontakt oder dem Lernen.

Meine Freundin Kyle schaute gelegentlich vorbei, eine Mutter von zwei Kindern, die schon auf die High School gingen. Sie kam zur Tür herein, begrüßte Elizabeth liebevoll und blickte sich im Raum nach Walkers Korb um, mit einem hungrigen, köstlich optimistischen Lächeln in ihrem Gesicht. Sie strahlte, wenn sie ihn sah, betete jeden Zoll an ihm an, brachte ihm lustig aussehende Söckchen und Teddybären mit, spielte zärtlich mit seinen Beinen und Armen und rieb sie mit selbstsicherer Zuneigung. Wenn sie gelegentlich auf ihn aufpasste, cremte sie sogar seine Haut ein, was ich mich nicht einmal in Gedanken traute. Doch ihr zärtliches Treiben hatte Erfolg. Warum?

»Pat«, sagte Cliff, »du bist seine Mutter. Bestimmt fasst du ihn kräftiger an.«

Bei dieser Bemerkung schluckte ich erst einmal.

Wie konnte ich es fertig bringen, dass meine Berührung Walker nicht mehr überwältigte?

Wenn ein x-beliebiges Gesicht schon zu viel Information enthielt, wie viel Information enthält dann das Gesicht einer Mutter?

Gegenseitigkeit

Sie müssen sich um Gegenseitigkeit bemühen«, hatte Darleen Corbett gesagt. »Bringen Sie ihn dazu, dass er Sie nachahmt. Und versuchen Sie, ihn zu imitieren«, schlug Arlene vor.

Jeden Tag, nachdem ich mich mit Walker beschäftigt und seine Aufmerksamkeit auf mich zu lenken versucht hatte, ließ ich ihn allein auf einer Decke im Esszimmer zurück. Ich ging in die Küche und spülte Geschirr. Der über das Porzellan gleitende Schwamm spendete mir Trost, ich entspannte mich. Dabei sah ich hinaus auf das Haus gegenüber, ein stattliches, freundlich wirkendes viktorianisches Backsteingebäude mit über zwanzig Fenstern, die mich wie Augen ansahen und meinen Blick erwiderten. Immer wenn ich ein paar Sachen abgewaschen hatte, stahl ich mich ins Esszimmer zurück und warf einen Blick auf Walker. Oft rollte er sich gerade auf den Rücken, auf seine besondere Art. Eines Tages, als er ungefähr siebeneinhalb Monate alt war, sah ich, wie er sich in Form eines nach hinten offenen C nach hinten wölbte, mit zurückgebeugtem Kopf und einem seltsamen Blick. Ich erinnere mich, wie dieses Seltsame auch von mir Besitz ergriff. In dem Augenblick ertappte ich mich bei dem Gedanken, wie schwer das Leben als Mutter sei, und hasste mich sogleich dafür. Du musst dich um einen Austausch mit deinem Kind bemühen, wie Darleen sagt. Gegenseitigkeit. Immer wieder hatten sie es gesagt: »Bringen Sie ihn so weit, dass er sie nachahmt.«

»Walker«, sagte ich.

Er reagierte nicht.

»Walker«, sagte ich noch einmal mit lauterer Stimme.

Nichts.

Ich sprach leiser – immer noch keine Reaktion. Ich ging in die Küche und spülte mir die Hände ab, blickte auf das Haus und ließ dabei heißes Wasser über meine Hände fließen, dann kehrte ich zu Walker zurück und blieb einen Meter vor ihm stehen.

»Walker«, flüsterte ich.

Er wandte mir den Kopf zu. Ich legte mich in seiner Blickrichtung vor ihm auf den Boden. Ich hatte die Idee, ich könnte vielleicht eine Beziehung zu ihm aufnehmen, wenn ich ihn nachahmte und mich in sein Blickfeld begab. Konnte er sich in mir wiedererkennen? Ich legte meinen Kopf in den Nacken, wölbte Rücken und Hals zur nach hinten offenen Sichelform – wie eine Balletttänzerin, die sich auf schier unmögliche Art zurücklehnt. Bestimmt ließ meine Art zu wünschen übrig, aber sie glich immerhin seiner Art. In dieser sonderbaren Pose blickte ich aus dem Fenster, rollte meine Augen seitwärts so, wie er es bisweilen tat, und versuchte zu erkennen, was er sah – Sterne am taghellen Himmel? Ich hoffte zumindest, er würde wahrnehmen, was ich im Schilde führte. Ich wandte ihm den Kopf zu und betrachtete ihn lange Zeit. Beobachtete er mich? Ich hatte so ein Gefühl. Ich spürte seinen Blick, seine Aufmerksamkeit. Unheimlich war das. Da streckte ich langsam mein Bein in die Luft und legte es wieder ab. Hob es noch einmal.

Jetzt reckte er sein Bein in die Höhe. Ließ es herabsinken.

Mich überkam leiser Schauder. Es war mir nicht geheuer, irgendwie unmöglich – wie der gespenstische Augenblick in einem Sciencefiction, wenn der Protagonist erkennt, dass er von außergewöhnlich intelligentem Leben umgeben ist. Der Gedanke an Geister jagte mir einen Schreck ein, aber in jenem Moment hatte ich das plötzliche Gefühl, wir beide, Walker und ich, seien Geistererscheinungen, ja, wir alle seien Gespenster. Mein Herz pochte wie wahnsinnig, und ich wollte »Du bist ein Genie« hervorbringen, aber ich hatte Angst, ich könnte den Zauber lösen und mir nur eingebildet haben, dass er mich nachahmte.

Anstelle des Beins hob ich jetzt meinen Arm.

Er hob den seinen. Ich senkte meinen, wartete, ob er es mir gleichtat. Genau in diesem Augenblick brauste dröhnend ein Krankenwagen heran, so laut, als rase er gleich durch die Küchentür. In Sekundenschnelle wurde der Lärm schwächer. Walker wölbte den Rücken, schaute weg und der seltsame Blick kehrte in seine Augen zurück. Alle Anteilnahme war wie weggeblasen.

Es war ohne Bedeutung. Ich richtete mich auf, ging ans Telefon und sprach auf Cliffs Anrufbeantworter: »Er hat mich nachgeahmt, Cliff, ich habe ihn drangekriegt!« Dass Walker aus einiger Entfernung imitieren konnte, war Cliff nicht neu; wir hatten ihm ja zugesehen, wie er die Hände hin und her schwenkte, wenn wir winkten. Aber bislang hatten wir keine direkte Übereinstimmung beobachtet.

Als Cliff mit Elizabeth heimkam, die bei Freunden gewesen war, legte ich mich eilig zu Walker auf den Boden und wollte ihnen vorführen, was in ihm steckte. Elizabeth lief in die Zimmermitte und tanzte. Ich bat sie, aufzuhören und aufzupassen. Cliff nahm sie auf dem Boden auf seinen Schoß und musste sie zurückhalten. Sie warteten. Etwas über zwei Meter von Walker entfernt wartete ich ab, bis er mich bemerkte, dann streckte ich mein Bein in die Luft.

Nichts. Keine Reaktion.

»Einen Augenblick«, sagte ich. Ich eilte zu ihm und brachte ihn in die C-Form. »Jetzt macht er es vielleicht. Passt gut auf«, sagte ich.

Er ließ sein Bein liegen.

Ich versuchte es wieder, aber er rührte sich immer noch nicht.

»Komm schon«, drängte ich in besänftigenden Tönen. »Meine Lieben, ich schwör's euch, vorhin hat er es gemacht.«

»Wir glauben dir ja«, sagte Cliff vergnügt und wir gingen zum Abendessen in die Küche.

Am nächsten Morgen rief mich Cliff von der Arbeit an und sagte, er habe sich bei unserem Chiropraktiker und Ernährungsspezialisten Gary Lasneski einen Termin für Walker geben lassen. Lasneski war ein medizinischer Außenseiter in unserer Stadt. Es kursierten zahlreiche Gerüchte über seine ungewöhnlichen Fähigkeiten: Er hatte Krankheiten erfolgreich behandelt, bei denen andere hatten aufgeben müssen; angeblich hatte er jemandem mit der Lyme-Krankheit in fortgeschrittenem Stadium spürbar geholfen; außerdem sagte man ihm nach, er habe eine Frau von der Basedow-Krankheit, einem schweren Schilddrüsenleiden, befreit. Lasneski hatte bei Cliff Eisenmangel, bei Männern eher selten, diagnostiziert. Er war so gefragt, dass seine Patienten drei Monate auf ihren Termin warten mussten. Ich hatte jedoch meine eigenen Gründe, weshalb ich ihn kennen lernen wollte. Er war Magister der Ernährungswissenschaft. Während meines Studiums hatte mich Norman Cousins Buch *Der Arzt in uns selbst*[*] tief beeindruckt. Er hatte mit Vitamin C bei der Behandlung einer seltenen, unheilbaren Krankheit Erfolg gehabt.

Als Cliff ihm unsere Geschichte erzählte, wollte Lasneski Walker umgehend sehen.

Walker und ich waren kaum im Behandlungszimmer, da sagte Lasneski: »Seine Augenbewegungen weichen voneinander ab.«

»Was bedeutet das? Das hat bisher kein Arzt erwähnt«, sagte ich und stellte Walkers Autositz ab.

»Das heißt, dass sich die Augen nicht synchron bewegen«, sagte Lasneski.

Ich fragte, was es damit auf sich habe.

»Das bedeutet«, sagte Lasneski, »dass er uns möglicherweise gar nicht sieht.« Lasneski schaute zu seiner Assistentin, Mindy, hinüber, die mich verhalten anlächelte. »Vielleicht nimmt er nur Lichtblitze wahr und erlebt sie im Gehirn wie einen Sturm. Ich schlage vor, wir geben ihm eine Nahrungsergänzung. Stillen Sie ihn?«

Ich nickte.

»Dann geben wir *Ihnen* eine Nahrungsergänzung.«

Lasneski zog eine Plastikflasche aus einem Regal und schüttelte sie. Es rasselte.

Er sprach schnell und eindringlich. »Das Gehirn besteht zu

---

* Reinbek bei Hamburg: Rowohlt, 1981

über 50 Prozent aus dieser Sorte Fettsäuren. Sie wissen doch, dass man Säuglingen Fischöl gegeben hat? Nun, das geben wir ihm im Grunde genommen auch, aber heute gibt es eine Designer-Version davon auf dem Markt, die nicht durch Schwermetalle verunreinigt ist. DHA*. Damit füttern wir ihn. Sie nehmen täglich sechs davon. Sehr teuer. Aber es ist sein Geld wert. Außerdem geben wir ihm Taurin für die Netzhaut. Babys können nämlich selbst nicht ausreichend Taurin herstellen. Katzen auch nicht. Wenn Katzen davon nicht genug von außen aufnehmen, verlieren sie ihre Sehfähigkeit bei Dunkelheit. Babys benötigen Taurin, damit Gallensäuren für die Fettresorption im Darm hergestellt werden. Wir geben ihm auch Biotin, das reguliert das Feuern der Nervenzellen in seinem Gehirn.« (Was mir Lasneski über Taurin, DHA und Biotin erzählte, haben spätere Nachforschungen bestätigt.)

»Sagen Sie mir … bitte«, unterbrach ich ihn. »Ist das ein Hirnschaden?«

»So würde ich es nicht bezeichnen«, sagte Lasneski. »Eine zutreffendere Beschreibung wäre fehlerhafte Verschaltung von Nervenzellen im Gehirn.«

Einiges von dem, was Lasneski sagte, klang unkonventionell, aber ich glaubte ihm. Cliff und ich hatten erlebt, wie sich unser Gesundheitszustand mit Hilfe von Lasneskis Nahrungsergänzungen besserte. Jedenfalls durfte man die Ernährung nicht auf die leichte Schulter nehmen, erst recht nicht bei diesem Kind, das immer mehr Kräfte verlor.

Am Empfangsschalter wurde die Scheibe aus mattiertem Glas beiseite geschoben, als ich gerade einen Scheck ausstellte. Ein Kopf kam zum Vorschein und grüßte mich. Es war Mindy, Lasneskis Assistentin. »Ich weiß, was der Doktor mit den Stürmen im Gehirn meint«, sagte sie eifrig. »Ich hatte mir bei einem Autounfall einmal eine Kopfverletzung zugezogen – davon bekam ich solche Stürme. Autofahren war da nicht mehr möglich. Ich konnte Regentropfen und Straße, Regen und Windschutzscheibe nicht mehr auseinander halten. Und alles, was nach dem Un-

* Docosahexaensäure

fall passierte, konnte ich mir nicht mehr merken. Mein Gedächtnis funktionierte nicht. Schließlich arbeitete ich daran, um es wiederzugewinnen.«

»Wie sind Sie denn vorgegangen?«, fragte ich.

»Ich habe mit Auswendiglernen angefangen«, sagte Mindy. »Damit, dass ich mir Gedichte einprägte. Ich befestigte eines an der Wand. Eines aus der Zeit vor Plato, es geht darin ums Heilen. Ich habe mir zuerst nur ein Wort gemerkt. Und dann ein zweites Wort. Und dann wurden es drei.«

Walker und ich überquerten die Brücke über den Connecticut-River – er führte Hochwasser, trat fast über die Ufer und floss mit starker Strömung gen Süden, Richtung Connecticut und Long Island-Sand. Mir ging es ähnlich – ich dachte über Walker nach, dann ließ ich mir Mindys Geschichte durch den Kopf gehen und schließlich noch etwas, das Dr. Lasneski in seiner Praxis gesagt hatte und das mich nicht mehr losließ.

»Bei der Geburt sind bereits alle Nervenzellen, die man im Lauf seines Lebens benutzt, vorhanden, mehr als eine Billion«, hatte er gesagt, als ich ihn fragte, ob man gegen die fehlerhafte Verschaltung im Gehirn etwas tun könne. »Wenn Nervenverbindungen nicht richtig funktionieren, kann man das nicht beheben. Das Gehirn kann sich nicht selbst heilen, wie Ihre Hand sich selbst von einer Wunde erholen kann. Abgestorbene Zellen sind nun mal abgestorbene Zellen. Aber das Gehirn ist ein erstaunliches Organ. Die Art, wie es kompensieren lernt, ist bemerkenswert. Da springen andere Zellen ein und erledigen, was erledigt werden muss.« Lasneski hatte seinen Drehstuhl herangezogen und sich gesetzt. »Haben Sie schon mal etwas von Phineas Gage gehört?«

»Nein.«

»Er hat für die Eisenbahn in Neuengland Sprengungen durchgeführt. Einmal gab es eine Explosion, und dabei bohrte sich ein Eisenbolzen mitten durch sein Gehirn, durch seinen Schädel hindurch und wurde am Hinterkopf wieder in die Luft geschleudert. Jeder erwartete natürlich, dass er das nicht überlebte, stimmt's? Wie durch ein Wunder überlebte er. Aber seine Persönlichkeit veränderte sich – eine Menge Dinge fielen ihm jetzt schwer. Doch er konnte immer noch in der Stadt herumspazieren und sich mit Leuten unterhalten, weil andere Teile des Gehirns für die beschädigten einsprangen.«

Wenn Mindys Gehirn wieder gesund werden konnte, warum dann nicht auch Walkers Gehirn? Aber Walkers Gehirn war eigentlich gar nicht beschädigt. Vielmehr lag etwas mit der Verschaltung der Nervenzellen im Argen. Vielleicht ließ sich ein Hirnschaden leichter kurieren als eine fehlerhafte Verschaltung. Je kleiner der beschädigte Bezirk, desto begrenzter die Folgeerscheinungen. Trotzdem hatte mir Mindy etwas mitzuteilen – was Walker nicht konnte –, etwas über ihr Erleben. Sowie ich zu Hause eintraf, rief ich sie an.

»Sagen Sie mir, Mindy. Wie hat es sich angefühlt?«

»Es war wie Blitze aus Licht und Empfindungen, wie Lärm und als würden in meinem Hirn Raketen gezündet.«

Ich hielt inne, wollte erst einmal begreifen, aber sie erzählte weiter. »Es fühlte sich an wie elektrische Stürme. Nervenaufreibend – viel zu viel auf einmal. Als wenn alle Farben und Geräusche und alles Licht gleichzeitig auf einen einstürmten.« Ich sah hinunter zu Walker in seinem Autositz auf dem Boden. Er machte wieder dieses Hohlkreuz. Kein Wunder.

»Und was würden Sie mir raten?«

»Gehen Sie Schritt für Schritt vor.«

»Schritt für Schritt?«

»Ich habe gerade etwas über das Training von Tiger Woods gelesen. Sie wissen doch, der Golfchampion, der bei seinem Vater Unterricht hatte. Sein Vater sagt, dass er von Tiger nie mehr verlangt hat, als er ertragen konnte. Er hat ihn langsam, Stück für Stück, zu immer besseren Leistungen hingeführt. Fordern Sie von Walker also niemals mehr, als er bewältigen kann.«

Ich legte den Hörer auf und reichte Walker einen Plastiklöffel. Er griff zu.

Am Nachmittag desselben Tages arbeiteten Arlene und ich im Esszimmer – es war dunkel dort, die Jalousien dicht geschlossen; zur Dunkelheit trug auch der burgunderrote Teppich bei, durch den Walker Ausschläge und Rötungen auf den Wangen bekam. Wir breiteten in Waschmittel für Allergiker gewaschene Decken aus, und Arlene holte das Fell, denn dank der »Sinnesreize« von dieser weichen Unterlage konnte er mehr über seine Lage im Raum erfahren. Walker, der sieben Monate zählte, drehte seinen Kopf immer noch den hellen, weißen Streifen zwischen den Jalousiestäben zu, doch wenn wir ihn weiter in die Zimmermitte brachten, ließen seine Augen von den Fenstern ab. Wir hatten das Gefühl, er könnte seinen Fokus ändern.

Eines Tages Anfang Juni, als Walker siebeneinhalb Monate alt war, hielt Arlene ihm ein Spielzeug hin. Sie sah zu mir auf, zog eine Augenbraue hoch und lächelte. »Er bildet Bahnen.«

»Was meinen Sie mit Bahnen?«

»Myelin. Er bildet Myelin.«

Die Sache war mir immer noch rätselhaft.

»Es bedeutet, dass in seinem Gehirn Nervenbahnen entstehen. Immer wenn er etwas Neues tut, bildet er Nervenbahnen. Die Theorie, soweit ich sie verstehe, besagt, dass Nervenzellen Verbindungen miteinander eingehen, wenn wir lernen. Diese Bahnen werden verstärkt, sobald sich dicke Zellen um sie herumwickeln, die so genannten Schwann'schen Zellen. Sie funktionieren wie die Kunststoffisolierung um ein Elektrokabel. Diese Umhüllung nennt man Myelinisierung. Sie verstärkt die Erregungsleitung entlang den Fortsätzen der Nervenzellen.«

Da spielt eine Frau mit einem kleinen Jungen – und plötzlich werden Ausläufer von Nervenzellen myelinisiert?

»Was ist anders an ihm?«, fragte ich. Skeptisch. Hoffnungsvoll. Mir war nämlich noch kein Unterschied aufgefallen.

»Er geht mit seinen Augen anders um. Haben Sie bemerkt, dass er bis jetzt mit dem peripheren Sehen wahrgenommen hat?«

Ich schaute Walker an.

»Arlene, kann ich mich mal für zehn Minuten zurückziehen?« Ich ging zum Computer und startete ihn. Wir schrieben Juni 1997, und was ich im Internet erfuhr, sollte alles von Grund auf verändern. Aber der Umbruch hatte längst begonnen.

Das Gehirn wartet nicht

Denken Sie sich eine perfekte, von einem hervorragenden Schweizer Uhrmachermeister eingestellte Uhr, bei der jedes Zahnrad sitzt und kein für ihre mechanische Präzision notwendiges Teilchen fehlt; poliert und in stärkstem, am besten isolierendem Material verstaut, wird sie zu irgendeinem Hafen verschifft. Obwohl die Uhr weggepackt ist, läuft sie weiter und ist am Ende zu der Uhr geworden, die ihrem Erbauer vorgeschwebt hat, und muss nur noch ausgepackt und ein wenig vom Staub befreit werden.

Genau so sah das Bild aus, das ich mir naiverweise vom Gehirn gemacht hatte, bis zu jener Woche im Jahr 1997, in der ich mit einer Reihe von Artikeln auf dem Schoß dasaß, mit vor Staunen offen stehendem Mund, und entdeckte, dass im Vorjahr, 1996, in Walkers Geburtsjahr also, alles, was man über das Gehirn zu wissen glaubte, praktisch auf den Kopf gestellt worden war.

Ich hatte schon ein wenig recherchiert und war ganz aufgewühlt. Wie so oft hatte ich Cliff angerufen. Er machte abermals einen Abstecher in die Bibliothek (ich selbst war zu sehr damit beschäftigt, mit Walker wechselseitiges Kommunizieren zu üben, um außer Haus gehen zu können). Ich erinnere mich, wie Cliff heimkam und zufrieden den schweren Bücherstapel absetzte. Auf dem Beistelltisch im Wohnzimmer türmten sich ordentlich die Zeitschriften mit Abbildungen der grauen Hirnsubstanz, von denen einige an eingemachtes Obst erinnerten, andere an zusammengeknülltes Papier oder längliche Planeten, die in einer schwarzen Weite schweben – Zeitschriften, die Babys mit derart durchdringenden und fokussierenden Augen abbildeten, dass man meinte, etwas in ihrer Iris könne nach dem Betrachter schnappen. Ich merkte schnell, dass es die Jahrhundertgeschichte war – vermutlich brisanter als O. J. Simpsons

Mordprozess, der zusammen mit den Berichten über die Hirnforschung die Zeitschriftenseiten füllte.

Das Außergewöhnliche war, dass die Neurowissenschaften ein Gebiet betraten, das die Menschheit bislang noch nicht aufgesucht hatte, nämlich das denkende Gehirn in Aktion. Ermöglicht haben diese historische Meisterleistung raffinierte Fortschritte im Bereich der Darstellung des Gehirns wie etwa die PET (Positronen-Emissions-Tomographie) und das MRT (Magnet-Resonanz-Tomographie), außerdem Geräte, die die elektrische Aktivität im Gehirn von außen messen, wie es zum Beispiel bei der Elektroenzephalographie geschieht. Im Jahr 1996 hatten PET-Untersuchungen eine Revolution in den Neurowissenschaften angekündigt. Früher hatten viele Hirnforscher angenommen, die Entwicklung des Gehirns außerhalb des Mutterleibes folge weitgehend einem genetischen Code. Doch jetzt, da sie das Gehirn bei seiner Arbeit beobachten konnten, erkannten die Wissenschaftler, dass es sich nach der Geburt auf eine Art verändert, die sich niemand hatte träumen lassen, bevor er es nicht mit eigenen Augen gesehen hatte. Was die PET-Untersuchungen und andere darstellende Verfahren ans Licht brachten, war, dass die Struktur des Gehirns selbst einem Wandel unterworfen, ja eigentlich auf Veränderung hin angelegt ist. Das Gehirn ist kein Mechanismus, der wie eine Uhr einer vorab festgelegten und präzisen Programmierung gemäß funktioniert; es ist vielmehr ein dynamischer, lebendiger Organismus, der wächst und sich – weil er lebt – verändert.

Bei meiner Lektüre zum Thema Gehirnentwicklung haben mich die blumigen, dramatischen Bilder, die die Wissenschaftler selbst verwendeten, in Erstaunen versetzt. Mitunter wählten sie Metaphern aus dem Bereich der Liebe, des Mysteriums, ja selbst der Leidenschaft. In der Tat, die Art, wie sich das Gehirn entwickelt, war ohne Zweifel bei weitem komplizierter, eleganter und viel verrückter, als ich es mir je ausgemalt hatte. Als ich die Gehirnentwicklung studierte, musste ich an einen jener verwickelten Sittenromane aus dem neunzehnten Jahrhundert denken, deren Protagonisten in ständiger Hast Begegnungen suchen, einander ständig Briefchen schicken, in ihrer wachsenden Enttäuschung Beziehungen, die nicht glücken wollen, lösen und neue Bindungen eingehen, die auf immer und ewig halten sollen.

Die Geschichte der Gehirnentwicklung beginnt, wie alle Geschichten in der Biologie, mit den rudimentären Gebilden, nämlich Zellen, die sich anschicken, zu wachsen und sich zu teilen. Ungefähr drei Wochen nach der Empfängnis bedient sich ein Zellhaufen, der einmal zur Wirbelsäule des Embryos werden wird, einer Art Kunstgriff, ähnlich dem, was beim Origami geschieht. Bei diesem Kunststück des Faltens bildet sich ein Rohr, das man als Neuralrohr bezeichnet. Durch diesen Schacht wandern nun Zellen hindurch, und zwar vom Schwanzende des Geschöpfs bis zu seinem Kopf. Sobald sie ihren Bestimmungsort erreicht haben, handelt es sich offiziell um »Neuronen«, Hirnzellen, und als solche legen sie jetzt große Entfernungen zurück. In einem Artikel, den ich gelesen habe, hieß es, dass die Distanzen, die manche Neuronen überwinden – berücksichtigt man ihre mikroskopische Größe – der Wegstrecke einer Person entsprechen, die 4.800 km, sagen wir von New York bis nach Kalifornien, durch unübersichtliches Gelände wandert. Niemand weiß genau, woher die Neuronen wissen, wohin sie sich begeben müssen. Einige unterliegen dem Druck, der von ihresgleichen ausgeübt wird, anderen scheint ein einzigartiges Los vorherbestimmt zu sein. Sie suchen bestimmte Bereiche des im Entstehen begriffenen Gehirns auf und treten mit anderen Zellen in Verbindung. Zwei Typen von Fortsätzen sprießen aus ihrem Zellleib aus – kurze Dendriten und ein langes Axon. Die Axone leisten die Pionierarbeit, sie erstrecken sich bisweilen über beträchtliche Entfernungen, um fernab Verbindungen herzustellen. Dabei berühren sich die Enden aber nicht. Als ob eine direkte Berührung das Maß überschritte, verbinden sie sich über einen leeren Zwischenraum, einen Spalt, die »Synapse«, die die ankommende elektrische Erregung in eine chemische Reaktion umwandelt, eine Art Explosion, die in der Empfängerzelle wieder eine elektrische Erregung auslöst.

Die erste Phase der Schöpfung ist das Chaos und davon scheint die Hirnentwicklung nicht ausgenommen zu sein. In diesem Ausbruch von Schöpferkraft rufen sich die Zellen gegenseitig herbei, um sich über ihre Synapsen miteinander zu verknüpfen. Dieses »Anrufen« erfolgt so rasch und intensiv, dass eine Neurobiologin den Vorgang als »Selbstwählmodus« bezeichnete. Die Zellen rufen einander an und verbinden sich, rufen einander an und verbinden sich. Es ist ein schöpferischer Durchbruch, den die Neuronen und ihr Fortsatz, das Axon, hier vollziehen. Sie experimentieren, wenn sie ausschwärmen, als seien sie – wie Teenager, die es mit Macht ins Leben drängt und die am Telefon ihre Rendezvous ausmachen – hoffnungsvoll und von Leidenschaft getrieben, wie die Neurobiologin es beschrieben hat. So vehement, wie sie dabei scheitern können, so stürmisch erreichen sie auch ihr Ziel. Obwohl der ganze Vorgang abenteuerlich und nach purem Zufall klingt, scheint der Verknüpfung von Verbindungen eine tiefe Weisheit zugrunde zu liegen. Natur und Genetik haben dabei ihre Hand im Spiel gehabt und den Prozess gelenkt. Die Fakten nehmen sich angesichts ihrer Größenordnungen geradezu übernatürlich aus: Im sich entwickelnden Gehirn entsteht eine kosmisch anmutende Anzahl von 250.000 Zellen pro Minute. Bei der Geburt enthält das Nervensystem sämtliche Nervenzellen, die ein Gehirn für seine Lebensspanne benötigt, nämlich 100 Billionen Neuronen – so viele, wie es Sterne in der Milchstraße gibt. Die bestehenden Schaltkreise stellen die Basis für künftige Verschaltungen dar; sie bilden die Fernleitungen des Kommunikationssystems des Gehirns und sind – unter anderem – für die folgenden Funktionen verantwortlich: die Kontrolle des Herzschlags, die Körperreflexe und die Regulierung der Körpertemperatur.

Die Neuigkeiten über das Gehirn sind damit aber noch nicht erschöpft. Nun folgt etwas, womit die Neurowissenschaftler im Jahr 1996 Geschichte gemacht haben. Sie wussten zwar, dass sich das Gehirn nach der Geburt weiterentwickelt (das Sehvermögen zum Beispiel ist bei der Geburt noch nicht vollständig ausgebildet, ebenso wenig sind es das kognitive Vermögen, die Gefühle oder das Gehör). Trotzdem hatte – wie bereits erwähnt – die Mehrzahl der Experten angenommen, dass die Struktur des Gehirns festgelegt und sein weiteres Wachstum genetisch vorherbestimmt sei. Wie wir jetzt alle wissen, haben sie sich geirrt, und zwar grundlegend.

»Von all den Entdeckungen, die in den vergangenen Jahren aus den neurowissenschaftlichen Laboratorien bekannt geworden sind«, berichtet *Time*, »ist der Befund, dass die elektrische Aktivität der Hirnzellen die physische Struktur des Gehirns verändert, vielleicht die atemberaubendste.«

Die bahnbrechende Nachricht, die die Wochenzeitschriften dazu bewog, im Frühjahr 1997 große Sonderausgaben herauszubringen, besagte, dass sich das Gehirn im Laufe seines Wachstums verändert. Was bestimmt nun den Kurs, den das Gehirn dabei einschlägt? Irgendein Einfluss außerhalb des Gehirns veranlasst es, sich auf besondere und fest umrissene Weisen zu verschalten. Aber welcher? Die durchschlagende Antwort darauf kam, als die Neurowissenschaftler das Gehirn in Aktion beobachteten: Erfahrung bringt es dazu, sich selbst zu dem zu formen, was es sein wird.

Ich las bis spät in die Nacht, weil ich verstehen wollte, warum Erfahrung eine so große Rolle spielte. Gegen drei Uhr morgens verfügte ich über das Gerüst einer Antwort, dessen Ausgestaltung allerdings Jahre in Anspruch nehmen sollte.

Nach der Geburt strecken die Zellen ihre Fortsätze aus und knüpfen Verbindungen über ihre Synapsen, an denen elektrische Reize eintreffen und sich in chemische Botenstoffe umwandeln, die in den Synapsenspalt freigesetzt werden und sich an der Empfängerzelle wieder in elektrische Reize zurückverwandeln – derselbe Vorgang, dessen sich das Gehirn schon bedient hatte, als es die ersten Verbindungen knüpfte, aber die Geschichte verändert sich in dieser zweiten Phase dramatisch. Natürlich beeinflussen die Gene die Art, wie sich die Zellen miteinander verbinden, aber nach der Geburt verändert sich das Gehirn weitaus stärker als vorher. 83 Prozent der neuronalen Vernetzung finden nach der Geburt statt. Bis zum Alter von zwei Jahren erhöht sich die Zahl der Synapsen um 1,8 Synapsen pro Sekunde. Der Schlüssel hierzu hängt mit den Sinnen und mit deren Stimulierung zusammen.

Stimulierung: Als ich dieses Wort auf der Seite sah, spürte ich einen Stich. Ich zuckte zusammen, als ich es zum ersten Mal las, und las es dennoch immer wieder. *Die Hirnentwicklung ist weniger genetisch determiniert und in höherem Maße von der Außenwelt abhängig, als ich es mir vorgestellt hatte.* Nach der Geburt verschaltet sich das Gehirn selbst und passt sich so der Welt an, in der das Kind leben wird, denn diese Verschaltungen kommen durch die Erfahrung zustande. Kein Wunder also, dass die Menschen so anpassungsfähig sind! Das Gehirn ist dazu erschaffen, sich den Bedürfnissen im persönlichen Universum des Individuums perfekt anzupassen. (Es ist aber nicht so, dass einzig und allein die Umgebung das Gehirn formt; vielmehr handelt es sich – wie ein Wissenschaftler erklärte – um einen sehr komplizierten Austausch zwischen genetischen und Umweltfaktoren.) Ich revidierte meine bisherige Auffassung vom Gehirn, sah in ihm nicht länger eine Uhr, die im Regal vor sich hintickt, sondern eher einen auf den Bedarf seines Benutzers zugeschnittenen Computer, der Tag für Tag, so lange es ihn gibt, aufs Neue programmiert wird, um den Anforderungen und dem besonderen Lebensstil seines Eigentümers – seinem Geruchs- und Tastsinn sowie seinem Atem – gerecht zu werden. Stellen Sie sich vor, Sie berühren die Tasten eines Computers und lösen allein mit dem Gefühlseindruck Ihrer eigenen einzigartigen Hand eine Veränderung bei ihm aus.

Ist »Stimulierung« ein Schlüssel, der die Gehirnentwicklung nach der Geburt erklärt? Es fiel mir schwer, zu glauben, dass die Reizung der Sinne ein derart dominierender Faktor sein sollte. Es klang beinahe befremdlich in meinen Ohren. Und für Walker war es so vernichtend wie eine Gefängnisstrafe. Genau das Element, das er nicht in den Griff bekommen konnte, seine Achillesferse, war ein wichtiger Mechanismus, durch den sein Gehirn wachsen und sich selbst formen konnte. Arlene hatte mir gesagt, dass Walker im Zustand der Überempfindlichkeit nicht lernen würde, und ich hatte gedacht, sie spreche von »lernen« in einem engeren Sinn, vom Erwerb einzelner Wissenselemente. Mittlerweile wusste ich, dass von etwas viel Grundlegenderem die Rede war. Die Reizung der Sinne war Walkers Lebenselixier. Hieß dies, dass er sich in keinerlei Hinsicht entwickeln konnte? Die

Artikel der Hirnforscher gaben ausführlich Auskunft, wie die Sinne Information an die Hirnzentren weiterleiten, wie diese Zentren auf die Stimulierung, die von den Sinnen ausgeht, reagieren und wie die darauf folgenden elektrischen Erregungen die für die Fähigkeiten und die Intelligenz zuständigen Verbindungen knüpfen und verstärken. Doch die Hirnentwicklung erhält ihren Antrieb und ihre Prägung von den Reizen, die das Gehirn aufnimmt. Lebt man zum Beispiel in einer musikalischen Familie und hört ständig Musik, wird das Gehirn die für das Musikverstehen zuständigen Zentren stärker entwickeln. Wird im Umfeld einer Person eine gepflegte Sprache gesprochen, bilden sich ihre Sprachzentren stärker aus, und so weiter.

Es war eine Offenbarung und möglicherweise, so überlegte ich, der Durchbruch, den wir brauchten, die Tatsache, dass das Gehirn dazu geschaffen ist, sich nach der Geburt selbst zu erschaffen, die Gehirnentwicklung als *Gespräch* mit der Welt und als deren *Resonanz.*

Ich ging in Walkers Zimmer und beobachtete ihn. Er schlief tief, atmete schwer und hatte den Kopf weit im Nacken, als ob er sich Erleichterung verschaffen wollte.

Die Plastizität des Gehirns hatte jedoch eine Kehrseite. Es hat nicht ewig Zeit, sich zu entwickeln.

Der Zeitfaktor war von ausschlaggebender Bedeutung. Obwohl Walker erst sieben Monate alt war, lief uns die Zeit davon. Die Wissenschaftler sprachen von »kritischen Phasen«, »Zeitlimits«, »Zeitfenstern«, die sich, während das Gehirn wuchs, relativ schnell öffneten und wieder schlossen. Bestimmte Bereiche, Zentren, die für klar umrissene Hirnfunktionen zuständig sind, wie zum Beispiel das Seh-, das Hör- oder Erkennungsvermögen, entstehen zu festgelegten Zeitpunkten im Leben eines Babys. Wie Zeitbomben brechen diese Hirnareale auf und stellen explosionsartig Verbindungen her. Man nennt diesen Vorgang Synapsenüberproduktion. Dem Aufruhr des neuronalen Kontakteknüpfens folgt ein relativ kurzes Intervall, dann lässt diese Entwicklung allmählich nach.

Immer wenn mir die Therapeuten zu verstehen gaben, dass

das Gehirn nach einer Weile weniger plastisch sei, dachte ich naiv, das Gehirn sei so etwas wie eine flüssige Wackelpeter-Masse, die ein paar Monate braucht, um fest zu werden. Später erkannte ich, dass dieser Vorgang höchst effizient und genau berechnet ist.

In der nächsten Phase werden die Zellen, von denen kein Gebrauch gemacht worden ist, vernichtet. Es ist entweder schön oder schrecklich zu nennen. Das Gehirn versucht sich selbst zu modellieren. Die Wissenschaftler bezeichnen diesen Prozess gelegentlich als »Beschneiden«. So wie man, sagen wir, einen aufgeschossenen Strauch beschneidet, so verfeinert sich das Gehirn, es tötet ab, sortiert Verbindungen aus, die unnütz sind und brachliegen.

Es ließ sich nicht leugnen, dass ein paar der wichtigsten Phasen dieses Beschneidens, die in den ersten Entwicklungsmonaten einsetzen, bald auf Walker zukommen würden, und wenn sie vorüber waren, würde sein Gehirn diese Gelegenheiten nie wieder erhalten. Zwei Forscher, Torsten Wiesel und David Hubel, haben diesen Vorgang deutlich gemacht, indem sie das Auge eines Kätzchens kurz nach der Geburt zunähten. Dem Gehirn des Kätzchens wurden Informationen, die es für seine neuronalen Verschaltungen benötigte, vorenthalten. Folglich gingen nur wenige Neuronen vom Auge eine Verbindung mit dem Sehzentrum ein, so dass das Kätzchen auf dem zugenähten Auge für immer blind blieb, obwohl man das Auge wieder geöffnet hatte, eigentlich ging die Blindheit nicht vom Auge, sondern vom Gehirn aus. Dem Kätzchen war einfach dadurch, dass man ihm visuelle Stimulierung – Licht – vorenthielt, der Zugang zum visuellen Lernen versperrt worden.

Visueller Cortex: Diesen Begriff fand ich in der Literatur überall. Über die Entwicklung der Sehzentren war offenbar eine Menge bekannt. Die Forscher behaupteten, dass die auf Hochtouren laufenden Verschaltungsprozesse in der visuelle Daten verarbeitenden Hirnrinde in den ersten zwei bis vier Lebensmonaten einsetzte. Um den sechsten bis achten Monat würde sie mit der Vernichtung jener Zellen beginnen, die keine brauchbaren oder überhaupt keine Verbindungen hergestellt hatten. Das hieß, dass Walkers Sehsystem entweder mitten in der Phase des Abtötens war oder diese kurz bevorstand.

Am nächsten Morgen trat ich in aller Frühe in sein Zimmer. Er war wach, aber still; er starrte auf etwas, das eine imaginäre Welt zu sein schien, und lachte, als gäbe es da irgendeinen nur ihm bekannten Witz. Machte er in diesem Augenblick wirklich von seinem Sehsystem Gebrauch? Er schien irgendwelche Engel anzuschauen oder Stäubchen in der Luft. Würde er blind werden wie das Kätzchen, dessen Gehirn keine visuellen Signale erhalten hatte? Er wandte sich um und streifte mein Gesicht. Ich hatte das Gefühl, dass er auf meine Aura blickte – das Gefühl, dass er da war, dass auch er wusste, dass ich da war –, aber wie sollte er sich nur hinlegen, damit sein Blick mich fand?

Ich rief Arlene an und fragte sie, ob sie zweimal in der Woche kommen würde. Sie sagte ja.

Das Spiel

Wir hatten die Stühle vor den Schulbänken über den quietschenden alten Linoleumboden geschleppt und im Kreis aufgestellt. Wir alle waren gekommen, um einen Abend unter der Neonbeleuchtung eines Klassenzimmers fern von unseren Kindern zu verbringen, deren Schwierigkeiten ätiologisch entweder geklärt oder »ungeklärt« waren, fern von unseren Kindern mit »psychischen Problemen«, mit Autismus, mit Fragilem-X-Syndrom, mit Erkrankungen ohne Namen. Wir hatten uns versammelt, um uns über finanzielle Hilfen auszutauschen. Ich war ein Neuling und wollte etwas über staatliche Unterstützungen für Therapien in Erfahrung bringen, für die die Krankenversicherung nicht aufkam; ich war dort, um etwas über unsere Möglichkeiten herauszubekommen. Aber sofort ertappte ich mich dabei, wie ich die Gesichter in der Runde durchforschte. Überwiegend Frauen – nur zwei Männer nahmen mit ihren Frauen teil. Diese Gesichter kamen mir eingefallen, lebensmüde vor, aber die meisten Leute erwecken ja abends unter Neonlicht diesen Eindruck. Die Person, die die Versammlung leitete, teilte Formulare aus, damit die regelmäßigen Teilnehmer, die Eltern also, die schon seit Jahren zu diesen Zusammenkünften kamen, sich ihre Ausgaben für den an solchen Abenden notwendigen Babysitter zurückerstatten lassen konnten. Familien, die bestimmte Kriterien erfüllten und zu drei von diesen Treffen erschienen, erhielten bis zu 1.000 Dollar jährlich zur Finanzierung von Maßnahmen, die wegen der Krankheit oder der Lernschwierigkeiten ihrer Kinder erforderlich waren.

Ich hörte konzentriert zu, aber ein großer Teil der Informationen blieb verschwommen. Ich hatte Mühe, die Fakten aufzunehmen: die Tipps, wie man eine finanzielle Unterstützung beantragt, die Informationsquellen und Websites. Kamen aber Fragmente der Geschichten und Lebensschicksale zur Sprache, horchte ich auf. Sie wurden bisweilen ganz real, wenn ich lediglich zuhörte, wie eine Mutter eine Frage stellte oder beantwortete. Zwei Frauen redeten ausgiebig über ihre Söhne. Ihre Berichte hatten nichts Dramatisches, aber sie erschlossen sich mir langsam. Eine ältere Frau sprach über ihre Tochter im Teenageralter, die nun in einem Heim lebte; eine andere erzählte von ihrem mittlerweile elfjährigen Sohn, der sich aus irgendeinem Grund nicht so wie andere Kinder weiterentwickelt hatte. In der Schule hatte man seinen Entwicklungsrückstand erst spät, in seinem neunten Lebensjahr, erkannt. Nach der Veranstaltung verspürte ich den Drang, eine Frau anzusprechen, eine großmütterlich wirkende Frau auf dem Stuhl neben mir, deren Sohn in einer Einrichtung untergebracht war, und sie nach ihrem Leben zu fragen.

»In gewissem Sinne ist es einfacher«, sagte sie.

»Einfacher?«

»Es geht ja doch nie ohne Verluste ab. Mit bestimmten Dingen muss ich mich nicht mehr herumplagen.«

»Verluste?«

»Da war ein Junge an der hiesigen Schule: sportlich und beliebt. Ich habe seine Eltern immer beneidet. Doch er hat sich das Leben genommen. Ich weiß zumindest, dass mein Sohn in Sicherheit und dass er glücklich ist.«

Eine große, blonde Frau mit auffälligen Gesichtszügen und großen Zähnen, die verspätet eingetroffen war, unterhielt sich angeregt mit jemandem am anderen Ende des Raums. Sie sprach über ihren Sohn mit Asperger-Syndrom, einer Form des High-functioning Autismus*. Obwohl ihr lautstarker, ununterbrochener Redefluss so manchen ärgerlich gemacht hätte, wollte ich jedes ihrer Worte mitbekommen. Das Klassenzimmer leerte sich, aber ich blieb und tat so, als sehe ich mir Broschüren an.

»Haben Sie schon das Neueste gehört?« rief sie aus und packte ihre Sachen zusammen. »Jetzt will mein Sohn Gouver-

---

* A.d.Ü.: Bei dieser Untergruppe des frühkindlichen Autismus verfügen die betroffenen Kinder über gute sprachliche und relativ gute intellektuelle Fähigkeiten.

neur von Ohio werden. Im Ernst. Er ist besessen davon. Er spricht von nichts anderem mehr.«

Arlene hatte einmal erwähnt, dass die Eltern bei REACH im Laufe der Jahre zur Ruhe kommen und lernen, die Krankheit ihrer Kinder zu akzeptieren. Äußerte sich das so?

War ich jetzt eine dieser Frauen? Den ganzen Abend stellte ich mir diese Frage unter dem kalten, harten Neonlicht im Klassenzimmer. Falls ja, war mir schleierhaft, ob ich jemals einen solchen Humor aufbringen könnte.

Als Arlenes Vorgesetzte, Darleen Corbett, meinte, meine Beziehung zu Walker müsse »gegenseitig« sein, hatte sie nicht gerade viele Vorschläge anzubieten, wie ich das erreichen könnte. *Was war Gegenseitigkeit? Ein Gespräch? Ein gemeinsamer Verständnishorizont? Ein Spiel?* Natürlich war ein Spiel die einzige Möglichkeit. Doch wie konnte man ein Spiel miteinander spielen ohne Worte oder gemeinsame Logik? Ich versuchte mir eines auszudenken, das einfachste, das ich mir vorstellen konnte. Was mir in den Sinn kam, war »Fangen«. Es war jedenfalls wechselseitig. Aber Walkers Augen machten nicht den Eindruck, dass sie gut fokussieren konnten. Er konnte kein »Fangen« spielen. Und überhaupt, welches sieben Monate alte Kind konnte schon »Fangen« spielen?

Ich erinnerte mich an einen Morgen, ungefähr zwei Wochen, nachdem Arlene mit Walker zu arbeiten begonnen hatte. Ich fütterte ihn in der Küche. Er schaute mich zwar an, erkannte mich wahrscheinlich aber nicht genau. *Warum wandte er sich an jenem Morgen nicht zur Seite, um aus dem Fenster zu starren?* Ich gab mir Mühe, das ruhigste Gesicht aufzusetzen, das mir möglich war, ängstlich, dass ich ihn verscheuchen könnte, und gurrte sanft: »Komm schon!« Im selben Augenblick brach ein Höllenlärm über die Küche herein. *IRRRRRRRR. Irrreischhhhhh.* Walker schleuderte seinen Kopf herum in Richtung Fenster. Nebenan hatte jemand die nervenaufreibende Säge angeworfen.

Ich trat damals ans Fenster, sah aber nichts; der Krach ging vom Hof hinter dem Zaun aus. Ich kehrte zurück und reichte Walker einen weiteren Löffel. Da das Knirschen und Sägen jedoch andauerten, wandte er sein Gesicht weiterhin zur Zimmerseite, zum Fenster, und nahm nichts an. Ich brachte ihn nach oben, aber der Lärm durch die Fenster an der Vorderfront war genauso laut – da blies jemand mit einer Maschine das Laub zusammen. Das ist wohl ein Motorradmotor, dachte ich. Ich trug den Korb mit Walker ins Badezimmer und ließ mich vor ihm nieder. Sein Kopf war immer noch zur Seite gedreht, weg von mir. Behutsam drehte ich den Korb so, dass er mich ansehen musste, aber wie ich ihn auch bewegte, sein Kopf ging stets in dieselbe Richtung: weg von mir.

»Wie wär's mit einem Spiel, kleiner Mann?«, fragte ich. Ich hielt Walkers Lieblingsspielzeug, die plastiküberzogene Drahtkugel, vor ihn hin. Ich wusste, er würde danach greifen, Gegenstände ergreifen konnte er gut, aber wie daraus ein Spiel machen? Er schnappte sie sich. Und gleich darauf nahm ich sie ihm wieder ab.

»Da, schau mal«, sagte ich. »Sie gehört mir. Jetzt musst du dich ins Zeug legen, wenn du sie wiederhaben willst.«

Nichts. Keine Reaktion.

Ich legte ihm das Spielzeug in die Hand.

»Jetzt bin ich an der Reihe, gib es her«, beschwatzte ich ihn. Nichts.

Da nahm ich die Kugel selbst wieder an mich und schwenkte sie vor Walker hin und her. Er packte das Spielzeug; ich zog es ihm wieder weg. *Merkt er, dass das ein Spiel sein soll? Greift er einfach nur so nach allem, was in sein Blickfeld gerät?* Vielleicht sollte ich meine Schachzüge deutlicher machen. Dieses Mal führte ich eine ausladende, schwebende Armbewegung aus und reichte ihm die Kugel.

»Bitteschön, mein Kleiner«, sagte ich mit einem Singsang in der Stimme. Er streckte die Hand aus.

»Jetzt möchte ich sie haben, kleiner Mann. Gib sie mir!« Walker hielt das bunte Spielzeug in der Hand, umklammerte einen seiner kunststoffüberzogenen Drähte. Ich dachte, er mache Anstalten, sie mir zu geben, aber stattdessen fiel ihm die Hand, die das Spielzeug immer noch festhielt, auf den Bauch. *Ist es ihm zu schwer?*

»Wer wird denn so gierig sein«, sagte ich. »Gib es mir!« Ich streckte meine Hand aus, gerade noch außerhalb seiner Reichweite hielt ich inne. Seine Hand setzte sich in Bewegung, mit einem Ruck nach links, dann nach rechts, und warf die Kugel plötzlich aus dem Korb. Es kam mir wie ein Versuch vor, das Spielzeug wegzustoßen, doch das Unterfangen konnte genauso gut sinnlos gewesen sein.

»Wir versuchen es noch mal«, sagte ich.

Ich hob die glänzende Kugel auf, hielt sie an einem der gelben Drähte fest, schwenkte sie vor Walkers Gesicht und brachte sie dann mit Schwung zu Walkers Hand. Er griff nach ihr. Hatte er sie sich bloß deshalb geschnappt, weil sie da war?

Ich klatschte vorsichtig in die Hände, eine Geste, die mir Arlene beigebracht hatte, um Walker zu ermuntern, und wartete mit ausgestreckter Hand ab.

»Nun bin ich wieder an der Reihe, kleiner Mann. Gib mir das Spielzeug.« Walker riss seinen Kopf mit einem Ruck auf die andere Seite. Seine Hand ruckte mit seiner Kopfbewegung mit. Das Spielzeug flog mir vor die Füße.

Versuchte er zu spielen? Ich glaube, er könnte es probiert haben.

Am nächsten Tag ging Cliff nicht zur Arbeit, weil er in Arlenes Behandlungsstunde mit dabei sein wollte. Am Ende der Stunde fasste ich mir ein Herz und fragte, ob sie nicht einem Spiel zusehen wollten, das sich zwischen Walker und mir vielleicht entspinnen könnte. Arlene sah mich fragend an. »Ein Spiel?« Sie hielt eine Gummiente in der Hand.

»Kann ich die mal haben?« fragte ich. Ich reichte sie Walker. »Jetzt gib sie mir wieder«, sagte ich in gurrenden Tönen. »Gib sie her. Lass uns das Spiel spielen.« Walker rührte sich nicht. Da holte ich sie mir selbst zurück und bot ihm das Spielzeug mit einer übertriebenen Geste wieder an.

»Nun aber her damit«, redete ich auf ihn ein und brachte meine geöffnete Hand in seine Reichweite. Walkers Kopf zuckte auf die rechte Seite; sein Arm bewegte sich auf die linke. Die Ente fiel ihm aufs Bein.

»Nein, warte mal«, sagte ich.

Ich probierte es aufs Neue. Diesmal wanderte die Ente direkt in meine Hand zurück.

Cliff kniete sich neben uns. »Ist ja toll«, sagte er.

Arlene starrte mich an. *Das kann nicht wahr sein*, sprach ihr Gesicht. *Das kann doch nicht passieren.*

»Wissen Sie was? Ich bin überzeugt, dass er sie Ihnen zurückgeben wollte.«

Ein Lächeln breitete sich auf ihrem Gesicht aus, ein breites, erstauntes Lächeln. Das erste, das ich überhaupt von ihr zu sehen bekam.

Darleen Corbett kam eines Tages, um den »Betreuungsplan« mit mir neu auszuhandeln. Arlene hatte ihr wohl deutlich gemacht, wie gravierend Walkers Problem sei. Als wir an meinem Küchentisch saßen, gestand sie, dass auch sie ein förderbedürftiges Kind habe. Sie streckte mir ihre Hand entgegen und sagte: »Das erzähle ich nicht allen meinen Klienten, aber ich möchte, dass Sie es wissen.« Ich war mir nicht sicher, wie ich das verstehen sollte. Ich war dankbar, aber diese Dankbarkeit war nicht frei von Angst. Waren wir so etwas Besonderes, etwas Besonderes selbst unter denen, die förderbedürftige Kinder hatten? Darleen sagte: »Ich meine, Sie sollten etwas für sich tun. Suchen Sie sich einen Job.« Das hörte sich seltsam in meinen Ohren an, und doch sprach sie eine Wahrheit aus, die mir sofort einleuchtete, die nicht viele Menschen in unserer Kultur offen äußern. Sie sprach etwas aus, das berufstätige Menschen wohl schon immer begriffen haben, dass nämlich eine Tätigkeit außer Haus einem Erwachsenen eine Zuflucht bieten kann, eine Möglichkeit, Raum für sich selbst zu schaffen.

Ich sollte im nächsten August einen Schreibkurs am College geben, spielte jedoch mit dem Gedanken, ihn abzusagen. Jetzt entschloss ich mich, nicht auszusteigen und meine Freundin Kyle, die beruflich gerade pausierte, zu bitten, morgens auf Walker aufzupassen. Ich kann nicht sagen, warum ich diesen Entschluss fasste, aber ich weiß, dass mir mein Umgang mit Walker hin und wieder unbeholfen vorkam. Insgeheim hegte ich den Verdacht, dass andere an meiner Stelle gewusst hätten, wie man Walker für sich gewinnen konnte. Möglicherweise war es für ihn am besten, wenn ich nicht jeden Tag zwölf Stunden lang mit ihm zusammen war. Während des Kurses würde ich drei Wochen lang an jedem Werktag vier Stunden von zu Hause fort sein.

Ich ging zu meinem Unterrichtsordner und nahm die Aufgaben vom Vorjahr heraus. Darin befand sich ein Notizbuch.

In meinen Schreibkursen bat ich die Studenten in der Regel, eine Geschichte von Lorrie Moore, einer zeitgenössischen Kurzgeschichten-Autorin, zu parodieren, deren trockene Komik ich bewunderte. Der Text hieß »Eine andere Frau«*, eine Geschichte, in der die Erzählerin in der zweiten Person Singular dem Leser Anweisungen gibt, wie man sich ein rundum schönes Leben verdirbt, indem man die Geliebte eines verheirateten Mannes wird.

Solange Walker sein Nickerchen machte, kritzelte ich meine eigene Parodie in das Notizbuch für den Unterricht. Jetzt, beim Wiederlesen, wird mir bewusst, wie viel Schalk und Zorn darin stecken. Ich bin mir nicht sicher, ob mich meine innere Wut zu solcher Schärfe anspornte oder ob es an der Form als solcher lag, die ja an die trockene Formulierungskunst und den Zynismus des Schreibers appelliert. Folgendes habe ich damals niedergeschrieben:

Juni 1997

Anweisungen für einen ganz normalen Tag:

7.30 Uhr: Wach auf. Lieg mit deinem Sohn im Bett. Nimm zur Kenntnis, dass er sich nach hinten wölbt. Denke: Das tut ihm aber gar nicht gut. Nimm seinen Körper und mach daraus die Mondsichel-Form. Gurre sanft, damit er dir seine Aufmerk-

* In: Lorrie Moore, *Leben ist Glückssache. Stories.* Reinbek bei Hamburg: Rowohlt Taschenbuch Verlag, 1991.

samkeit schenkt, und beachte dann die Tatsache, dass er keine Notiz von dir nimmt. Lass die Jalousien runter.

8.00 Uhr: Sag auf Wiedersehen, wenn Cliff Elizabeth zu deiner Mutter ins Hotel bringt, die sich bereit erklärt hat, den Tag über auf sie aufzupassen. Er fährt anschließend weiter zur Arbeit. Fang schon mal an, deine Tochter zu vermissen, auch wenn sie noch gar nicht zur Tür hinaus ist. Wiederhole dir einen Vers oder auch zwei aus einem Gedicht, etwas Hochdramatisches wie: »Sie gab das Liebste fort, das sie ihr Eigen nannt', als wär's ein sorglos' Kinderspiel.«

8.00–9.00 Uhr: Stell deinen Sohn im Autokindersitz auf die Tischplatte. Bemerke, dass er zum Fenster hinausstarrt. Versuch's mit einem Spiel, bei dem du ihm ein Spielzeug vor die Nase hältst. Dann fütterst du ihn. Wenn er dabei erbricht, fängst du noch mal von vorn an. Lass dir auch jetzt nicht entgehen, dass er dich nicht anschaut. Erinnere dich, das letzte Mal, als du in den Supermarkt wolltest, sprang die automatische Tür für dich nicht auf.

9.00 Uhr: Bring deinen Sohn ins Esszimmer, lass die Jalousien runter und beschäftige dich mit ihm, fessle seine Aufmerksamkeit. Spiel im schummrigen Zimmer etliche Mal »das Spiel« mit ihm – das Geben und Wieder-in-Empfang-Nehmen des Drahtspielzeugs. Besinne dich darauf, dass Arlene, die Therapeutin, dir gesagt hat, dass du keine Monotonie einreißen lassen darfst. Du musst den Faden immer weiterspinnen. Denk drüber nach: Wie lässt sich ein solches Spiel wohl ausbauen?

10.00–12.00 Uhr: Arlene kommt. Sieh konzentriert zu, wenn sie Walker so weit zu bringen sucht, dass er sich umdreht. Beobachte, wie sie seine Beine nach unten drückt, damit er sich von der Schulter aus herumrollen muss. Erbricht er, putz es weg. Klingelt das Telefon, stürz dich drauf, fasse dich kurz und komm dann zurück. Ist es ein Arzt, der zurückruft, gib Arlene ein Zeichen, dass du jetzt gerade mal nicht hingucken kannst. Denk dran, dass Arlene dir gesagt hat, sie habe die Aufgabe, dir etwas zu zeigen, dich anzuleiten. Hoffe, dass du ihre Zeit nicht vergeudest.

12.00 oder 13.00 Uhr: Füttere Walker mehr mit dem mit

Wasser angerührten Getreidepulver. Schaut er woandershin, dann bedien dich deiner Stimme, um ihn bei der Stange zu halten. Du kannst mit ihm singen. Er mag Töne. Ist dazu grade keine Zeit, weil du mit dem Doktor oder den Fachärzten telefonierst, dreh dein Gesicht in Richtung Walker und mach eine bedeutungsvolle Miene, wenn er wegschaut. Frag die Sprechstundenhilfe am andern Ende der Leitung: Ob ein Allergologe wohl einen Blick auf Walker werfen könnte? Ein Endokrinologe ihn sich ansieht? Sag den Schwestern: Es pressiert. Er wird immer dünner. Übergibt er sich, wisch ihn ab und fang von vorn an.

13.00–14.00 Uhr: Nimm einen Arzt- oder Krankenhaustermin wahr, damit man ihm für Labortests Blut abnehmen kann. Lass seine Rachenmandeln röntgen. Erklär den Krankenschwestern, nein, er hat sein Lebtag noch kein Krankenhaus gesehen, weder von innen noch von außen, auch wenn er so aussieht. Nein, eine Herzoperation hat er noch nicht hinter sich. Sitz im Sprechzimmer eines Kinderarztes und hör ihn nüchtern mitteilen, dass es über 500 Stoffwechselerkrankungen gibt. »Und jeden Tag entdecken sie neue«, sagt er. Kehr in das abgedunkelte Zimmer zurück. Spiel eine Stunde lang »das Spiel«.

14.00–16.00 Uhr: Leg Walker schlafen. Nimm zur Kenntnis, dass er sich nach hinten wölbt wie jemand, der Schmerzen hat, wie etwas, das gerade auseinander bricht, wie ein Stück Gemüse, das sich von sich selbst abschält. Komm dir verschwitzt vor. Ruf deinen Nachbarn an, der Arzt ist. Dann einen früheren Nachbarn, der ist ebenfalls einer. Ruf irgendjemanden an. Unterhalte dich darüber, wo in der Stadt ein guter Kinderarzt ist, sprich über Fragen, die man den Ärzten gut stellen kann, rede darüber, warum Ärzte einem manchmal nicht sagen, was sie denken. Sprich über alles außer darüber, was hier wirklich im Argen liegt. Sei insgeheim überzeugt, dass irgendjemand irgendwo die Wahrheit kennt, sie dir aber vorenthält. Geh ins Internet. Wasch die Wäsche. Putz die Küche. Telefoniere mit deiner Schwester, die aufmerksam zuhört und Fragen stellt. Empfinde ein Schuldgefühl der Dankbarkeit, wenn sie aus Sympathie weint.

16.00–17.00 Uhr: Geh wieder in das abgedunkelte Zimmer

zurück. Oder triff dich mit Vicki, der Ernährungsberaterin von REACH. Behalte Walker im Arm, solange du dich mit ihr unterhältst. Klingelt das Telefon, dann lass, während du mit Ärzten über andere Ärzte redest, die du noch ausprobieren könntest, mit Gesten durchblicken, dass es dir Leid tut. Sag Vicki, du seist überzeugt, dass Walker Allergien habe. Registriere, dass dich Vicki – anders als einige Ärzte, mit denen du dich darüber unterhalten hast – ernst nimmt. Sie ermuntert dich, deinem Allergie-Verdacht weiter nachzugehen. Aber willst du dich wirklich auf eine makrobiotische Diät setzen, um die Allergene in der Muttermilch loszuwerden? Darauf würde es nämlich hinauslaufen.

16.42 Uhr: Nimm den Anruf einer Freundin entgegen, die du unabsichtlich versetzt hast. Hol den Kalender. Wirf kurz einen Blick hinein. Er enthält so viele Eintragungen, dass du den dazwischengezwängten Namen der Freundin übersehen hast. Entschuldige dich. Versuch's zu erklären. Sie wartet am Park. Verabschiede Vicki. Eile mit deinem Sohn im Babysitz mit einer Decke drüber von dannen. Der Autositz prallt gegen dein Bein. Versuch ihn ruhig zu halten, während du läufst. Komm am Park an. Setz dich auf eine Bank.

17.20 Uhr: Trenn dich von deiner Freundin. Fahr zum The Inn of Northampton-Hotel und hol Elizabeth ab. Achte darauf, dass sie glücklich ist und nicht merkt, was vor sich geht. Es hat Plundergebäck zum Frühstück und Hühnerfleisch zum Mittagessen gegeben. Sie hat nasse Haare und hat genüsslich im voll gequalmten Zimmer deiner Mutter gesessen und sich Zeichentrickfilme angesehen.

17.40 Uhr: Kehr wieder heim. Stell Walker auf dem Esszimmerboden ab, mit Elizabeth gehst du in die Küche. Koch mit ihr zusammen. Weigert sie sich, dann setzt du sie im Wohnzimmer vor den Fernseher und kümmerst dich allein ums Abendessen.

18.00 Uhr: Begrüße deinen Mann. Füttere Walker die nächste Stunde, solange sich Cliff mit Elizabeth unterhält.

19.00–20.00 Uhr: Iss mit Elizabeth und Cliff zu Abend. Sprich möglichst über ein neutrales Thema, gib aber die Gespräche mit den Ärzten wieder. Sie machen Untersuchungen. Nächste Woche weitere Blutentnahmen. Noch keine Diagnose. Erklär Elizabeth, was »Diagnose« heißt.

19.00 Uhr: Lass nicht unbemerkt, dass Cliff Elizabeth badet und sie ins Bett bringt. Spüre, wie es dich wie wahnsinnig, wie unter Zwang ins Wohnzimmer zieht, wo du Walker auf eine Decke legst. Spiel das Spiel, solange du es ertragen kannst. Spiel eine Stunde, spiel zwei, spiel drei Stunden. Beobachte eines Abends kurz vor Walkers Schlafenszeit, dass er das Spielzeug nicht herausrückt. Stattdessen steckt er es sich leidenschaftlich, zwanghaft in den Mund. Beschließe, es ihm mit deinem Mund abzujagen, und schüttle es dabei so, als würdest du einen Pantoffel aus den Pfoten eines Hündchens befreien. Sieh dir sein Lächeln an. Denke: War das wirklich ein Lächeln? Gib ihm das Spielzeug mit dem Mund zurück. Beachte: Es war ein Lächeln. Er lächelt wieder. Du hast ein neues Spiel entdeckt.

20.00 Uhr: Lass Walker Heia machen. Setz dich ans Telefon. Ruf irgendeinen Bekannten an. Irgendjemanden, der wach ist. Du weißt doch, Kalifornien schläft um diese Zeit noch nicht.

Danach fiel mir ein, dass meine Studenten ihrer Parodie eine Liste beifügen sollten. Die Geschichte von Moore enthielt solche Listen. Ich stellte meine eigene zusammen. Alles entsprach der Wahrheit.

Gedanken aus dem Familien- und Freundeskreis

»Verdammt noch mal, Patsy, du solltest besser was für dieses Kind tun, und zwar gleich; es siecht vor sich hin. Hör nicht auf diese gottverdammten Scharlatane. Such dir einen andern Arzt.«

»Lass das Baby auf seine Schilddrüse untersuchen. Ich kenne eine Familie mit einem autistischen Kind und das hätte verhindert werden können. Das kam alles von der Schilddrüse.«

»Ich weiß, dass er ständig Gewicht verliert, aber kannst du ihm denn nicht mehr füttern?«

(Zufällig mit angehört:) »Sie hat einen Narren an diesem Baby gefressen. Ich weiß nicht, warum es bei denen im Bett liegt. Merkt sie denn nicht, dass ihr Mann auch Bedürfnisse hat?«

»Ich habe einen Pakt mit Gott geschlossen. Wenn es mit deinem Sohn aufwärts geht, opfere ich dafür meine Hoffnungen auf ein zweites Kind.«

»Dein Sohn ist also überempfindlich. Begreifst du denn nicht, dass das Autismus ist?«

»Ich habe Walkers Symptome in einem Buch in der Buchhandlung nachgeschlagen. Ich glaube, er hat tuberöse Sklerose, aber das liest du selbst besser nicht nach. Du willst einfach nicht wissen, was das heißt.«

»Nein, ich hab keine Ahnung, was du den lieben langen Tag über tust. Aber ich hab dein Haus gesehen.« (Sprich: die Unordnung.)

»Ihm geht's gut. Du machst dir viel zu viele Gedanken.«

Der Körper ist eine Landkarte

Können wir mal spazieren gehen?«, fragte mich meine Freundin Lynn am Telefon.

Lynn ist Masseuse und Körpertherapeutin, obschon keine gewöhnliche. Bei ihrer Arbeit geht es ihr in erster Linie nicht darum, dass sich ihre Klienten in den Heilbädern unter ihren Händen lediglich entspannen (Lynn schimpft oft über Klienten, die sich »in einer Behandlungsstunde fallen lassen« wollen); vielmehr will sie sie fordern und so dazu beitragen, dass sie künftig bessere Entscheidungen fällen und ihr Leben ändern. Für sie hängen Geist und Körper zusammen. Obgleich ich mir nicht sicher bin, ob ich verstanden habe, wie. Trotzdem habe ich im Laufe der Jahre mitbekommen, dass Lynn sich in einer Art aufs Heilen versteht, die sich unserem gängigen Verständnis von Heilung entzieht. Sie hat über den Körper und seine Beziehung zum Geist vor einem vielfältigen Hintergrund nachgedacht – hat sich mit östlichen Religionen und Meditation, Psychotherapie sowie dem Studium und der Kunst dessen, was sie »Berührungsmodalitäten« nennt, auseinander gesetzt. Aber eines Abends, als wir in meiner Wohngegend spazieren gingen – es war gerade einen Monat her, dass REACH die Arbeit mit Walker aufgenommen hatte –, erzählte mir Lynn, dass sie von einer einzigartigen Form von Körperarbeit erfahren habe, als sie in Neu-Mexiko lebte, die von ihren Mentoren »Body Mind Centering« genannt werde. »Den Namen Body Mind Centering hat die Begründerin, Bonnie Bainbridge Cohen, geprägt«, sagte sie.

Als Bainbridge Cohen als junge Beschäftigungstherapeutin mit Patienten arbeitete, die unter Zerebrallähmung litten, sprach sie eines Tages ihr Vorgesetzter an: »Sie sollten sich Gedanken darüber machen, was Sie bei Ihrer Arbeit mit diesen Patienten anstellen, denn aus irgendeinem Grund bessert sich ihr

Zustand.« Das war der Auftakt zu einer Karriere, die Bainbridge Cohen schließlich zur Autorin und international bekannt machte, als Begründerin einer einzigartigen Methode, die unter anderem verschiedene Systeme im Zentralnervensystem direkt heilen sollte.

Obwohl Bainbridge Cohen bloß eine halbe Stunde von uns entfernt in Northampton wohnte, wurden ihre Methoden im ganzen Land und auch im Ausland unterrichtet, wie mir Lynn erzählte.

»Aber der Grund, warum ich das Body Mind Centering erwähne, ist der, dass Bonnie Bainbridge mit Babys arbeitet. Eigentlich ist das ihr Spezialgebiet. Sie widmet sich Babys, die sich nicht weiterentwickeln.«

»Wirklich?«, sagte ich.

»Ja. Ich meine, du solltest sie aufsuchen.«

Ich wollte wissen, wie viel uns das kosten würde.

»Vielleicht 75 Dollar«, sagte Lynn.

Es blieb lange Zeit still. Ich hob einen Zweig vom Boden auf und brach kleine Stückchen von ihm ab. »Body Mind Centering« hörte sich in meinen Ohren verdächtig an. Vor allen Dingen hatte ich etwas gegen das Wort »Zentrieren«. Meine negativen Assoziationen stammten noch aus den Tagen, als ich die Universität von Kalifornien in Santa Cruz besuchte, die in den Wäldern versteckt lag, von wo man die Monterey-Bucht überblicken konnte, eine Universität, die in den 1960ern für ihre Ideale berühmt war. Bei »Zentrieren« dachte ich an Horoskope und übel riechenden Kräutertee, Madras-Hemden, die so lang waren, dass sie mit Schlamm beschmutzt waren. Überhaupt, wie konnte jemand, der einem über den Körper strich, das Gehirn heilen?

»Ich komme für den ersten Besuch auf«, sagte Lynn.

Ich hatte nicht vorgehabt, weiter über Lynns Vorschlag nachzudenken. Doch diese großzügige Geste brachte etwas in mir ins Rollen. Ich spürte, wie ernst sie es meinte, und war gerührt. Außerdem, so legte ich es mir selbst zurecht, war das ein weiteres Telefonat, das ich führen könnte.

Da es bereits Abend war, rief ich erst am nächsten Tag an. Ich war Lynn dankbar, eine Nummer zu haben, die ich anrufen konnte. Bainbridge Cohen war jedoch krank, wie ihre Assistentin erklärte. Sie erkundigte sich nach meinem Wohnort und sprach von einer Empfehlung an jemand anderen, einen Experten auf diesem Gebiet, der mir helfen würde. Sie war überrascht, als sie hörte, dass ich aus Northampton anrief. Sie erhielt nämlich Anfragen aus aller Welt. »Dann ist es ganz einfach«, sagte sie. Sie teilte mir mit, dass Bainbridge Cohen eine Schülerin habe, eine Oberstufenlehrerin namens Lenore Grubinger, die ebenfalls in Northampton lebe.

Cliff und ich saßen in Lenores Praxis, das Sonnenlicht fiel schräg durch die Fenster. Bälle in allen Größen und Farben waren in den Ecken aufeinander getürmt, an der Wand standen Behälter mit Röhren und in den Regalen lagen Spielsachen. Lenore nahm Walker in ihre ruhigen, anmutigen Hände. Sie formte ihn zu einem festen Knäuel, wie auch wir es vor kurzem gelernt hatten, rollte ihn einwärts zusammen, entgegen seinem beharrlichen Drang, sich nach hinten zu biegen. »Sie sollten ihn immer wieder in diese Mondsichel-Form zurückbringen«, sagte sie. Da war sie wieder – diese Form, dieses heilkräftige C. Ich brannte darauf, sie genauestens zu befragen, warum dies ihrer Meinung nach funktionierte, aber ich war zu neugierig, was sie von Walker hielt.

»Können Sie uns einmal sagen …«, legte ich los, möglicherweise eine Spur zu laut, vielleicht zu drängend. Sie brachte mich zum Schweigen, als ob sie sagen wollte: »Warten wir's ab.«

Jetzt konzentrierte sie sich wieder ganz auf Walker, beugte sich über ihn, hielt ihn fest, befühlte seinen Kopf, seinen Körper. Betastete sie ihn bloß? Untersuchte sie ihn? Oder war es vielleicht mehr als das? Sie bedeckte seinen Kopf mit ihren Händen, ging dann zum Brustkorb über, seiner Magengegend, seinem Bauch und zurück zum Brustkorb. Cliff und ich sahen ihr lange zu, fast eine Dreiviertelstunde. Einen Moment lang, als ich den Anlass unseres Besuchs einmal vergessen konnte, wurde mir bewusst, wie sehr ich Cliffs Nähe mochte. Mir kam es wie das erste Mal vor, seit langer, langer Zeit, dass ich mich endlich wieder mit einem vertrauten Freund in Einklang fühlte. In der Art, wie Cliff in seiner Mittagspause heimgeeilt war, lag etwas beinah Romantisches. Es erinnerte mich an unsere erste Zeit, als wir uns regelmäßig zum Essen und Plaudern verabredeten. Er sah elegant aus in dem khakifarbenen Leinenanzug – seiner Architektenkluft –, in der er gekommen war.

Lenore hielt inne und konzentrierte sich nun auf uns.

»Hat er einen Hirnschaden?«, fragte ich.

»Es sieht aus, als sei er Toxinen ausgesetzt gewesen, möglicherweise im Mutterleib.« Lenores Stimme klang überzeugt, beinah arrogant. Eindringlich.

Eine derart unerschütterliche Diagnose überraschte mich, allerdings war mir bekannt, dass sie schon Jahre mit Babys arbeitete. Vielleicht hatte sie gelernt wahrzunehmen, was einem Schulmediziner entging. Jedenfalls unterschied sich ihr Denken nicht so sehr von dem meinen.

»Kürzlich habe ich Babys gesehen, die laut Diagnose intrauterin Toxinen ausgesetzt waren. Die sahen so aus.«

Im Geiste ging ich in Windeseile alle möglichen potenziellen Verursacher während meiner Schwangerschaft durch: eine Nebenhöhlenentzündung, die blaue Erkältungsmedizin, die ich an mehreren Abenden hintereinander eingenommen hatte, als ich noch nicht wusste, dass ich schwanger war, Antibiotika (der Arzt versicherte, sie seien kein Risiko), Kammerjäger, die im Hof zugange waren, Abgase aus meinem Kombi, als die Heckscheibe zersplitterte.

»Wie würden Sie das bezeichnen?«, fragte ich ein bisschen zu nervös.

»Namen sind unwichtig. Das, was Sie jetzt für ihn tun können, zählt«, sagte Lenore.

»Aber ich muss es *beim Namen nennen* können. Ich muss unentwegt an seine Zukunft denken.«

Lenore sah mich grimmig an. Sie wirkte beinah wütend; vielleicht war sie es tatsächlich. Es war ein Augenblick animalischer Aggression: zwei Hündinnen, die sich voreinander aufpflanzten. Nur ging es in diesem Fall nicht um ein Territorium, sondern darum, sich aus dem Schicksal eines Babys herauszuhalten.

»Schauen Sie«, sagte sie. »Ich höre heraus, dass Sie Angst haben. Aber Sie dürfen Ihre Angst nicht an die erste Stelle setzen. Was immer Sie tun, tun Sie etwas gegen Ihre Angst. Er spürt ihre Angst, und sie wird alles, was Sie tun, in Mitleidenschaft ziehen. Und was Sie jetzt tun, ist unendlich wichtig. Sie sind seine Zukunft. Was Sie von ihm halten, was Sie mit ihm machen – er wird es spüren; es wird ihm nicht verborgen bleiben. Es könnte sogar seine weitere Entwicklung blockieren.«

»Ich weiß nicht, ob ich meine Angst im Zaum halten kann.«

»O doch, das können Sie«, entgegnete sie, herausfordernd, scharf, eindringlich. »Meditieren Sie. Beten Sie. Atmen Sie tief durch. Was immer Sie wollen. Aber tun Sie etwas gegen Ihre Angst. Sie beherrscht Sie. Sie bringt Ihren Sohn nicht weiter.« Dann wechselte sie unverzüglich das Thema.

»Konzentrieren wir uns auf das, was Sie für ihn tun können. Er muss lernen, sich aus der Bauchlage mit den Armen abzustützen. Er muss die Fallschirmreaktion, einen Schutzreflex, entdecken.«

»Einen Schutzreflex?«

»Ein primitiver Reflex.«

»Was ist die Fallschirmreaktion?«

»Wenn man fällt und die Arme ausstreckt, um sich zu schützen. Er macht das nicht. Sie müssen es ihm beibringen.«

(Jahre später hörten wir dann, dass man auf Filmen bzw. Videos von Familien mit autistischen Kindern sehen konnte, dass viele von den Babys, die schließlich als autistisch diagnostiziert wurden, in ihren ersten Lebensmonaten keine Fallschirmreaktion ausgebildet hatten.)

»Ihm beibringen?«

»Ich zeige Ihnen, wie.«

»Aber eine Sache noch … über seine Zukunft«, sagte ich. Ich hatte eine Frage. Sie musste beantwortet werden.

»Versteifen Sie sich nicht auf eine negative Zukunft«, sagte Lenore.

»Das tue ich aber.« Ich wollte Lenore erzählen, dass erst heute …

Aber sie brachte mich erneut zum Schweigen und sagte eindringlich: »Wenn Sie sich schon die Zukunft vorstellen müssen, dann räumen Sie wenigstens Ihren Wünschen genauso viel Zeit ein wie Ihren Befürchtungen.«

Lenore legte ihre Hände auf Walkers Brustkorb und Oberbauch und erklärte, dass Walkers »obere Gliedmaßen eine stärkere Verbindung mit seinen Absichten eingehen müssen«. Sie entließ uns mit einem Maßnahmenkatalog, der sich als hilfreich erweisen könnte:

- Sorgen Sie dafür, dass Walker jeden Tag einige Zeit in Bauchlage verbringt.
- Wenn Sie sich mit ihm beschäftigen, begeben Sie sich auf Augenhöhe zu ihm. Legen Sie sich bäuchlings auf den Teppich, mit dem Gesicht zum Boden wie er.
- Nähern Sie Walker langsam dem Boden, strecken Sie seine Arme aus und bringen Sie seine geöffneten Hände auf den Boden (als wäre er ein Flugzeug, das zur Landung ansetzt). Wiederholen Sie den Vorgang mehrmals.
- Drücken Sie seine Schulterblätter nach vorn.
- Sorgen Sie dafür, dass Walker eine Beugehaltung einnimmt, bei der er sich so weit wie möglich nach vorne und um seinen Nabel beugt. Dann lassen Sie zu, dass er sich gerade richtet und zurückwölbt, und bringen Sie ihn wieder in die vorige Position zurück.
- Walkers linkes Auge ist besser in sein System »integriert«. Wenn Sie sich mit ihm unterhalten, sprechen Sie sein linkes Auge an, besonders wenn er müde ist.
- Bedenken Sie, dass Wahrnehmung Bewegung nach sich zieht.
- Listen Sie die Fortschritte auf, damit wir sie in der kommenden Woche gemeinsam durchgehen können.

Auf dem Heimweg fuhren wir bei einer Apotheke in der Stadt vorbei und holten Bittersalz und Windeln.

Auf der Fahrt versuchte ich mir auf Lenores Ausführungen einen Reim zu machen. Für sie stellte der Körper eine Landkarte dar, auf der sie ablesen konnte, wie Walkers Geist funktionierte, so wie die Astronomen vergangene Zeit in den Sternen ablesen. Für Lenore waren Körper und Geist Universen, die sich eines im andern spiegelten – wie wenn der Geist die Wolken und der Körper der See wäre. Wenn man sich in den Körper vertieft, erkennt man ein Spiegelbild des Geistes, so, wie Wolken sich an einem sonnigen Nachmittag in einem klaren Teich abbilden. »In meiner Ausbildung haben wir gelernt, dass Körper und Geist ein einziges System sind«, teilte sie uns mit. »Wenn man an irgendeinem beliebigen Punkt in diesem System ansetzt, kann man das Ganze ändern. Verändere den Körper und der Geist folgt nach.«

Nach Walkers Untersuchung hatte Lenore zwanzig Minuten lang mit uns über ihre Philosophie und ihre Methoden gesprochen. Vieles davon habe ich nicht verstanden. »Muskeltonus?« »Zellaktivität«? Etwas an Walkers Kleinhirn, das, was sie das »Stammhirn« nannte, kam ihr beeinträchtigt vor. Aber Lenore machte uns im Gegensatz zu den Schulmedizinern ein Angebot. Sie sagte, dass man für Walker etwas tun müsse.

Lenore war überzeugt, dass wir Walkers Entwicklung tiefgreifend beeinflussen konnten, wenn wir darauf achteten, dass sich sein Körper stets auf die richtige Weise verhielt – wenn wir seiner Form die Aufmerksamkeit angedeihen ließen, die ein Weltklasse-Tennisspieler seiner Form entgegenbringt, bei der alles gut ausbalanciert ist und sich einer göttlichen und siegessicheren »Mitte« annähert.

In gewisser Weise war Lenore wie Arlene, nur rigoroser und perfektionistischer – Arlene hoch zwei. Wenn wir verhindern könnten, dass Walkers Körper die befremdlichen Posen einnahm, die ich beobachtete, »die Haltungen, die die Desorganisation seines Nervensystems verstärken«, wie Lenore es nannte (das Zurückwölben, das bei Walker fast ununterbrochen stattfand, war – so betonte sie – ein Gräuel für seine gesunde Entwicklung), wenn wir also die »Kompensationen« unterbinden könnten, die von seinen Nerven und Muskeln ausgingen, die eigentlich »folgen und nicht den Ton angeben« sollten, dann, meinte sie, könnten wir dazu beitragen, dass sich neue und richtige Nervenbahnen in Walkers Gehirn bildeten.

Während ihre Hände sanft – und doch in höchster Konzentration – auf Walkers Schädel ruhten, erklärte sie, sie sei auch »Cranio-Sakral-Therapeutin und -Ausbilderin«. Auch diese

Techniken würde sie bei der Behandlung von Walkers Zentralnervensystem einsetzen.

Ob diese obskur anmutende Kunst bei unserem Sohn Früchte tragen würde? Wir würden ja sehen. Mittlerweile war ich an einem Punkt angelangt, dass ich eine Decke aus Hasenläufen gewebt und im Mondenschein getanzt hätte, wenn ich geglaubt hätte, dass es uns weiterhilft.

Vor dem Drugstore, in der Nähe des Eingangs, saß ein Mann, der rhythmisch hin und her schaukelte und eine Kette, an der ein Gewicht hing, in die Luft hielt. Sie befand sich am Rand seines Blickfelds, als wäre sie ein Talisman oder ein Fetisch, als ob er sie singen hören könnte. Auf der Heimfahrt fuhren wir auch an dem Mann vorbei, der immer den ganzen Tag durch die Straßen trabte, der Mann, der sich in rotes und orangefarbenes Plastik hüllte. *Warum rotes, warum Plastik, warum Dauerlauf?* Das waren die Geheimnisse des Geistes, der Seele auf Irrwegen, die Rätsel des Nervensystems. Als ich zur Universität ging, befasste ich mich mit Sartres *Das Sein und das Nichts.* Frithjof Bergmann, mein Philosophie-Professor, hatte uns erzählt, dass Sartre einmal an einem Mann ohne Arme vorüberging und ihm Folgendes bewusst wurde: *Ja, so ist die Natur des Lebens – wir glauben, im Leben gehe es um das, was da ist, aber es geht um das, was fehlt.*

Ich versuche mir eine Zukunft vorzustellen, die ich mir wünsche, aber auch dabei denke ich immerzu an Abwesendes.

Wie schon in Lenores Praxis wanderten meine Gedanken jetzt wieder zu einem Ereignis, vom Nachmittag. »Ich bin Lois begegnet«, sagte ich zu Cliff. »Glaubst du, dass sie autistisch ist?« Aber er antwortete nicht gleich.

Lois war eine wohlhabende Frau mit einer Art psychischer Behinderung. Sie trug Designer-Portemonnaies mit sich herum, bewohnte ein hübsches Apartment und spazierte gelegentlich durch die Stadt, in der Regel allein. Ich kannte sie noch aus unserem alten Wohnblock, wo sie am unteren Ende des Korridors gewohnt hatte. Mir fiel ein, dass mich Lois bei unserer ersten Begegnung, obwohl sie mittleren Alters war, an ein Kind erinnerte, eines, das streng zur Höflichkeit erzogen worden ist. Ich hatte mich mit Lois jahrelang nicht unterhalten, doch an diesem Tag hielt sie mich aus irgendeinem Grund an, als ich auf dem Bürgersteig an ihr vorüberging. »Patty«, sagte sie, »Sie haben damals in 302 gewohnt. 1994 sind Sie aus dem Apartment ausgezogen.« Ihre Gesten kündigten eine Umarmung an, aber sie zog sich unerwartet zurück, als müsse sie ihre Wünsche unter Kontrolle halten. Ich ging auf sie zu und wir umarmten uns. Dabei berührte sie meinen Arm ganz seltsam, wie wenn sie ihn erforschen, ihn befühlen würde. War das Autismus? Ich schöpfte Verdacht. Was sonst könnte ihre Steifheit und ihre sonderbare Begrüßung erklären, die in Zahlen und Berechnungen übersetzt war, die mit dem Ein- und Auszug einer Nachbarin zusammenhingen. Als Lois meinen Arm nun weiter betastete, spürte sie mich wohl oder vielmehr meinen Arm, wirkte aber auf mich, als nähme sie mich gar nicht wahr, als vermisste sie mich als ein Ganzes. Etwas paradox Anmutendes an ihr verwirrte mich aber noch mehr. Sie wirkte leidenschaftlich. Galt das mir? Sie war in keiner Weise distanziert oder kühl. Offenbar war sie viel zu sehr bei der Sache. Dennoch spürte ich, dass sie mich nicht wahrnehmen konnte. Sie schien so gern mit mir zusammen sein zu wollen, hielt sich aber zurück. Lag ich mit meiner Diagnose falsch oder hatte ich mir vom Autismus bislang ein unzutreffendes Bild gemacht? Wenn jemand in seine eigene Welt gebannt war, hieß dies nicht unbedingt, dass er nicht herauswollte, dass er seine Fühler nicht ausstrecken wollte.

Ganz in meinen Gedanken an Lois versunken, bemerkte ich plötzlich, dass Cliff mit mir sprach.

»Du hast eben nichts mitgekriegt, stimmt's?«

Wir brachten Walker nach Hause, setzten ihn im Kinderautositz auf dem Küchentisch ab und fütterten ihn. Cliffs Eltern traten an der Rückseite des Hauses durch die Küchentür herein. Walker reckte ihnen seine Arme entgegen, streckte sie in die Höhe. Das war das erste Mal, dass wir eine solch spontane Geste bei ihm beobachteten. *Ergriff er die Initiative? Dürfen wir es wa-*

gen und es eine Begrüßung nennen? Traf dies bloß zufällig mit dem Umstand zusammen, dass wir soeben von Lenore heimgekommen waren?

Nächte mit Walker. Er spannt seinen Körper an und windet sich nach wie vor, als ob er Wurzeln treiben würde, doch nicht so, als suchte er die Brust, sondern etwas Unauffindbares – mit einwärts gebogenem Rückgrat und steifen, bisweilen fest zusammengepressten Fingern.

Er schnarchte, wenn er eingenickt war, und atmete mühsam. Walker hielt im Schlaf immer noch den Atem an. Ich hatte gelernt, bei Atempausen sofort hellwach zu werden. Er stahl sich davon wie eh und je. Und ich telefonierte wie gehabt dem Arzt hinterher, aber der meldete sich erst nach Tagen bei uns.

Cliff und ich riefen fast jede Nacht in unserer Verzweiflung die Krankenschwestern unserer HMO an. Ab und an brachten wir Walker zur Untersuchung dorthin, aber die Ärzte – jedes Mal ein anderes Gesicht – beteuerten regelmäßig, dass es ihm gut gehe und er lediglich erkältet sei. Ich brachte immer wieder Walkers Schlaf-Apnoe zur Sprache, ein Zustand – so hatte ich gelesen –, in dem der Betroffene nachts zu atmen aufhört, weil seine Atemwege verlegt sind oder weil er eine Nebenhöhlenentzündung hat. »Babys haben keine Nebenhöhlen«, erwiderte der Arzt.

Die Krankenschwestern rieten uns stets, Walker ins wasserdampfgefüllte Badezimmer zu bringen und heißes Wasser ins Duschbecken laufen zu lassen, genau wie früher bei Elizabeths Pseudokrupp. Ich fragte mich wütend, ob der Dampf wohl die nichtvorhandenen Nebenhöhlen befreien sollte.

Eines Nachts rief ich die HMO an, als Cliff schlief. Die Krankenschwestern sagten wieder einmal, ich solle Walker ins Bad bringen und die Brause aufdrehen. Ich sah auf seine schmächtige, eingefallene Brust hinunter. Er bemühte sich so um Luft, aber vergeblich. Sein Hals strengte sich an, Sauerstoff einzuatmen. Aber seine Brust sank ein, als wollte sie Luft einsaugen und schaffte es nicht: *Einsaugen. Pause. Einsaugen. Pause.* Ich warf einen Blick zu Cliff hinüber, der fest schlief, sein Arbeitstag begann in vier Stunden. Ich nahm Walker, verfrachtete ihn ins Auto und fuhr zum Krankenhaus. Mir war zumute, wie wenn er in dieser Nacht noch sterben müsste – an einer Atemwegserkrankung oder an Unterernährung. Er musste ins Krankenhaus, an den einzig sicheren Ort. Die Ärzte ließen uns auf einer Transportliege hinter einem Vorhang fast die ganze Nacht warten, röntgten seinen Brustkorb und schickten uns wieder nach Hause. Am Morgen wurde Cliff wütend.

»Unternimm so etwas nie mehr ohne mich.«

Die folgende Nacht verlief ähnlich: Walker hörte im Schlaf auf zu atmen. Das Ausbleiben seines Atmens weckte mich. Walker war still wie ein Grab und atmete nicht. Ich schüttelte ihn und setzte ihn blitzschnell in seinen Korb, schaffte ihn ins Bad und drehte am Knopf: *Schhhh!* Das Wasser schoss heraus. Walker fuhr zusammen, warf seine Hände weit von sich und schleuderte seinen Kopf aufgeregt von einer Seite auf die andere. *Jetzt hab ich's. Es ist dieses Geräusch. Wenn das Wasser in die Wanne herabstürzt.* Ich brachte den Korb eilends in den Flur hinaus, schloss die Tür, damit sich der Raum mit Dampf füllen konnte, stellte das Wasser ab und brachte Walker in seinem Korb in das mittlerweile ruhige Bad zurück. Ich knipste den Lichtschalter aus, damit er den Wasserdampf im Dunkeln einatmen konnte. Er beruhigte sich und ich nahm ihn hoch in meine Arme und formte ihn zur Mondsichel. *(War es purer Zufall, dass Walkers Knäuelgestalt der Haltung eines Fötus entsprach? Sollte diese Gestalt die Gebärmutter nachahmen oder wieder herstellen, die aus irgendeinem Grund ihre Aufgabe nicht richtig erfüllt hatte?)*

Ich befolge Lenores Ratschlag. Ich denke an die Zukunft, die ich mir wünsche. Anfangs sehe ich gar nichts. Und dann als Erstes all die anderen Geistererscheinungen – die verrückte Dame, die im Foyer von Faces, dem Krimskramsgeschäft in der Stadt, herumschleicht und Obszönitäten herausschreit, die niemand Besonderem gelten; den Dauerläufer; den Mann, der im Sitzen hin und her schaukelt und mit einer kleinen Metallkette spielt. Ich leere meinen Geist und schaue von Neuem. Nun erscheint ein kleiner Junge in meinem Film, in meinem Traum, und läuft im Garten hinter dem Haus auf mich zu. Ich sitze auf der Verandatreppe. Da kommt er. Fünf Jahre alt, voller Energie, liebenswerter Jungenenergie. Er schlingt seine Arme um mich und sagt: »Mami, ich hab dich lieb.« Monate, ja jahrelang werde ich dieses Gebet wiederholen. Ich werde es beten, es hoffen und denken und Walker dabei in meinen Armen halten. Vielleicht ist es möglich, Gebete in den Körper eines Babys hineinzusprechen, deshalb will ich diese Chance nutzen. Ich werde beten, weil Gebeten Kraft innewohnt.

Die Wissenschaft lehrt uns, dass es im Wesentlichen zwei Gehirne gibt. Beide sehen wie zusammengeknülltes Papier aus. Das eine wird als Cerebellum (Kleinhirn) bezeichnet. Aufgefaltet beträgt seine Oberfläche rund 17 cm x 120 cm. Das Kleinhirn gehört zum Stammhirn, zum »alten Gehirn« (genau genommen ist das eine unzutreffende Bezeichnung, da andere Teile des Gehirns entwicklungsgeschichtlich älter sind). Es verrichtet die Arbeit des alten animalischen Selbst, beherbergt elementare Funktionen wie die Erhaltung des Gleichgewichts, Aufmerksamkeit, motorische Kontrolle und Bewegung sowie die Koordination der Sinnesinformation mit der Bewegung. Das andere Gehirn ist der Cortex cerebri (Großhirnrinde), das »neue Gehirn«. Die Großhirnrindenoberfläche ist ein wenig größer als die des Kleinhirns; ausgefaltet ergäbe sie ein Quadrat von etwa 47 cm x 47 cm. Das neue Gehirn ist für den größten Teil dessen verantwortlich, was wir die Intelligenz, die höheren geistigen Funktionen und das Denken nennen. Aber in die Zuständigkeit des Stammhirns fallen Funktionen, die für die Entwicklung eines Babys grundlegender sind.

Lenore glaubte, dass vorrangig Walkers Kleinhirn, das alte Gehirn, geheilt werden musste. (Meine Nachforschungen haben bestätigt, dass viele der wichtigen Hirnareale, die mit Walkers Defiziten, insbesondere den emotionalen, in Verbindung standen, tatsächlich zum Kleinhirn gehören.) Was den Zustand seiner Großhirnrinde anging, würden wir abwarten müssen.

»Aber wenn das Kleinhirn für die älteren Funktionen verantwortlich ist – kann man es dann nicht einfach übergehen und stattdessen gleich mit der Großhirnrinde, der Intelligenz, arbeiten?«

»Wenn ein Baby sich entwickelt, ist das, wie wenn man ein Haus baut«, gab Lenore uns bei unserem zweiten Besuch in ihrer Praxis eine Woche nach der ersten Zusammenkunft zu verstehen. »Es kommt kein solides Gebäude dabei heraus, wenn der Baugrund nicht gut ist. Was passiert, wenn Sie es auf einem schlammigen Untergrund errichten? Was für ein Haus hätten Sie dann?« Walker lag indessen auf einer Decke.

»Sehen Sie mal, wie er seine Handflächen verschließt und beide Hände fest zur Faust ballt«, sagte Lenore an jenem Tag zu Cliff und mir. »Geschlossene Hände bedeuten einen verschlossenen Geist. Stoßen Sie mit Ihren Händen so gegen seine, wenn er auf dem Rücken liegt.« Sie stieß jetzt in seine Fäuste. »Und wenn Sie sie zeitweilig zusammendrücken, tragen Sie dazu bei, dass er sie aufmacht und dass sich sein Gehirn entfaltet.«

Wir lernten es, diese entweder vor Tiefsinn überraschenden oder in ihrer Seltsamkeit ein wenig haarsträubenden Redensarten von Lenore zu akzeptieren. Ihre Worte klangen ungewohnt in meinen Ohren, faszinierend und verstörend zugleich. Konnten wir glauben, dass ihre Bemühungen um Walker Erfolg haben würden? Letztlich kam es auf unseren Glauben gar nicht an. Wichtig war nur, dass wir in ihren Augen eine Chance hatten, wenn auch keine besonders große.

»Machen Sie sich einmal die Lage Ihres Sohnes im Raum klar«, sagte sie bei diesem zweiten Besuch. »Seine Lage ist völlig festgefahren. Wir müssen ihm helfen, sich daraus zu lösen. Deshalb kann er Sie auch nicht sehen. Es ist, als wenn Sie in einer anderen Dimension wären. Für ihn sind Sie das wirklich. Also müssen wir etwas unternehmen, dass er sich in unsere Ebene hochstemmt.«

»Sie meinen sich aufrichtet?«

»Ja«, sagte Lenore.

»Warum setzen wir ihn nicht einfach in seinen Autositz? Dann kann er sich besser an uns orientieren.«

»Nein«, sagte sie. »Er kommt nicht zurecht, weil sich sein Gehirn nicht entwickelt hat. Und das Gehirn entwickelt sich zusammen mit dem Körper. Erst wenn er lernt, wie er sich aufstützen kann, wird er Sie wirklich sehen.«

Wie war es möglich, dass sich die Wahrnehmung und die Abläufe im Zentralnervensystem veränderten, wenn Walker sich aufrichtete? »Mir leuchtet das immer noch nicht ein.«

»Dann versetzen Sie sich einmal in seine Welt«, sagte Lenore. »Augenblicklich hängt er in der Horizontalebene fest. Danach wissen Sie mehr.« Cliff und ich mussten uns auf dem Teppich flach ausstrecken, in Rückenlage wie Walker. »Jetzt drücken Sie Ihren Kopf auf den Boden«, sagte sie. »Nur den Blick dürfen Sie heben und ins Zimmer richten. Machen Sie sich ein Bild von diesem Zimmer, aber bewegen Sie auf keinen Fall den Kopf. Was sehen Sie? So erfahren Sie, wie es für Walker ist.«

Ich malte mir aus, ich sei ein Baby und noch ohne Vorstellungen über die Bedeutung der einzelnen Gegenstände. Der Raum verwandelte sich in Linien. Ich versuchte mich hochzudrücken, um besser zu sehen, klebte aber fest. Ich schaute auf eine Ansammlung bunter abgewinkelter Linien, die zurückwichen und aus meinem Gesichtsfeld verschwanden.

Da meine Augen nur über einen Bruchteil des Zimmers wandern konnten, kamen die Linien abrupt in Sicht und waren dann auf unerklärliche Weise wieder fort. Dinge, die mir als wirklich, bedeutungsvoll und als ein Ganzes vertraut waren, büßten ihren Sinn ein, sobald ich ignorierte, was ich darüber wusste: Ein Türrahmen wurde zu einem schiefen Parallelogramm, das keinen Anfang hatte. Der Boden kam mir wie ein Meer vor, eine riesige, alles enthaltende Ebene, die dort, wo meine Nasenspitze war, scheinbar in zwei Teile zerfiel. Die Bücher in einem Regal schwebten wie von selbst im Raum ohne sichtbare Stütze.

»Wie nehmen Sie Ihre Umgebung wahr?«, fragte Lenore. »Wie fühlen Sie sich, wie nehmen Sie sich selbst wahr?«

»Seltsam«, sagte Cliff. »Ich erkenne nicht viel. Alles ist flach.«

»Wie eine Fallgrube, wie wenn die Decke immer höher hinaufrückt und ich immer kleiner werde«, sagte ich.

»Meinen Sie, Sie könnten sich mit so einer Welt anfreunden?«

»Nein«, kam es von uns beiden wie aus einem Mund.

Nach unseren ersten Besuchen bei Lenore war ich einen Monat lang die meiste Zeit zu Hause bei Walker und befolgte Arlenes und Lenores Anweisungen. Mitunter stimmten ihre Auffassungen nicht vollständig miteinander überein, obgleich ein paar dieser Meinungsverschiedenheiten in meinen Augen bloß eine Frage der Gewichtung waren. Lenore beschäftigte sich mehr mit der Form, damit, wie sich vollkommene Bewegungsmuster erzielen ließen. Arlene machte sich ausgiebig Gedanken um Walkers Reizempfindlichkeit. Zwar spielten bei ihr die perfekte Bewegung und die Form auch eine wichtige Rolle, aber erst an zweiter Stelle nach der Frage, wie man Walkers Aufmerksamkeit fesseln konnte. Arlene war überzeugt, dass er den Rücken nicht mehr wölben würde, wenn keine Reizüberflutung stattfand – mit anderen Worten: Die Sinne kamen vor der Bewegung. Lenore hingegen glaubte, dass man ganz unabhängig vom Problem der Stimulation der Sinne etwas gegen den gewölbten Rücken unternehmen musste – wie auch immer eine solche Maßnahme aussah –, dass die Form Wahrnehmung und Empfindlichkeit beeinflussen konnte. Abgesehen von ihren unterschiedlichen Akzentuierungen ergänzten sich Lenore und Arlene, ohne es zu wissen, ganz ausgezeichnet. Arlene benutzte die Sprache der Ärzte, der Pioniere auf dem Gebiet der sensorischen Integration, Lenore dagegen die Sprache der Schamanen.

Bei Arlene war von Nervenbahnen, von sensorischen Systemen, bei Lenore von Walkers Sinnlichkeit die Rede. Wir sollten die Lippen dicht an Walkers Brust heranbringen und summen, unsere Hände unter seine Nieren, Lungenflügel, seinen Bauch legen – auf uns selbst achten, damit ihm Empfindungen aus seinen Organen zufließen würden, »mit der Beeinträchtigung in seinem Nervensystem in Berührung kommen und ihm den gesunden Weg weisen«.

So weit hergeholt einige dieser Vorschläge auch sein mochten, ihr Zweck ließ sich nicht leugnen. Walker musste Kontakt zu uns herstellen, um überhaupt eine Beziehung zur Welt aufzubauen und so mehr über sich selbst zu erfahren und sich selbst kennen zu lernen.

Beide Therapeutinnen legten uns ans Herz, dass Walker gedrückt, gepresst und daran erinnert werden musste, wo im Raum er sich befand, wo sein Körper anfing und wo unserer aufhörte.

Sie sprachen über unsere »Behälter-Funktion«, über »Kompression« und »Körperkontakt«, über die Notwendigkeit, dieses herumfuchtelnde Wesen so einzuwickeln und zusammenzuziehen, dass eine Art geordneter Konformität entstand. Wir sollten seine wilde Seele zähmen. Und so drückten und pressten Cliff und ich unseren Sohn. Cliff hielt Walker Nacht für Nacht zur Schlafenszeit fest in der Form eines C. Walker kämpfte dagegen an. Es sei wichtig, sagte Lenore, dass Cliff Walker zunächst gewähren und ihn seinen Rücken wölben lasse, aber sobald er sich entspannte, sollte er ihn zum Knäuel zusammenrollen. Mitunter brachten Cliff und ich eine oder zwei Stunden damit zu, Walker schlafen zu legen.

Cliff verstand Lenores körperbezogene Sprache besser als ich und brachte es in ihrer Kunst zu einiger Geschicklichkeit. Er beobachtete Walkers Körper sorgfältig und korrigierte seine Haltung. Bevor er zu Bett ging, warf er nochmals einen prüfenden Blick auf ihn und modellierte die schlafende Gestalt zu einem perfekten C.

Eines Nachts traf ich ihn im Dunkeln mit Walker auf dem Arm, er fixierte ihn nachdenklich, mit einem besorgten, kummervollen Gesicht. Cliff sah zu mir auf und sagte: »Pat, ich schaue ihn an, und mir ist, als schaue ich auf mich selbst. Ich hatte auch ein Ekzem und Atemwegsprobleme. Außerdem sieht er genauso aus wie ich.« Das tat Walker tatsächlich. Er war eine Miniaturausgabe von Cliff (obwohl Cliff nicht krank oder geschwächt war). Walker hatte Cliffs wohlproportionierte Gesichtszüge – den großen Kopf, das energische Kinn, die großen mandelförmigen Augen.

Ich dachte an Cliffs Stärken, doch als er weitersprach, kamen die Worte: »Ich war nie besonders mitteilsam.«

Ich schüttelte den Kopf, als ob ich »Dafür kannst du nichts« sagen wollte. In Wirklichkeit fragte ich mich, wie es sich wohl anfühlen musste, wenn man einem Baby ins Gesicht sah und die eigenen Stärken, die eigenen Schwächen darin wahrnahm.

Eines Nachmittags, als Arlene da war, schaute ich auf Walkers dünne Ärmchen und beobachtete, wie er sein Gesicht in der Decke vergrub.

»Hat er die Kraft, sich selbst aufzurichten?«

»Ich weiß nicht«, sagte sie. »Aber ich gehe davon aus.« Auch ihrer Meinung nach sollte sich Walker aus der Bauchlage heraus selbst aufstützen können.

»Hier«, sagte sie. Sie drehte ihn auf den Bauch und legte eine Schlüsselkette aus Plastik etwas außerhalb seiner Reichweite ab.

An den folgenden Tagen beschäftigte er sich stundenlang mit seinen Liegestützen. Ich spähte aus der Küche heraus um die Ecke und sah jedes Mal, wie er probierte. Ich sah die Mühe, die es ihn kostete, in seinem Gesicht, sah ihn gegen die Schwäche in seinen Armen ankämpfen. Es war ein Wunder, dass er nicht aufgab. Zunächst passierte nichts. Dann bewegte er den Kopf ein wenig, ließ ihn manchmal wieder herabsinken und blieb mit einem Mund voll Teppich liegen. Es gab nur einen einzigen Ausweg – und dazu musste er sich abermals aufrichten, weitere Liegestütze machen. Walker arbeitete ununterbrochen, er stemmte und stemmte und stemmte. Seine dünnen Arme drückten dabei in den Boden und sein Kopf rührte sich kaum vom Fleck. Dann legte er eine Pause ein. Ich nahm ihn hoch und wir widmeten uns eine Weile dem Essen, anschließend ging es wieder zurück ins Esszimmer zu weiteren Liegestützen. Walker schuftete dabei so hart wie das tüchtigste menschliche Wesen, das mir jemals begegnet ist – wenn nicht noch härter.

Lenore schickte uns zu einer ihrer Kolleginnen, die am Hampshire College in unserer Nähe Body Mind Centering unterrichtete. Sie führte vor, wie wir Walker bäuchlings auf einem großen Ball vorwärts rollen konnten. Wenn er die höchste Stelle des Balls passierte und sich anschließend mit dem Kopf voraus dem Boden näherte, rührte er sich nicht – er streckte seine Arme nicht aus und ließ den Kopf ungeschützt. Wir arbeiteten zwei oder drei Wochen lang immer wieder mit dem Ball. Eines Tages hielt ich Walker wie ein Flugzeug und bewegte ihn für die Landung dem Boden entgegen. Seine Arme breiteten sich langsam aus. Versuchte er seinen Kopf zu schützen? Ich verlangsamte die Bewegung. Als wir immer dichter an den Boden herankamen, gingen sie über den Kopf und stützten den Fall ab. Ich probierte es gleich noch einmal. Walker hatte die Fallschirmreaktion erworben. Von da an stützte er sich jedes Mal selbst ab, wenn ich ihn in Richtung Boden sinken ließ. Er hatte einen primitiven Reflex gelernt.

In einem Astronomiebuch für Kinder hatte ich einmal gelesen, dass man unsere Erde mit einer Million multiplizieren müsste, um eine Kugel von der Größe der Sonne zu erhalten. Die Schwerkraft der Sonne ist viel stärker als die der Erde, so dass ein Kind, das auf der Erde 27 kg wiegt, auf der Sonne 756 kg auf die Waage brächte. Als Walker in den kommenden Wochen seine Liegestütze machte, kam er mir wie ein Erdling auf der Sonne vor, dessen Körper mehr als 500 kg wiegt. Er hatte mit der Tyrannei der Schwerkraft zu kämpfen. Trotzdem entpuppte er sich bei diesen Kraftakten als ein fähiger, entschlossener Athlet, der sich der Bedeutung von Erfolg und Misserfolg aber nicht bewusst wurde und vielleicht nur sein Wollen spürte.

Einmal kam ich aus der Küche und entdeckte, dass Walker seinen Kopf mehrere Zentimeter über den Boden angehoben hatte.

Die Junitage vergingen – ungefähr fünf Wochen davor hatten wir mit Walker zu arbeiten begonnen – und Walker übte weiterhin seine mühsamen Liegestütze; inzwischen war ein wenig Kraft in seinen Nacken gekommen. In dieser Situation ermutigten wir ihn auch, sich mit aufgestützten Armen umzudrehen, und nicht von den Hüften aus.

Einmal legte ich ihn auf eine Decke, wie üblich bäuchlings. Sechzig Zentimeter entfernt lag ein Häufchen mit Elizabeths Haargummis, großen purpurroten und roten Ringen aus Satin. Als ich nach ein paar Minuten aus der Küche zurückkehrte, fand ich ihn immer noch auf dem Bauch vor, aber mit einem von Elizabeths Haargummis in den Händen.

»Du hast es geschafft, mein Junge.« Ich hüpfte in die Luft. Irgendwie war er gekrabbelt oder gerobbt, um das Gummi in seinen Besitz zu bringen.

Er hätte auch eine neue Spezies sein können, die aus dem Meer ans Ufer kriecht.

Teil III

Fragen, die uns keine Ruhe mehr ließen

Diane Ackerman hebt in ihrem Buch *Die schöne Macht der Sinne: eine Kulturgeschichte** die Bedeutung der Sinne für die Ich-Entwicklung hervor. Sie stellt fest, dass das Neugeborene am Anfang aufgrund von Berührungen »zwischen dem Ich und dem *Anderen* zu trennen« lernt. Wenn Cliff und ich uns mit Walker beschäftigten, ließen uns bestimmte Fragen keine Ruhe mehr: Was sind wir in neurologischer, psychologischer und existentieller Hinsicht ohne klare Empfindungen? Wie sehen die Erinnerungen von Individuen aus, deren Sinne verwirrt und funktionsgestört sind? Wie speichern Menschen mit undeutlichen Empfindungen ihre Erinnerungen? Welche Bindungen können sie im sensorischen Durcheinander eingehen?

Wenn Freud Recht hatte und die allerersten Vorbilder, die unseren Liebesbeziehungen ihren Stempel aufdrücken, aus den innigen Momenten mit unserer Mutter hervorgehen, welche Zukunft hat dann ein Baby, das sich im Chaos oder in der Widersprüchlichkeit seiner Sinneseindrücke verliert und kein festes Vorbild herstellen kann für das Lieben, als Empfangender wie als Gebender? Ich las einmal, dass die bekannte autistische Ingenieurin Temple Grandin von sich behauptete, sie könne sich auf *Romeo und Julia* »keinen Reim machen«. Das Kleinkind mit einer sensorischen Verarbeitungsstörung findet sich in einer Welt festgebannt, die wir uns nur schwer vorstellen können. Was ist das für eine Welt? Ist es ein ursprünglicher Zustand? Oder vielleicht etwas Schlimmeres – eine Art Nichtsein, in dem es weder ein Gedächtnis noch Bedeutung noch ein Gefühl für räumliche Beziehungen gibt und Interaktionen zwischen Menschen überhaupt nicht oder gänzlich planlos stattfinden? Mir sind Geschichten von neurologischen Patienten zu Ohren gekommen,

* Kindler: München 1991.

die ihr Körpergefühl verloren haben; sie leben wie in einer Geisterwelt, ohne je zu spüren, wo im Raum sie sich befinden. Was aber, wenn ein solcher Verlust der Orientierungsmöglichkeit gleichermaßen ins Psychische wie ins Körperliche übersetzt würde? Bei autistischen Individuen scheint der Schmerz im Vordergrund zu stehen, der durch die Sinne, durch die verzerrt funktionierenden Sinne, zustande kommt.

Sowohl Temple Grandin wie auch Donna Williams äußern sich in ihren Biografien, in denen sie über ihre sensorische Integrationsstörung und ihr Leben als Autisten berichten, an vielen Stellen und mit zwingender Logik über das Leben der Sinne. In ihrer Welt üben die Sinne eine Art Vorherrschaft aus – das Leben der Sinne *ist* das Leben. Außerdem können sie sich bei Personen mit einer sensorischen Verarbeitungsstörung wie bei einem LSD-Trip auch miteinander vermischen. Einige haben infolgedessen von einer Wahrnehmungsverzerrung durch Synästhesie berichtet, einer Störung, bei der sie eine Sinnesmodalität in Form einer anderen erleben und zum Beispiel Farben hören oder Musik sehen können. Ich fragte mich oft, ob Walker synästhetisch wahrnahm oder irgendeiner andersartigen Brandung von Sinnesempfindungen ausgesetzt war.

Temple Grandin erwähnt in ihrem Buch *Ich bin die Anthropologin auf dem Mars: mein Leben als Autistin* die befremdliche sensorische Desorientiertheit im Erleben von Donna Williams: »Fluoreszierendes Licht in einer Küche mit gelben Wänden blendete sie. Es gab auch Situationen, in denen Dinge verschwanden und ihren Sinn verloren. Donna beschreibt, wie sie sich rasch durch eine Halle bewegt: ›In meiner Wahrnehmung existierte die Halle nicht. Ich sah Formen und Farben an mir vorbeirauschen.‹ Wenn ihr visuelles System vollkommen mit Reizen überlastet war, ging in der visuellen Wahrnehmung jede Bedeutung verloren.«* Der Sinn ging für Donna Williams indes nicht nur auf der Wahrnehmungsebene verloren. In ihrem Buch *Ich könnte verschwinden, wenn du mich berührst: Erinnerungen*

---

* Droemer Knaur: München 1997, S. 92.

*an eine autistische Kindheit** berichtet sie, dass ihre Fähigkeiten, zu anderen Kontakte zu knüpfen, schwer beeinträchtigt waren; ihre frühen Jahre spielten sich in einer bizarren und einsamen, von unvollkommenen oder gescheiterten Beziehungen überschatteten Welt ab.

Ich beobachtete, wie Walker nachts schlief oder wie er wegstarrte, und fragte mich, wie es ihm wohl erging.

Einmal brachte mir Arlene eine Broschüre mit, die den Eltern von Grundschulkindern mit einer sensorischen Integrationsstörung die dort beschriebene »Erfahrung« nahe bringen wollte. Es war eine Art inszenierte Performance-Erfahrung, die die Eltern buchstäblich zu einem Abstecher in die konfuse Welt ihres Kindes aufforderte. Die Broschüre beschrieb die Erfahrung etwa so:

Die Therapeutin ermuntert Sie, sich selbst als Schüler vorzustellen. Sie führt Sie in einen kleinen Raum. Lichter blitzen auf und verlöschen wieder; nur mühsam finden Sie einen Sitzplatz. Jetzt läuft ein Band mit statischem explosivem Krach, der so laut ist, dass es Ihnen in den Ohren wehtut. Das Gedröhn schwächt sich ab, wird aber sogleich vom Lärm lachender Kinder ersetzt. Eine Lehrerin kommt herein und flüstert. Sie wissen, dass sie wünscht, Sie mögen ihre Anweisungen befolgen, aber wieder gehen Lichter an und aus, und Sie können sie nicht recht sehen. Sie kommt auf Sie zu. Ein schrilles kratzendes Geräusch explodiert so tödlich laut, dass Sie sich nur noch zusammenkugeln wollen. Sie geben sich alle Mühe, der herankommenden Lehrerin zuzuhören, aber jetzt konzentrieren Sie sich auf den Schmerz in Ihren Ohren. Ein Licht aus einer Quelle hinter ihrem Kopf bohrt sich in Sie hinein. Sie verschließen Ihre Augen und igeln sich ein. »Sieh mich gefälligst an«, brüllt sie. Sie schickt Sie wegen Ihrer Ungezogenheit zum Direktor.

Um vollständig auszuloten, worum es bei der sensorischen Verarbeitung geht – also der Art und Weise, wie unsere Sinne unsere Persönlichkeit und unsere Erfahrung informieren –, brauchte ich Monate, Jahre und bin bis heute noch nicht damit fertig.

---

* Hoffmann und Campe: Hamburg 1992.

Als ich mit Arlene zu arbeiten anfing, lernte ich schnell, dass es weit mehr als nur fünf Sinne gibt. Sehen, Hören, Berührung, Schmecken und Riechen sind nur die offensichtlichen Sinne. Wenn Arlene Walker langsam durch die Luft bewegte oder ihn fest in ihren Händen hielt, beschrieb sie mir zahllose andere, geheimnisvollere Sinne, von denen selten die Rede ist. Dazu zählen das gefühlte Wissen um die eigenen inneren Organe, um die eigenen Gliedmaßen, ein Gefühl für die vergehende Zeit sowie Schwerkraftsicherheit und Schwerkraftverunsicherung (der Sinn, der über das Verhältnis des Körpers zum Schwerkraftfeld der Erde informiert). Arlene belehrte mich über die *Tiefensensibilität* oder *Propriozeption* (das Gefühl für die Lage des Körpers im Raum) und darüber, dass es innerhalb dieses Sinnes unzählige Fähigkeiten, Stärken und Defizite gibt.

Wissen wir, wenn wir die Augen schließen, wo sich unsere Hände befinden oder bewegen? Unsere Nieren? Unsere Zehen? Manche Individuen wissen das nicht. Ich habe mich oft gefragt, wie sich eine gestörte Körperwahrnehmung anfühlt – vielleicht wie eine Art verschwimmende, fluktuierende Welt, aus der das Selbst entweicht wie Wasser durch ein Sieb.

Die Leistungen des propriozeptiven Systems können mit Leistungen des visuellen Systems zur Definition des Verhältnisses des eigenen Körpers zu einem bewegten Objekt integriert werden. Folglich wird die Tiefensensibilität auch beim Aushandeln von Beziehungen genutzt. Arlene erklärte, dass Walker viel Zeit allein dafür brauchte, herauszufinden, wo er war – ein Gefühl, das uns aus unseren Gelenken und Muskeln übermittelt wird –, und dass er nicht recht wissen konnte, wo *wir* waren.

Ich erfuhr etwas über den *Gleichgewichtssinn* oder das *vestibuläre System* (das Gefühl für den eigenen Körper in Bewegung oder in einem sich fortbewegenden Fahrzeug) und, innerhalb dieses Sinnes, über eine Fülle feiner Unterscheidungen, was Richtungen und Bewegungstypen anbelangt, auf die der Körper unterschiedlich reagiert, wie zum Beispiel Auf-und-nieder-Schaukeln, Schwingen in einer Ebene parallel zum Boden, Drehbewegungen in unterschiedlichen Haltungen, Laufen, Im-Auto-Fahren. Sie beeinflussen das Zentralnervensystem auf je unterschiedliche Art. Arlene dachte sich Spiele aus, die wir mit Walker spielen konnten, um sein vestibuläres System zu stimulieren. Sie legte ihn auf einer Decke ab, zog sie im Haus hinter sich her und forderte ihn so gleich auf mehreren Ebenen – er musste seinen Körper ins Gleichgewicht bringen, seine kleinen Hände und Arme reckten sich in die Luft, wenn er sich aufzurichten versuchte. Wir schaukelten ihn häufig, rollten ihn in den Teppich ein, wickelten ihn wieder aus. Diese Erschütterungen stellten Walkers Gleichgewichtssinn auf die Probe, aber er erhielt derweil einen ununterbrochenen Zustrom propriozeptiver Empfindungen von dem harten, kratzenden Teppich, der ihm dieses Herumschleudern ertragen half. Oftmals ließen wir Walker auf unseren Knien reiten und redeten oder sangen, solange sein vestibuläres System, sein Bewegungssinn, gereizt wurde. Wir gaben gurrende Laute von uns und lachten mit, wenn er lachte. Arlene hatte ein Lied erfunden, das sie ihm oft vorsang: *Laufe, laufe nach Boston / Laufe, laufe nach Lynn / Sieh dich vor, Walker / Sonst fällst du hin.* Anfangs machte er ein erschrockenes Gesicht, aber mit der Zeit mochte er solche Spiele.

Später zogen wir ihn in einem Wäschekorb im Haus herum, um ihn an ungewöhnliche und unerwartete Bewegungen zu gewöhnen.

Der Grund, warum sich Walker in mancherlei Hinsicht verhielt, als sei er blind, war uns nicht einsichtig. Der Kinderarzt in unserer HMO, der Walker untersuchte, schlug vor, wir sollten ihn auf Blindheit testen lassen.

»Wie wollen Sie das messen?«, fragte Cliff.

»Das Auge selbst verrät einem Augenarzt, wie gut es fokussieren kann, unabhängig von den Ausdrucksfähigkeiten eines Babys«, erklärte er. »Wenn der Augenarzt Sie fragt: ›Können Sie dies oder jenes schärfer sehen?‹, weiß er längst Bescheid. Mit seinen Fragen unterhält er Sie bloß.« Der Arzt lachte. Vielleicht erlaubte er sich einen Scherz. »Wir sind auf die Antworten Ihres Sohnes nicht angewiesen.«

Ich hatte mir immer vorgestellt, dass das Bild, das ich wahrnahm, wenn ich aus meinen Augen sah, einem Standardbild entsprach. Vielleicht kam es ein wenig schärfer in den Fokus als bei einem Brillenträger, da ich keine Sehhilfe benötige – trotzdem, ich hielt es für ein Standardbild. Meine heutigen Kenntnisse über das Sehen haben diese naive Anschauung modifiziert. Wir nehmen nicht alle ein und dieselbe Welt wahr. (Aus irgendeinem Grund erkennen schulmedizinisch ausgebildete Augenärzte diese Tatsache nicht an oder scheren sich nicht viel um sie.) Neueren Theorien der sensorischen Verarbeitung zufolge gibt es ein Universum von Reizen – Formen, »Gerichtetheit«, räumliche Beziehungen –, auf die jeder anders reagiert. Jeder von uns interpretiert die visuelle Information und konstruiert auf dieser Grundlage eine Welt. Doch nehmen wir nicht zwangsläufig dieselbe Welt wahr. Ich fragte mich, ob es vielleicht auch im visuellen Bereich, so wie im akustischen, Frequenzen gibt, die wir unterschiedlich empfinden.

Diejenigen Augenärzte, die einige dieser Unterschiede messen und manchmal korrigieren können, nennen sich Verhaltensoptometristen und fassen das Sehen als eine neurologische Funktion, einen Vorgang der Wahrnehmungsinterpretation, auf. Sie prüfen die »Augenfolgebewegungen«, die »Augenkoordination« (die Integration der von beiden Augen aufgenommenen Information), das »Fokussieren« (die Fähigkeit des einen Auges zusammen mit dem anderen Auge zu fokussieren), die Tiefenwahrnehmung und visuelle Wahrnehmungsfähigkeiten, die das Gleichgewicht und Körperbewegungen beeinflussen. Wir alle verfügen über unterschiedliche Fähigkeiten, visuelle Information wahrzunehmen. Ein Junge soll – so berichtet ein Verhaltensoptometrist – doppelt so viele Einzelheiten wie der Durchschnitt wahrgenommen haben. Er litt unter einer Angststörung. Kein Wunder also. Ein anderer hatte schreckliche Angst vor Hunden und konnte keine Bälle fangen, bis ein Optometrist herausfand, was ein herkömmlicher Augenarzt übersah: dass die »Augenkoordination« des Jungen nicht funktionierte. Nachdem er Korrekturlinsen erhalten hatte, fing er gleich am ersten Tag einen Ball und ließ einen Hund ganz nah zu sich herankommen. Solche Geschichten waren, was den Zusammenhang zwischen Wahrnehmung und Verhalten betraf, eine Offenbarung für mich.

Ich tat mein Möglichstes, um Walkers visuelle Sensibilität zu verstehen, die, wie Arlene meinte, erheblich war – die schlimmste seiner Überempfindlichkeiten. Sie sagte, wahrscheinlich mache er von seinem Augenlicht die meiste Zeit gar keinen Gebrauch.

Was hat das Licht einer Mutter voraus? Antwort? Die Aufmerksamkeit eines Jungen.

Einmal baten wir unsere Kinderfrau, auf Walker aufzupassen, damit wir ein Konzert besuchen konnten, in dem die Tochter unserer Freundin ein Solo sang. Es fand in einem alten neoklassizistischen Gebäude auf dem Campus des Smith College statt. Die nach Südwesten zeigende Wand hatte gewaltige, neun Meter hohe Bleiglasfenster-Reihen. Die Nachmittagsonne ergoss sich durch die Scheiben und glühte so intensiv, dass ein Dunst entstand; grell und Kopfschmerzen verursachend drang das Licht ein und ich wäre ihm gern ausgewichen. Doch aus irgendeinem Grund zog es mich zu dem Licht, es zog mich in diese Helle hinein, ungeachtet der Tatsache, dass die Lichtflut zutiefst unangenehm war. War das eine Art Instinkt? Ich war empfänglich, unkonzentriert, irritiert. Trotzdem konnte ich mich nicht abwenden. Da glaubte ich zu wissen, was Walker motivierte – war es ein Reflex? Eine Reaktion auf Intensität. Wo für meine Reaktion eine Riesenfläche blendender Helligkeit benötigt wurde, reichte für ihn schon ein Haushaltsfenster und ganz gewöhnliches Tageslicht.

Der *Tastsinn* oder das *taktile* System ist ein weiterer wichtiger Sinn nicht nur im Kontext der sensorischen Funktionsstörung, sondern für uns alle, auch wenn wir uns dessen nicht bewusst sind. Arlene erzählte, sie selbst sei »berührungsempfindlich« und könne sich bei bestimmten Speisen kaum überwinden und Walker füttern helfen, insbesondere wenn diese weich und klebrig seien.

Es gibt nichts dem menschlichen Berührungsempfinden Vergleichbares. Es ist wohl die am stärksten stimulierende aller Sinnesempfindungen. »Deshalb hält es Walker kaum aus, wenn Sie ihn anfassen«, sagte sie. »Die Haut ist extrem reizbar, das ist ihr Zweck. Sie soll Botschaften an das Nervensystem übermitteln.« Walkers dramatisch positive wie negative Reaktionen, wenn man ihn hielt oder berührte, brachten mich auf die Idee, die menschliche Haut müsse anders sein als alles andere in der Natur. Man braucht sich lediglich seine Reaktion aufs Gestilltwerden anzusehen. Er musste sich regelrecht dazu zwingen. Jetzt weiß ich, dass es ein Strudel von Empfindungen gewesen sein muss – einerseits der Mund, der von einem wichtigen sensiblen Nerv versorgt wird, und andererseits so viel Hautkontakt. Stellte die Bedürfnisbefriedigung selbst etwa auch einen Reiz für das Nervensystem dar? Bestimmte Berührungen hatten eine ordnende Wirkung auf Walker, andere brachten ihn durcheinander. Aber verstand ich auch recht, welche Berührung welche Folgen hatte?

Das *Riechen* ist ein wichtiger Sinn, auch wenn er seltener zum Thema wird als die anderen Sinnesmodalitäten. Neurologisch gesehen ist er eng mit Gedächtnisfunktionen verknüpft. Vielleicht hört man deshalb oft, dass autistische Personen mit hoch empfindlichen Nasen ein hervorragendes Gedächtnis haben.

Ich erfuhr, dass ein ausgeprägtes, schnell überreiztes Geruchsempfinden einen autistischen Menschen auch wahnsinnig machen kann. Wie viele andere Frauen konnte ich dies aufgrund meiner Schwangerschaft gut nachempfinden. Bei beiden Schwangerschaften roch ich die Fleischabteilung, kaum dass ich den Supermarkt betreten hatte, selbst wenn sie sich am hinteren Ende befand. Der Geruch von Fleisch war oft so überwältigend, dass ich mit einem Würgen im Hals das Weite suchen musste und mir mehrfach buchstäblich übel davon wurde. Im Vergleich zu dem freilich, was bei einer schweren sensorischen Integrationsstörung vor sich geht, nehmen sich selbst diese gesteigerten Sinneswahrnehmungen harmlos aus. Ich las etwas über einen Jungen, der den Geruch aller Sorten Viehmist – von Kühen, Schafen, Pferden und weiteren Arten – identifizieren konnte. Ich hörte auch von Menschen, die es in der Öffentlichkeit wegen der Gerüche nicht aushielten.

Eines Tages, mitten im Sommer, schickte mir mein Freund Mark eine E-Mail, in der er einen Freund in Norwegen mit einem schwer kranken Kind erwähnte. Der Säugling hatte kein Hungergefühl, war mehrmals operiert worden und wollte nicht gedeihen. Plötzlich kam mir in den Sinn, dass dieses Baby unter sensorischen Problemen leiden könnte. War der Hunger denn nicht auch ein Sinn? Eine innere Steuerungsfunktion, mit deren Hilfe der Körper entschied, wie viel Nahrung er brauchte? Es fehlte nur noch ein weiterer Schritt, bis ich mich zum ersten Mal fragte, ob Walkers Essschwierigkeiten nicht weitgehend sensorischer Natur waren. Arlene hielt seinen Mund für überempfindlich. Sie erzielte einigen Erfolg, wenn sie seinen Mund auf eine bestimmte Weise reizte und Walker dadurch besser essen konnte. Aber wir hatten nicht viel ausrichten können, um seinen Appetit anzuregen. Arlene glaubte, Walker werde zu stark von Reizen überflutet, um hungrig zu sein.

Möglicherweise lag Walkers größte Kompetenz im Bereich des *Hörens*. Er war zwar geräuschempfindlich, konnte aber auch auf unsere Laute reagieren. Außerdem bildete er, wenn das Radio spielte, selbst welche, als ob er singen würde. Vielleicht erklärt die auditive Stärke, warum er uns in seinen frühen Lebensmonaten mit seinem »Ii aaaa ii« für »Ich mag dich« nachahmte. *Aber warum hatte er diese Fähigkeit dann wieder verloren?*

Kaum hatte sich mein Verständnis der verborgenen Sinne und derjenigen, die ich zu kennen glaubte, erweitert, wurde ich auch schon mit einer anderen Tatsache konfrontiert: dass der wichtigste Aspekt eines jeden Sinnes im Nervensystem vermutlich seine Beziehung zu den anderen Sinnesmodalitäten ist. Arlene plauderte munter über die Geheimnisse des Nervensystems.

»Das Vestibularorgan und das Hörorgan sind im Innenohr einander benachbart. Sie stehen über dieselbe Flüssigkeit miteinander in Verbindung. Durch Geräusche kommt das Raumgefühl zustande«, sagte Arlene.

Der Mund war mit dem Gehirn und den anderen Sinnen auf Weisen verknüpft, die ich mir zuvor nie hätte träumen lassen.

»Der Mund ist dort, wo wir in der Welt beginnen«, sagte sie.

»Beginnen?«

»Der Mund bildet das Zentrum des Körpers. Er bringt die beiden Gehirnhälften zusammen, weil er uns um einen mittleren Punkt herum organisiert. Er hat Kontakt zum limbischen (am emotionalen Geschehen beteiligten) System und das Saugen bringt die Augen zusammen.«

Das Gehirn konnte ich mir ohne weiteres als ein komplexes System vorstellen, aber *den Mund?* »Haben Sie sich schon einmal dabei ertappt, wie Sie beim Nachdenken auf dem Bleistift herumgekaut haben?«, fragte Arlene. »Deshalb.«

Wenn die Sinne eine reichhaltige Matrix im Zentralnervensystem bildeten, stand zu befürchten, dass Walkers Erleben einem lückenhaften Mosaik glich, irgendwelchen Splittern, die die Themen der Realität freilich nur vage widerspiegelten, mochten ihre Unlogik oder Farbe noch so sehr faszinieren. Unsere Maxime war, Walker stets ein vollständiges und ganzheitliches Erleben zu ermöglichen.

Die Lösung hieß Synergie. Arlene und Lenore unterstrichen, jede in ihrer eigenen Sprache, dieselbe Wahrheit über das Nervensystem: Die Sinne »sprechen« durch die jeweils anderen Sinne; sie können voneinander »lernen«. Die Sinne können so funktionieren, dass sie einander ergänzen, ablenken, erziehen oder informieren. Ich staunte über die bemerkenswerte Tatsache, dass einige Kinder, die nicht sprechen lernen, zuerst über das Lesen zum gesprochenen Wort kommen, wohingegen andere, die die Sehoperation des Lesens nicht durchführen können, diese Fähigkeit erwerben, wenn sie Buchstaben aus Sandpapier fühlen und berühren.

Wir mussten gleichzeitig reden, wenn wir Walker berührten, unsere Handlungen mit Lauten begleiten, Gefühle benennen, Worte benutzen, um Gesten mit einem Sinn zu versehen, berühren, berühren, berühren und sprechen, sprechen, sprechen. Cliff, Elizabeth und ich dachten uns Lieder und Tänze aus. Walker merkte bisweilen auf. Doch wo war der Punkt, an dem die Reizüberflutung begann? Was war der Auslöser, der ihn in die innere Landschaft forttaumeln ließ? Immer bestand die Schwierigkeit, das Paradox, die Gefahr darin – dass die Behandlung selbst zum Gift werden konnte.

Wenn wir Walker helfen wollten, in unserer Welt zu leben, mussten wir uns für die seine öffnen. Ich lernte in den Situationen, in denen Arlene und ich das kleine Wesen auf dem Teppich betrachteten, wie ich mir der fast unmerklichen ärgerlichen Geräusche bewusst werden konnte, der grellen Lichter, der verletzenden Oberflächen bestimmter Materialien. Ich horchte auf den Wind draußen, die kratzenden Zweige an den Fensterscheiben und spürte den alle Tonhöhen umfassenden, hohen und vagen, tiefen und brummenden Übergriff des Verkehrslärms geradezu in meinen Eingeweiden. Ich spürte das Zischen des heulenden Krankenwagens, das schrille elektrische Jaulen der Sägen von den Bauarbeiten am Nachbarhaus; ich schärfte meine Wachsamkeit, damit mir das verletzende *krick, krick, krick*, wenn man eine Plastiktüte knisternd zusammenknüllte, nicht entging. Wenn es mir gelingen würde, jede dieser Empfindungen bei mir zu registrieren, bevor Walker sie bemerkte, könnte ich ihn hoffentlich rechtzeitig aus der Gefahrenzone entfernen, könnte verhindern, dass er seinen Kopf von der einen auf die andere Seite schleuderte oder dass seine Augen zu diesen verflixten hellen Fensterlichtern wanderten. Wenn ich also lernen würde, zu spüren, was er spürte, dann könnte ich ihn bei uns halten.

Meine Erinnerung an Walkers ersten Sommer ist verzerrt, entstellt. Er schien Jahre zu dauern. Die Zeit dehnte sich endlos. Unentwegt hing die Sonne am Himmel – und verherrlichte sich wie ein Kind, das sich selbst brüstet. Bisweilen war sie so stark, dass sich die Fenster ihrem Willen beugten, insbesondere im Schlafzimmer oder in der Küche an der Südseite des Hauses, wo die Jalousien so gut wie nichts mehr nützten. Das Licht flutete wie Wasser zwischen den Jalousiestäben hindurch. Es war, als ob es den ganzen Sommer über zwölf Uhr Mittag wäre, auch wenn Walker und ich uns vor der Helle in die Dunkelheit flüchteten wie die Kreaturen in manchen Kindergeschichten, die im Licht sterben müssen. Erst nach neun Uhr ließ die Sonne endlich nach, lange nach Elizabeths »Geisterstunde«, in der sie aus irgendeinem Grund die Nerven verlor. Wie bei vielen Kindern ihres Alters war es manchmal vor dem Abendessen mit ihrer Selbstbeherrschung vorbei und sie weinte, schrie und schlug wild um sich. Wir alle waren angespannt, alle »sensorisch defensiv«, überreizt, völlig erschöpft. Dennoch spielten wir mit Walker in jeder freien Minute. Wir spielten das Spiel mit der Drahtkugel. Wir sprachen seinen Namen aus. *Walker.* Wir hielten ihn fest zum Knäuel zusammengerollt. Wir hüpften herum, um seine Aufmerksamkeit auf uns zu lenken, und mussten uns anstrengen, damit er sie uns nicht wieder entzog. Nebenan dröhnten die elektrischen Sägen in einem fort, aber eines Tages fiel mir auf, dass Walker zehn Minuten lang mit mir spielen konnte, ohne die Konzentration zu verlieren, selbst als die Sägen fürchterlich dröhnten.

Tag für Tag – ob auf dem Fußboden mit Walker oder auf dem Küchentisch – versuchten wir ihm ein wenig Essen einzuverleiben und ihn zu verstehen. Doch wenn schon dies nicht leicht fiel, um wie viel schwieriger musste dann erst der Versuch sein, ihn zu erklären?

Am Wochenende des vierten Juli, am Unabhängigkeitstag, kam Cliffs Schwester Susan mit ihrer Tochter ins nahe gelegene Springfield, um ihre Eltern zu besuchen und uns zu treffen. Susan lud uns ein, zu einem Picknick im Garten hinter dem Haus nach Springfield zu kommen. Cliff lehnte ab. Am selben Tag rief mich Susan später noch einmal an. »Könnt ihr nicht einfach ein paar Stunden rüberkommen?«, wollte sie wissen. Ich kann mir gut vorstellen, wie ihr zumute gewesen sein muss, da sie doch hergeflogen war, um uns alle zu sehen. Sie muss gedacht haben, wir seien verrückt oder überfürsorglich.

»Das lässt sich nicht so leicht erklären«, sagte ich ihr.

»Weiß ich doch«, erwiderte sie geduldig. »Du hast erzählt, dass er überempfindlich ist. Aber wir halten uns doch bloß im Hinterhof auf. In der Natur. Es wird ruhig und friedlich zugehen. Wir werden keine laute Musik spielen und auch kein Feuerwerk abbrennen.«

Wie sollte ich mich verständlich machen? Cliffs liebe Schwester und Familie zu beleidigen war das Letzte, was wir wollten.

Also gingen wir hin. Beim Essen ließen Cliff und ich Walker nicht aus den Augen.

»Seht mal her«, sagte jemand. »Seht, er schaut zu den Bäumen hinauf.«

Aber wir wussten, dass die Bäume es ihm nicht angetan hatten. Sein Blick verlor sich irgendwohin. Wie es so oft der Fall war. Als Walker über uns hinweg in den weiß-blauen Weltraum starrte, fragte ich mich, wie viel Zeit wir im Augenblick wohl verloren. Wie hoch war der Preis für ihn, wenn er zwei Stunden lang von uns abwesend war? Drei Stunden? Vier?

Neue Anhaltspunkte

Ich hatte ungefähr einen Monat mit REACH gearbeitet, da erhielt ich eines Tages einen Anruf von einer Frau – Therese, eine Mutter vom Arkadien-Kindergarten, den Elizabeth besuchte. Sie war zur selben Zeit wie ich schwanger gewesen, hatte einen Monat, bevor Walker geboren wurde, ihre Tochter Emily zur Welt gebracht. Nun rief sie an, weil sie sich Sorgen um uns machte, weil ihr Walkers gesundheitliche Probleme zu Ohren gekommen waren. Vermutlich ist es eines der wichtigsten Telefonate in Walkers Leben gewesen, obwohl es eine merkwürdige, beunruhigende Vorgeschichte hatte. Jahre nachher gestand mir Therese, dass eine andere Mutter aus dem Kindergarten sie angerufen und sich mit ihr über Walker unterhalten hatte (wer es war, wollte sie mir nicht verraten, dafür bin ich ihr dankbar). Diese Mutter war überzeugt, dass ich Walker nicht ausreichend fütterte. Noch heute weiß ich nicht, warum sie nicht selbst nachfragte, oder vielleicht tat sie es ja und konnte mit der Antwort nicht viel anfangen. Alles, was sie sah, war ein Baby, das einem verhungernden Kind aus der Dürrezone Ostafrikas glich – Rippen, die sich durch Haut und Fleisch durchdrückten, Knochen geradezu wie bei einem Außenskelett, Arme so dünn wie ein Schlauch, einen aufgetriebenen Bauch, ein verhungertes Aussehen um die Augen. Ich kann gut nachvollziehen, dass Walker auf andere Mütter wie der Hunger in Person wirkte. Und es mag ja auch so gewesen sein. Wir wussten, dass Walker gewissermaßen verhungerte, in eine Schattenwelt entschwand. Ich hatte den Kinderarzt angerufen, Tage zuvor sogar per Fax einen Notruf an ihn abgeschickt, mit der Mitteilung, dass Walker rasch abnehme (zweihundert Gramm innerhalb weniger Tage), abmagere, egal wie viel Reisnährmittel ich zwischen seine leidenschaftslosen Lippen schob.

Die Unterstellung, dass wir nicht genug unternehmen würden, hätte uns wütend stimmen können, aber das Ironische daran ist, dass die Anruferin, wer immer sie war, genau das Richtige getan hatte.

Sie wandte sich an Therese, weil sie wusste, dass sie Erfahrung mit den Sozialdiensten hatte, aber vermutlich wusste sie nicht, dass Therese sich schon ihr Leben lang mit Allergien auskannte.

Als Therese den Anruf erhielt, bekam sie einen Schreck. Durch ihre Arbeit bei den Sozialdiensten, überblickte sie die lange Geschichte fataler Irrtümer, die es dort gegeben hatte. Es kam immer wieder vor, dass Kinder aufgrund von Missverständnissen von ihren Eltern getrennt wurden. Sie redete der anderen Mutter zu, von einer Meldung abzusehen und stattdessen direkt mit mir zu sprechen, und nachdem sie aufgelegt hatten, wählte sie umgehend meine Nummer.

Als ich ihr meinen Gedanken, Walker könnte unter Allergien leiden, mitteilte, glaubte sie mir, nahm meine Theorie an. Wie hätte sie auch sonst reagieren sollen? Ihr ganzes Leben lang hatte sie mit Allergien zu tun gehabt. Sie hatten ihr schwer zugesetzt. Sie hatte einen Spezialluftfilter in ihre Belüftungsanlage einbauen lassen und wohnte absichtlich in Krankenhausnähe.

»Sehen Sie«, sagte sie. »Ich bin hochallergisch. Ich kenne Überempfindlichkeitsreaktionen. Jede Nacht muss ich zweimal aufstehen und mir das Dosier-Aerosol gegen mein Asthma holen. Wenn mein Mann Fisch isst und mich küsst, kriege ich geschwollene Wangen. Zu Leuten mit Hunden oder Katzen kann ich nicht in die Wohnung gehen.«

Ich erzählte ihr meine eigene Geschichte.

Als ich in Kalifornien studierte, zog ich ins schönste Haus, in dem ich je gewohnt habe. Es war ein Haus in Meeresnähe, das die Eigentümer der dortigen Eisenwarenhandlung selbst gebaut hatten, und zwar im Tudor-Stil, mit italienischen Fliesen, Bleiglasfenstern und Gewölbebogen. Schon am ersten Tag fühlte ich mich sehr unbehaglich. Sowie ich mich zum Lesen im Bett aufsetzte, rannen mir die Tränen aus den Augen. Mit einem Staubsauger stellte ich das ganze Haus auf den Kopf, aber es half nichts. Schließlich suchte ich einen Allergologen auf, der mir sagte, ich müsse aus dem Haus ausziehen. Er tippte auf Schimmel in den Wänden, da ich beim Hauttest auf Schimmelpilze reagierte. Damals las ich alles, was mir zum Thema Allergien in die Hände fiel. In mehreren Büchern wurde behauptet, dass schwere Allergien die Persönlichkeit verändern und die Konzentrations- und Arbeitsfähigkeit sowie die Aufmerksamkeit tiefgreifend in Mitleidenschaft ziehen können.

Und jetzt wand sich mein Baby im Schmerz, hatte am ganzen Körper ein Ekzem, war kaum in der Lage, Luft zu schöpfen, und bekam Hautausschläge nach dem Stillen. Lag es da nicht nahe, die Ursache für dieses Unbehagen in seiner Umgebung zu vermuten? Ich konnte nicht verstehen, weshalb kein Arzt dieser Sache Beachtung schenkte. »Der Kinderarzt in unserer HMO behauptet, dass Babys eigentlich keine Allergien haben«, berichtete ich ihr. »Ist da was dran?«

»Nein«, antwortete Therese.

»Nur Dr. Lasneski, der Chiropraktiker und Ernährungsberater, hat uns Nahrungsergänzungen gegeben und ließ sich auf meine Hypothese ein. Er sagte, Walkers Ekzem sei mit Sicherheit allergisch bedingt. Nach dem Stillen hat er gerötete Wangen. Ich möchte ihn entwöhnen und ihm nur noch ganz reine Nahrungsmittel füttern. Der Kinderarzt hält Muttermilch für das Beste. Aber ich bin anderer Meinung. Nicht bei diesem Kind. Ich sehe ja, wie er sich zusammenrollt und sich vor lauter Unwohlsein windet, und ich glaube, dieses Unbehagen zu kennen. Die geröteten, geschwollenen Wangen. Was meinen Sie, Therese, können Allergien so schlimm sein, dass sie die Gehirnentwicklung stören?«, fragte ich.

»O ja«, sagte sie, »dessen bin ich mir sicher. Wenn mir etwas nicht gut bekommt, reagiert auch mein ganzer Körper empfindlich. Wenn ich die falschen Nahrungsmittel zu mir nehme, kann mich das mein Leben kosten, warum sollten sie bei jemand anderem nicht das Gehirn in Mitleidenschaft ziehen?«

Sie versprach, der Sache im Internet auf den Grund zu gehen und mich wieder anzurufen.

Sie wusste, dass ich Walker nicht vernachlässigte.

Gegen welche Stoffe in meiner Ernährung ist er allergisch – oder bin womöglich ich es und meine Muttermilch?

Therese und ich verabredeten uns in einem Park; dort könnten wir uns unterhalten, solange ihre Kinder spielten. Sie hatte ein paar Neuigkeiten auf Lager. Im Internet war sie auf ein Phänomen namens »Hirnallergien« gestoßen. Das Thema, so berichtete sie, werde kontrovers diskutiert; an ihm interessiert seien vor allem Personen, die die Wirkungen der Ernährung auf das Verhalten untersuchen. Sie hatte herausgefunden, dass die Feingold Association behauptete, die Ernährung habe Einfluss auf das Gehirn, und dass man an der John-Hopkins-Universität eine Diät empfahl, die Ketogene Diät heiße und bei einigen Epileptikern die Anfallsdauer angeblich dramatisch verkürze.

»Wenn Walkers Nervensystem auf ein normales Maß an Reizung empfindlich reagiert«, sagte ich Therese, »wie müssen wir uns dann die Empfindlichkeiten in seinem Organismus vorstellen?« Ich fragte mich, welch verheerenden Schaden in Walkers empfindlichem Zustand die chemischen Zusätze in bestimmten Nahrungsmitteln anrichteten, die ihn wund werden ließen, ihm einen Drall nach innen verpassten und seine Aufmerksamkeit für uns schmälerten?

Während Therese redete, hatte ich an mir hinuntergesehen und entdeckt, dass ich zwei unterschiedliche, überhaupt nicht zueinander passende Schuhe anhatte, einen Tennisschuh und einen schwarzen ledernen. Wir lachten. Ich machte mich auf den Heimweg und recherchierte weiter, sobald die Kinder schliefen.

Wie hingen nun Allergien und neurologische Störungen miteinander zusammen? Ich war mir sicher, dass es eine Verbindung gab. Ich beobachtete Walker eingehend. Wenn es zutraf, dass irgendeine Substanz Walkers Organismus abträglich war, welche kam dann in Frage?

Ein paar Abende später erhielt ich auf einer Elternversammlung einen Anhaltspunkt. Dort schilderte eine Frau ihre Suche nach einer geeigneten Behandlung für ihre autistische Tochter. Sie hielt das Problem weitgehend für ernährungsbedingt und empfahl, Weizen- und Milchprodukte wegzulassen.

Zwei Tage darauf telefonierte ich mit Therese und nahm mir

fest vor, Walkers Kost auf hypoallergene Säuglingsnahrung umzustellen. Sogar Vicki, die Ernährungsberaterin bei REACH, pflichtete mir bei. Ich legte rasch auf, fuhr zur Apotheke und kaufte hypoallergene Säuglingskost. Ich fuhr schnell. Cliff und ich riefen auch den Arzt an und drangen darauf, dass er es mit einer Antibiotikagabe versuche. Gegen Walkers Atemnot musste endlich etwas unternommen werden.

Die Röntgenbefunde der Rachenmandeln trafen ein. Sie waren entzündet und der Arzt war mit der Antibiotikabehandlung einverstanden.

Ob es schwierig sei, mein Baby von der Brust zu nehmen, möchte Therese wissen. Nein, es ist nicht schwer. Es ist eines der einfachsten Dinge, die mir je untergekommen sind – Walker in meinen Armen zu halten, der nun vor Hunger schreit, einem Hunger, der überwältigend sein muss. Wir sitzen im Schaukelstuhl, aber ich rühre mich kaum – nur nicht viel, nicht zu viel bewegen. Dieser Bewegungsverzicht ist eines der wenigen Dinge, die ich für ihn tun kann.

Ich verschloss meine Ohren vor Walkers Schreien. Nach ein paar Stunden ohne Nahrung nahm er durstig das Fläschchen. Therese wollte wissen, ob es mich verletze, dass meine eigene Milch meinem Baby nicht gut bekam. Warum es persönlich nehmen? Wenn Maschinenöl das Beste für ihn wäre, würde ich mir einen Kanister besorgen.

In der folgenden Nacht – seiner ersten, nachdem ich ihn nicht mehr stillte – bemerkten wir einen Unterschied. Walker fand zum ersten Mal in seinem Leben in der Nacht Ruhe. Und eine Woche nach Therapiebeginn mit den Nahrungsergänzungen von Dr. Lasneski und zwei Tage nach seiner Entwöhnung war das Ekzem fast vollständig verschwunden.

Der folgende Tag brachte eine weitere Veränderung.

Wir fanden einen neuen Kinderarzt, Dr. Cochrane, einen höflichen, gut aussehenden Mann mit rotblondem Haar und einer altväterlichen Förmlichkeit. Er gab uns mit ungewöhnlich weichen Fingern die Hand und untersuchte Walker. Dann wandte er sich von ihm ab, sah mich eindringlich an und sagte: »Ich teile die Besorgnis um Ihren Sohn, gnädige Frau.« Wir mochten ihn, weil er ungewöhnlich intelligent schien und unsere Anrufe zügig und kühl beantwortete, als ob wir im Krankenhaus wären. Er legte sich auf keine Krankheit fest, sagte aber: »Das erste, was einem in den Sinn kommt, ist natürlich Autismus.«

Denk an die Zukunft, die du dir wünschst.

Walker bekam nun zwei Sorten hypoallergene Babynahrung, die aus irgendeinem Milcherzeugnis hergestellt wurden, aus dem die Allergene entfernt waren. Ich verstehe immer noch nicht ganz, wie so etwas möglich ist, wie man einen Bestandteil aus dem Milcheiweiß entfernen kann, so dass es noch brauchbar ist, aber ich verglich es mit dem Entkoffeinieren (auf dem Beipackzettel war von »vorverdautem« Protein die Rede). Wie auch immer, dieser Herstellungsvorgang muss kompliziert gewesen sein, denn die Babykost war teuer. Cliff und ich schätzten, dass wir zwischen 600 und 950 Dollar im Monat dafür aufbringen mussten, wenn wir diese Säuglingsnahrung für Walker beibehalten wollten.

Cliff sorgte sich immer stärker wegen unserer Finanzen. Er rief mich von der Arbeit aus an und meinte, wir sollten uns eine andere Wohnung suchen, keiner mit einem Baby wie Walker könne es sich leisten, in einem geräumigen 150 Jahre alten Haus im historischen Viertel zu wohnen, das so reparaturbedürftig war wie das unsrige. Er rief mich an, als ich gerade Walkers Versuche, sich aufzurichten, überwachte.

»Ich habe eine Maklerin angerufen. Sie zeigt mir in der Mittagspause ein paar Wohnungen.«

»Wovon sprichst du eigentlich?«, sagte ich.

»Wir müssen umziehen, Pat.«

»So etwas kommt jetzt überhaupt nicht in Frage. Unser Sohn braucht uns, er braucht alles, was wir ihm geben können.«

»Die Nahrungsergänzungen kosten uns rund 150 Dollar pro Monat; Lenore bekommt 80 Dollar die Woche und jetzt diese Babynahrung verschlingt jeden Monat 600 Dollar. Das kommt für ein paar Leute hier einer Hypothek gleich und die Versicherung zahlt weder für das eine noch für das andere auch nur einen Pfennig.«

»Dann machen wir eben Schulden. Wir zahlen mit Kreditkarten.«

»Wir sind bereits verschuldet. So kann man doch nicht leben.«

»Du kannst gern alle Wohnungen, die du haben willst, besichtigen, ich jedenfalls ziehe nicht um.« Ich legte den Hörer auf.

Danach rief ich bei unserer Krankenversicherung an. Man las mir eine Liste mit Diagnosen vor, die uns berechtigten, eine Kostenübernahme für die hypoallergene Babynahrung zu beantragen.

»Wollen Sie damit sagen, dass die Versicherung für hypoallergene Säuglingskost bei Kindern mit Allergien nicht zahlt?«

»So ist es«, sagte die Frau am anderen Ende der Leitung.

Ich nahm mir die Liste vor und wählte die Nummer unseres Arztes. Er rief mich umgehend zurück.

»Ist hier etwas dabei, von dem Sie mit Fug und Recht sagen können, dass es auf Walker zutrifft?« Ich las die fremd klingenden medizinischen Fachausdrücke herunter. Colitis. Malabsorption.

»Nein.«

»Können Sie nicht angeben, dass er diesen gastro-oesophagealen Reflux hat?«

»Nein«, sagte der Arzt. »Das ist nämlich ein ganz spezifisches Leiden.«

Später, als Walker ein Schläfchen machte, rief ich Darleen Corbett bei REACH an und erkundigte mich nach einer Möglichkeit, wie wir eine Unterstützung für Walkers Nahrung bekommen könnten. Sie verwies mich an Marianne Beach im Gesundheitsamt.

Zwei Tage später stand Marianne Beach vor der Tür. Ein Hausbesuch war üblich, wenn sie einen Fall übernahm.

Sie saß auf dem Sofa und wartete, derweil ich nach oben eilte und Walker aus dem Kinderbettchen holen wollte. Um diese Zeit wachte er ohnehin auf und sie wollte ihn gern kennen lernen. Ich blieb ein paar Sekunden in der Tür stehen und verschnaufte. Was erwartete mich dieses Mal? Das Geräusch, das vom Zimmer ausging, war ein Geräusch der Leere, eines Vakuums, und mich überfiel dieselbe Angst wie immer, dass er womöglich im Schlaf gestorben war. Ich begann zu sprechen und hoffte, meine Stimme würde ihn wecken, doch als ich das Kinderbettchen erreichte, sah ich, dass er nicht mehr schlief. Er war wach und vielleicht doch nicht und lag mit weit nach hinten gebogenem Kopf da. Mittlerweile wusste ich, wie man dies nannte, es war eine »Überstreckung«. Die Augen waren geöffnet, außerdem wirkte er erstarrt. »Walker«, sagte ich. Keine Reaktion. »Walker!« Nichts. Ich rüttelte ihn ein wenig, aber er blieb starr. Ich weiß nicht einmal genau, ob er blinzelte. Dann hob ich ihn hoch und brachte ihn in die Haltung, die er Arlene und Lenore zufolge am besten dauernd einnehmen sollte, nämlich das vollkommene C, mit dem zur Körpermitte hin gebeugten Rumpf. Wie ein totes Gewicht sank er in meine Arme. Sein Kopf war schwer, wie aus Kautschuk. Als wir durch das gedämpftere Licht des Treppenhauses kamen, bemühte ich mich um seine Aufmerksamkeit. Ich sagte nichts, versuchte aber den ausdruckslosesten und zugleich liebevollsten Gesichtsausdruck, der mir möglich war. Bildete ich es mir nur ein oder war er tatsächlich in der C-Form aufmerksamer? Ich trug ihn die Treppe hinunter und in das Zimmer, in dem Marianne saß, und verschränkte meine Beine auf dem Boden.

»Ist das etwas Besonderes?«, fragte sie.

»Ja. Wir sollen ihn in einer perfekten Kreis- oder C-Form halten.«

»Wirklich – er braucht also eine bestimmte Form?«

»Ja«, sagte ich. »Dann kann sich sein Gehirn leichter und in der richtigen Weise entwickeln.«

»Tatsächlich?«

»Ja.«

»Das ist mir neu«, sagte sie.

»Kann ich mir denken«, stimmte ich zu. »Es klingt ein bisschen nach Aberglauben.«

»Übrigens, ich glaube, ich habe mal einen Jungen gehabt, einen geistig zurückgebliebenen, dessen Eltern haben so etwas

Ähnliches gemacht.« Unterdessen wurde Walker immer aufgeregter.

Lag es an der neuen Stimme oder wurde es ihm in meinem Arm zu viel? Ich legte ihn als Kugel auf dem Boden ab, korrigierte hie und da ein wenig, wie meine Ballettlehrerin früher bei mir, damit ich mich auch richtig hielt und die Körperbiegung stimmte. Ich streckte mich neben ihm aus, so dass sein und mein Kopf dicht nebeneinander lagen.

Ich seufzte. »Geistig Zurückgebliebene tun sich mit dem Lieben nicht so schwer, nicht wahr?«

Sie schaute mich sanftmütig an, als wenn sie sagen wollte: »Jeder hat doch Probleme mit dem Lieben, oder?«

»Es ist jedenfalls anders als bei autistischen Kindern. War der zurückgebliebene Junge zärtlich?«

Ich blickte an Walker hinunter.

»Also vermutet man Autismus, stimmt's?«, sagte Marianne.

»Nicht offiziell bis jetzt, aber wir eigentlich schon.«

»Viele meiner Klienten haben Kinder mit einer autistischen Störung. Eine Familie in den Berkshires sogar bei Drillingen. Alle drei sind autistisch.«

»Oje!« war alles, was ich herausbrachte.

Ich lag auf dem Boden, während Marianne mir von sich und ihrem krebskranken Bruder, von ihrem besonderen Interesse an förderbedürftigen Kindern und von ein paar merkwürdigen Situationen erzählte, in die sie hin und wieder geriet.

»Einmal hat man mich bei einem mutmaßlichen Fall von Kindesmisshandlung zugezogen«, sagte sie. »Da hatte ein Arzt ein Baby untersucht und Klebeband, mit dem man Leitungen abdichtet, um seine Windel herum entdeckt. Als ich ins Haus trat, wusste ich sofort, wo der Hase im Pfeffer liegt. Das Kleine war nicht zu bändigen. Kein Wunder, dass seine Mutter die Windel mit dem Klebestreifen zusammenhalten musste. Es zog an allem, was ihm in die Finger kam.«

»Hört sich eher nach einem Baby an, das seine Eltern misshandelt«, sagte ich. Wir lachten beide.

»Übrigens«, fügte sie hinzu, »das ist jetzt Ursachenforschung.

Haben Sie einmal ein Medikament namens Terbutalin bekommen?«

»Terbutalin?«

»Das gibt man Müttern, bei denen die Wehen zu früh einsetzen.«

»Nein«, sagte ich. »Ich hatte keine vorzeitigen Wehen.«

»Ganz sicher?«

»Ja. Warum?«

»Die Familie in den Berkshires hat mit einem Autismus-Experten in Boston ein paar Nachforschungen angestellt. Sie glauben, dass am Autismus ihrer Kinder das Terbutalin schuld sei, das man der Mutter gegeben hat. Der Doktor hatte folgenden Gedankengang: Wie soll das zugegangen sein, dass dreieiige – also erbungleiche – Mehrlinge alle dieselbe Krankheit haben? Könnten Erbfaktoren dafür in Frage kommen? Wie hoch wäre die Wahrscheinlichkeit für eine genetische Ursache? Da muss etwas nach der Empfängnis passiert sein und den Autismus verschuldet haben. Die Mutter hat Terbutalin erhalten. Allem Anschein nach haben sie noch mehr Frauen mit autistischen Kindern ausfindig gemacht, die Terbutalin eingenommen hatten.«

»Ist ja ein Ding!«

Das Gespräch war schon eine Weile in Gang, ehe wir zum Wesentlichen kamen. Ich erklärte Marianne, dass wir für Walker eine finanzielle Unterstützung brauchten. Sie erwähnte ein Programm mit dem Namen »Gesundheit für alle«, das einige von Walkers Bedürfnissen einschloss und auch für Dinge aufkam, für die die Krankenversicherung nicht zahlte. Sie ließ den Blick in unserem Haus umherschweifen und meinte: »Ich weiß nicht, ob Sie dafür in Frage kommen, aber vielleicht kann ich Ihnen anders helfen.«

Am nächsten Morgen stand sie um 8.30 Uhr vor der Haustür. Hatte sie einen Trenchcoat an oder bilde ich mir das bloß ein?

»Kommen Sie mit«, sagte sie in einem verschwörerischen Ton. Wir gingen zu ihrem Auto am Straßenrand; sie öffnete den Kofferraum und zog Plastiktüten heraus.

»Was ist das?«, fragte ich.

»Hypoallergene Säuglingsnahrung«, erwiderte sie. »Sagten Sie nicht, dass Sie welche brauchen? Ich kenne eine Familie, die keine Verwendung mehr dafür hat.«

»Gehört das auch zu Ihrem Job?«

Sie sah mich von der Seite an. »Nun ja, in meiner Aufgabenbeschreibung steht das nicht drin und auch sonst nirgendwo. Sagen Sie's meinem Chef nicht weiter.«

Abends lag ich im Bett und war bleischwer vor Müdigkeit. Der Schlaf ließ nicht lange auf sich warten. Mein Körper griff nach ihm, machte seinen Anspruch auf ihn geltend, und der sinkende Wasserspiegel riss mich mit sich fort, als plötzlich die Gedanken durcheinander wirbelten: *Babys in Klebeband zum Abdichten von Leitungen, autistische Drillinge in den Berkshires. Wie seltsam, dass alle drei betroffen waren. Kein Kind, das einen trösten konnte. … Und wie hieß dieses Medikament noch mal? Tribut? Tribüne …? Walkers Aufprallen mit dem Kopf auf dem Fußboden, letzte Woche, und kein Mucks. Und plötzlich sah ich eine Subkutanspritze vor mir.*

Ich kehrte in Gedanken zu Walkers Geburt zurück.

Zurück zu einem ganz bestimmten Augenblick, einer Szene im Krankenhaus.

Ich liege auf einem Behandlungstisch, ein Blitz durchzuckt meinen Körper: die Rückenwehen. (Die berühmt-berüchtigten Rückenwehen, über die sie im Schwangerschaftskurs mit Grauen gesprochen hatten.) Bei dieser Sorte Wehen – bei so viel Druck auf die Wirbelsäule – waren alle Wetteinsätze zum Kuckuck. Nur eine Masochistin würde es ohne Schmerzmittel wagen. Sie sagten, es zieht wie ein Übel durch den Körper und die Beine, und hatten Recht damit. Das Baby schien eher aus meinem Nervensystem herauszuexplodieren als aus meiner Gebärmutter. Ein Elektroschock.

Müde, abgespannte Ärzte – der eine schrie mich an, der andere flirtete mit der Krankenschwester, sie redeten pausenlos miteinander, es ging in einem fort um Stephen-King-Romane, das geile Auto, das wahnsinnige Gelächter des Arztes.

Man hätte einen Kaiserschnitt durchführen müssen, aber die Ärzte waren nicht bereit …

Und jetzt die Injektionskanüle …

»Kann das schaden?«, fragte ich.

»Schätzchen, das kriegen auch Asthmatiker«, antwortete die Schwester.

»Aber ich bin schwanger.«

»Wir geben das immer, meine Liebe.«

Ich eilte die Treppe hinunter und durchsuchte die Ordner mit meinen Geburtsunterlagen. Ich fand das gelbe Blatt, den Durchschlag mit seiner verschmierten Schrift – das Wort »Terbutalin« war dreimal an verschiedenen Stellen in dem Bericht vermerkt.

Am nächsten Morgen telefonierte ich zuallererst mit einer Freundin, die im medizinischen Bereich arbeitete.

»Du wirst den Grund nie erfahren«, sagte sie. »Was ist mit deinen anderen Verdachtsmomenten – mit der blauen Erkältungsmedizin, den Antibiotika, den Genen? Und außerdem. Auch wenn du überzeugt bist, dass du die Ursache kennst, kannst du sie ja doch nicht beweisen.«

Ein Spaziergang um die Auffahrt

Eine Woche nach Marianne Beachs Besuch sollte der vormittags stattfindende Intensiv-Schreibkurs beginnen – jeden Werktag drei Stunden lang. Meine Freundin Kyle willigte ein, für eine unglaublich niedrige Summe derweil auf Walker aufzupassen. Ich schämte mich, sie zu fragen. Ich wollte ihr sagen, ich wisse ja, dass Frauen oft um einen Gefallen gebeten werden, dass man von ihnen erwarte, dass sie aus Motiven handeln, die nichts mit Geld zu tun haben, und es tue mir ja Leid, dass ich mich auf ihre Zuneigung zu meinem Sohn verließe, aber ich sagte nichts dergleichen. Stattdessen fragte ich: »Könntest du vielleicht für vier Dollar pro Stunde auf Walker Acht geben?« Sie erwiderte, für fünf Dollar würde sie es tun. Kyle war für Walker die ideale Besetzung. In mancher Hinsicht hatte sie ihm mehr zu geben als ich. Sie war voller Zuneigung, streichelte seinen Körper beherzt, rieb seine kleinen Füße, um sie zu wärmen, und wenn sie ihm etwas anzog, hatte sie es sich vorher gut überlegt – sie hatte Ideen, setzte ihm seine Baskenmützen auf und zog ihm die neuen Söckchen an, die sie gekauft hatte. Sie fütterte ihn aufmerksam (seit er die hypoallergene Säuglingskost bekam, erbrach er nicht mehr so oft). Mit Kyles Aufmerksamkeit mir gegenüber hatte ich allerdings nicht gerechnet.

Kyle beobachtete jeden Morgen, während sie darauf wartete, dass ich ging, wie ich im Haus herumrannte und in letzter Minute noch mein Zeug zusammensuchte: »Wo ist bloß diese Enzyklopädie, in die ich heute mit den Studenten reinschauen wollte? Wo habe ich das Notizbuch mit den Eintragungen von gestern Abend liegen lassen? Wo sind meine Schlüssel?« Ich war ein wenig zittrig und zerstreut. Wenn es so weit war und ich die Tür hinter mir schließen wollte, lehnte ich mich noch einmal herein und warf Walker einen letzten Blick zu. »Wiedersehen, Schätzchen«, sagte ich, aber er sah nicht oft zu mir herüber.

Eines Morgens kam Kyle mit einem Zettel. Sie gab ihn mir scheu. Darauf hatte sie ein Gedicht für mich geschrieben, mit einem versteckten Hinweis, ich möge doch ein Antidepressivum nehmen.

Wegen des Unterrichts besuchte uns Arlene, die Walker nun schon seit rund zwei Monaten regelmäßig sah, nachmittags, damit ich dabei sein und sie sich mit uns beiden, Walker und mir, beschäftigen konnte. Walker war inzwischen neun Monate alt. In diesem Alter krabbeln die meisten Babys ziemlich flott, plappern und lassen andere Personen nicht mehr aus den Augen. Durch das Geben und Nehmen, das sie mit ihrer Umgebung praktizieren, lernen sie auf ihre Art. Sie tun das ganz natürlich, sie greifen mit offenen Händen nach dem Leben. Bis Walker mit seiner Aufmerksamkeit bei uns war, bedurfte es nach wie vor großer Anstrengung. An einem jener Nachmittage saß ich über ihm und hielt einen kleinen Teddybären in Augenhöhe. Er lächelte und sah herauf. Seine Aufmerksamkeit durchbohrte mich. Ich hätte schwören können, dass er mir direkt in die Augen schaute. Der Blick hielt einen Moment, dann sah er wieder weg.

Ich war wie elektrisch geladen, eine starke und leicht beunruhigende Empfindung.

»Arlene«, sagte ich, »haben Sie das bemerkt? Er hat mir in die Augen gesehen. Ich könnte es schwören. Was meinen Sie, hat er es wirklich getan?«

»Ja«, sagte sie. »Wissen Sie was, ich habe eine Idee. Wir gehen mit ihm raus.«

»Wollen Sie mich an der Nase herumführen? Im Ernst? Ich weiß nicht, ob Ihre Idee so gut ist. Vor zwei Wochen, am Unabhängigkeitstag, war er zwei oder drei Stunden im Freien und hat nur ins Weltall gestiert.«

»Warten wir's ab«, sagte sie. »Nur ein Weilchen. Er macht seine Sache jedes Mal, wenn ich ihn sehe, ein wenig besser.«

Wir nahmen uns für ihren nächsten Besuch einen Spaziergang vor.

Das ganze Wochenende über freute ich mich auf den Tag, an dem Arlene wieder kommen und wir mit Walker unseren Ausflug machen würden. Ich hatte romantische Bilder im Kopf, wie Arlene, Walker und ich durch den Park schlendern, zwei Frauen und ein Baby, und den Nachmittag, einen malerischen, wohligen Nachmittag, genießen. Ich selbst hungerte nach Eindrücken, aber es war mehr als das – es waren nicht in erster Linie meine Sinne, die Nahrung wollten, sondern ich wünschte mir etwas für mich. Das Unterrichten war in dieser Hinsicht heilsam und hilfreich, aber es gehörte einer ganz andern Welt an. Ein Spaziergang, ein Plauderstündchen, zwei Erwachsene und ein Baby – nach einem solchen Leben mit Walker hungerte ich. Arlene war eine der wenigen Erwachsenen, mit denen ich mich tagsüber unterhielt. (Cliff und ich waren zu Hause zu beschäftigt, um uns auszutauschen; er übte zusätzlich eine freiberufliche Tätigkeit aus, damit wir Walkers Therapien bezahlen konnten.) Arlenes Sorge um mich und um Walker verschaffte mir einen Anhaltspunkt, nicht bloß für ihn, sondern auch für mich. Auch wenn ich stundenlang allein zu Hause war und die Übungen durchführte, war es im Grunde nichts anderes als Arlenes und meine gemeinsame Arbeit.

Als sie kam, wollte sie sich ihrer normalen Therapie widmen, aber ich erinnerte sie an unseren geplanten Ausgang. Sie schaute auf die Uhr. »Na ja, viel Zeit habe ich nicht, aber wir probieren es einfach.« Ich hob Walker hoch und trug ihn zur rückwärtigen Veranda. Arlene folgte.

»Wo sollen wir hin?«

»Nicht weit«, sagte Arlene. »Ich habe nicht viel Zeit.« Walker wand sich in meinen Armen und ging in die Rückenwölbung.

»Wir legen ihn besser hin«, schlug sie vor. »Haben Sie einen Sportwagen?«

»Ja.« Ich musste über ein paar Sachen steigen, um den Sportwagen aus der Garage ziehen zu können, wo er auf seinen Einsatz wartete. Ich breitete eine Decke über ihm aus, und Arlene schob sie so zurecht, dass Walker nach draußen schauen konnte, wenn er dazu aufgelegt war.

Daraufhin zogen wir los.

»Warten Sie«, sagte Arlene. Sie beugte sich zu Walkers Gesicht hinunter, nicht zu dicht, und wollte ihn auf sich aufmerksam machen. Er blickte zu ihr auf. »Gut«, sagte sie. »Jetzt spazieren wir um die Auffahrt herum.«

»Um die Auffahrt?«

»Ja. Das ist vermutlich mehr als genug für ihn.«

»Ist das alles, weiter nicht?«

»Für ihn sind das Kilometer.«

Ich schob den Sportwagen vor mir her. Alle paar Meter versuchte Arlene, Walkers Aufmerksamkeit auf sich zu lenken. Nach dem ersten Rundgang ums Auto konnte er immer noch zu uns aufblicken. Beim zweiten verloren wir ihn auf halbem Weg. Er starrte weg.

Der Spaziergang war wohl doch zu viel für ihn.

Wir brachten ihn ins Haus zurück und wollten mit ihm arbeiten, aber die Fahrt im Sportwagen hatte seinen Gleichgewichtssinn mit Reizen überflutet, erklärte Arlene. Wir mussten erst einen ruhigeren Zustand abwarten.

Ein paar Tage später zog Arlene einen roten Plastikball aus ihrer Tasche. Er war mittelgroß, aus Gummi und ganz mit Plastikstacheln bedeckt (eine lustige Variante der Morgensterne des Mittelalters). Sie reichte ihn Walker, der den Ball zunächst in der Hand hielt und dann unvermittelt losbrüllte. Er schrie wie am Spieß, als ob er sich an einer Stecknadel gestochen hätte. Ich riss ihm den Ball aus der Hand, um das Geschrei zu stoppen. Aber er hörte nicht auf. Erst als der Ball in Arlenes Tasche verschwunden war, beruhigte er sich wieder. Ich bebte allein von der Tonhöhe dieses hysterischen Anfalls.

»Was war denn das?«, fragte ich Arlene.

Sie schüttelte den Kopf und zuckte mit den Achseln. »Ich glaube, es war bloß der Ball«, sagte sie. »Den hat er nicht verkraftet.«

Meine Nerven waren gereizt und ich zitterte. Die Einsicht in Walkers Empfindlichkeit entfaltete wieder einmal ihre volle Wirkung bei mir. Nicht nur, dass ich traurig war, dass meinem Kind Beziehungen zu andern nicht möglich sein könnten, es saß viel tiefer. *Mein Gott, reicht denn schon ein Plastikball für einen hysterischen Anfall?* Was ist mit Klettertürmen und dergleichen und Schlamm zwischen den Zehen, mit platzenden Luftballons an Geburtstagen und quietschenden Omnibusbremsen? Mit solchen sensorischen Herausforderungen werden Kinder normalerweise konfrontiert und hier erlebte mein Baby bei der Berührung eines Plastikballs einen Zusammenbruch.

Trotzdem war ich überzeugt, dass Walker Fortschritte machte. Hatte er nicht Blickkontakt zu mir hergestellt? Konnte er jetzt nicht seinen Kopf oben halten? Ich fuhr auf der hohen Achterbahnkurve und war ganz hingerissen von dem, was ich für einen Fortschritt hielt – ganz besonders davon, dass er mir in die Augen geblickt hatte –, bis ich Arlene am folgenden Donnerstag wiedersah. In den vergangenen Wochen schien sie so sicher gewesen zu sein, dass es mit Walker bergauf ging, und hatte ihn mit liebenden Augen angesehen. Wenn es überhaupt jemanden gab, überlegte ich, der meinem Sohn beibringen konnte, wie man liebt, dann war es diese hoch gewachsene, hübsche Frau mit der braunen Ponyfrisur und den großen Augen. Ganz aufgeregt erwähnte ich, dass Walker von REACH zu einer Spielgruppe eingeladen wurde. Die Einladung hing an der Pinnwand in der Küche. Ich steuerte auf sie zu, die Unterhaltung lief derweil weiter, und als ich mich umwandte, stand Arlene dicht hinter mir und machte ein ernstes Gesicht.

»Was ist los?«

Sie streckte ihre Hand aus, wie um mich zurückzuhalten. »Sie sollten besser nicht hingehen.«

»Aber man hat mich doch eingeladen.«

»Ich will ja nur …« Sie zögerte und wählte ihre Worte vorsichtig aus. »Es gehört zu meinem Job, dass ich Sie beschütze. Ich meine, ich sollte auch Sie beschützen, nicht nur Walker.«

»Was meinen Sie mit ›mich beschützen‹?«

»Dort kommen auch andere Babys hin … es ist ja nur …«

Ich verstand, was sie sagen wollte. Sie dachte, dass ich dort Vergleiche anstellen, dass mir die Augen aufgehen würden.

Ein ernstes Gesicht, ein ernstes Wort – und schon war die Luft heraus. Musste sie das sagen? Da war so viel Mitleid in ihren Augen. Seit Walker Blickkontakt herstellte, hatte ich gehofft, es würde mit ihm vorangehen, und jetzt … Wovor wollte sie mich bewahren? In letzter Zeit war es ihr gut gelungen, ihre Beunruhigung zu verbergen. Eigentlich hatte ich schon geglaubt, sie würde Walker unter all ihren Schützlingen bevorzugen.

Eines Nachmittags, als Walker schlief, fragte ich sie, ob es schwierig sei, mit den Müttern schwerstkranker Kinder zu arbeiten. »Bei REACH«, sagte sie, »sind die Mütter großartig. Jedenfalls finden sie immer jemanden, den sie mehr bemitleiden als sich selbst.«

Jetzt möchte sie nicht, dass ich zu den Treffen gehe. Befürchtet sie, dass ich mich am unteren Ende der Nahrungskette wiederfände?

»Hören Sie«, sagte sie. »Ich habe da jemanden bei REACH, der eventuell mit Walker arbeiten möchte. Sie heißt Dawn. Sie möchte gern herkommen und ihn kennen lernen. Wann passt es Ihnen?«

Sie erzählte mir nichts Genaueres über Dawn, nichts über ihr Spezialgebiet oder ihre Ausbildung, nur dass Dawn »an der Arbeit mit Walker interessiert« sei.

Ungefähr eine Woche später kam Dawn zusammen mit Arlene zu uns. Ich schätzte sie auf Ende dreißig, eine Frau mit einem breiten, freundlichen, beinah schüchternen Lächeln und dichtem rotblondem Haar. Merkwürdig, Walker verhielt sich genauso wie damals bei Arlenes erstem Besuch. Er sprintete mit Armen und Beinen verkehrt herum durch die Luft, sein Kopf flog dabei mit Schwung von einer Seite auf die andere. Ich erinnere mich, wie ich dachte: »O nein, jetzt will sie sich garantiert nicht mehr mit Walker abgeben«, nahm also in meiner Unwissenheit an, Dawn könne sich ihre Fälle aussuchen.

Ich wartete tagelang auf Nachricht, ob Dawn sich für Walker entschieden hatte. Bei Arlenes Termin am folgenden Montag fragte ich, als es aufs Ende zuging: »Will sie?«

»Wer will was?«

»Dawn.«

»Was?«

»Mit Walker arbeiten?«

Arlene wirkte nervös. »Es geht nicht darum, ob sie es will. Es geht darum, ob es angebracht ist.«

»Ist es denn angebracht?«

»Ja, ich denke schon. Sie wird Sie anrufen und einen Termin vereinbaren.«

Arlene hatte das Wort *Autismus* seit Wochen nicht mehr in den Mund genommen. Als Dawn kam, erfuhr ich erst, was Arlene nicht übers Herz gebracht hatte, mir zu sagen, nämlich dass Dawn Erzieherin war und sich seit nunmehr fünfzehn Jahren mit autistischen Kindern beschäftigte.

Erst nach Jahren sollte mir zu Ohren kommen, dass sie und Dawn sich bei ihrer Rückkehr in die Geschäftsstelle einig waren, dass keine von beiden jemals ein Baby wie Walker gesehen hatte.

»Was meinst du«, sagte Dawn zu Arlene, »ist das, was seine Hände in der Luft gemacht haben, die Babyversion der flatternden Armbewegungen bei einem autistischen Kind?«

Erst Jahre später fand ich heraus, dass Arlene »ja« geantwortet hatte.

Es gibt freilich noch etwas, das mich quält, ein Gefühl, dass ich früher schon einmal in so einer Situation gewesen bin. Ich entsinne mich, wie ich mich danach sehnte, meine Mutter zu erreichen, wenn sie ihren eigenen Sirenen lauschte, die sie nach innen lockten. Wenn sie mit dem Auto Besorgungen machte, dachte sie immer so konzentriert nach, dass ich glaubte, sie versuche auf nur einer einzigen Autofahrt alle Probleme der Welt auf einmal zu lösen. Eines Tages, als ich ungefähr vier oder fünf Jahre alt war, dachte ich mir eine Lösung für mein Problem aus: einen Witz – einen vollkommenen Witz, einfach den witzigsten, urkomischsten Witz, den ich mir vorstellen konnte. Es klappte. Plötzlich wandte sich Mama um, Leben kam in ihr Gesicht, ihre schönen Lippen öffneten sich und ihre Augen strahlten. Und sie war wieder zu mir, zu uns allen zurückgekehrt und lachte mit uns über denselben Witz. Leider fielen mir nie genug Witze ein, um Mama für immer bei mir zu behalten. Jetzt überlegte ich. Vielleicht schaffte es ein solch hartnäckiges Bemühen, dass mein Sohn ein paar Augenblicke lang bei uns blieb, aber ein paar Augenblicke ergaben noch kein

Leben. Arlene hatte gesagt, Walker erlebe »einzelne Momente, wie Inseln, in denen er anderen zugetan ist und Kontakt zu ihnen hat«. Aber was war schon eine Insel, die in einem Ozean der Beziehungslosigkeit trieb?

Die Epidemie

Elizabeths Monat bei meiner Mutter war vorüber, und jetzt, Mitte Juli, kam Dawn. Sie erschien wie Arlene, obgleich zu einer andern Zeit, mit einer großen Segeltuchtasche voller Spielsachen. Beim Inhalt dieser Taschen musste ich an das Zeug von Zauberkünstlern – Behälter und Bälle zum Verschwindenlassen, Schals, Fotos und Spiegel – denken. Sie hielt Walker auf dem Schoß, verführte ihn, bezauberte ihn mit ihren Augen, ihren Händen, lachte und umarmte ihn.

»Warum Spiegel?«, fragte ich

»Damit er sich selbst kennen lernt. Damit er weiß, wo ich anfange und wo er aufhört.«

Dawns Arbeit sollte sich also auf die Entwicklung von Walkers sozialer Kompetenz und Arlenes Arbeit auf seine körperliche Entwicklung konzentrieren, aber ihre Aufgaben überschnitten sich auch. Offiziell bezeichnete sich Dawn als Erzieherin, obwohl sie sich auf Autismus spezialisiert hatte. Arlene war offiziell Physiotherapeutin, war aber in sensorischer Integration bewandert. Dawn sollte sich auch mit Walkers kognitiver Beziehung zur Welt befassen. Bisweilen klangen ihre Vorschläge seltsam oder sorgten für Überraschung. So ermunterte sie mich, so oft wie möglich Unerwartetes in Walkers tägliche Gepflogenheiten einzubauen. »Nehmen Sie zum Beispiel eins dieser kleinen vertrauten Pappbilderbücher«, sagte sie, »und kleben Sie ein Bild von Elizabeth hinein, damit er sich wundert. Überempfindliche wie auch autistische Kinder«, erklärte sie, »sind aufs Vertraute angewiesen, weil ihre Zufriedenheit davon abhängt und weil alles Neue, das ihnen widerfährt, eine Neuanpassung der Sinne und ihres Gehirns notwendig macht.«

Sollte denn ein Baby imstande sein, zu lernen, wie es sich an den Schock des Neuen gewöhnen kann?

Dawn ermunterte mich gelegentlich, Elizabeth ins Esszimmer

zu holen und sie mit Walker spielen zu lassen. Sie selbst spielte und unterhielt sich auch mit ihr. Doch uns allen war klar, dass Walker und Elizabeth nicht ganz dieselbe Wellenlänge hatten. Ich bezweifle, dass er ohne seine Überempfindlichkeit gewesen wäre wie sie – ein Mädchen, das in theatralischen weißen Kleidern mit Petticoats darunter in den Kindergarten ging, das sich zu einem Fototermin unbedingt als Cowgirl verkleiden wollte. Wenn Walker eingenickt war, widmete ich mich Elizabeth, bürstete ihr langes Haar, manchmal kochten wir auch gemeinsam – aber immer schellte das Telefon. Wenn die Therapeutinnen eintrafen, stellte ich ihr oft den Fernseher oder ein Video an. Mit den Worten, Elizabeth werde bestimmt später einmal eine Filmproduzentin, beruhigte ich mein Gewissen. Sie prägte sich Sätze aus Filmen ein, sang Dawn und Arlene Musicallieder vor, die auf dem Boden saßen, sich verzaubern ließen, aber immer auf dem Sprung zurück zu ihrer Arbeit waren. Sie tat, als ob sie in der Küche steppen würde, kam hereingerannt und zeigte Arlene die Bilderbücher, die sie geheftet und bemalt hatte. Oft wandte sich Walker ab, solange sie bei uns war. Wenn sie ihn zu einem hysterischen Lachen verführte, konnte es sogar passieren, dass er erbrach. Sie blendete ihn zu sehr.

Dawn erzählte gern, genau wie ich. In jeder freien Minute unterhielten wir uns. Sobald sie den Mund öffnete, war von Autismus die Rede. Dawn war ganz versessen auf dieses Wort, Arlene hingegen (deren frühzeitige Einsicht dafür verantwortlich war, dass eine Autismus-Expertin hinzugezogen worden war) kam es immer noch nicht über die Lippen. Vielleicht kam ihr das Wort *Autismus* wie ein Schimpfwort oder wie ein Urteil über Walkers Charakter vor, etwas, das seine Schicksalsbahn festlegte – Dawn jedenfalls rüttelte dieses Wort erst richtig wach.

»Ich habe mit einer Fachärztin telefoniert, und zwar über Walker«, berichtete mir Dawn, »für sie hört sich sein Zustand nach Autismus an, insbesondere die Art, wie seine guten und schlechten Tage sich abwechseln.«

Ich war beunruhigt, perplex. »Wozu das Ganze? Wissen Sie es nicht selbst? Haben Sie sich denn nicht schon mit Hunderten solcher Fälle befasst?«

»Nein«, erklärte Dawn. »Keiner diagnostiziert so früh Autismus.« Sie hatte autistische Kleinkinder und Erwachsene erlebt, war aber nie einem so jungen Baby mit autistischen Symptomen begegnet. Gewöhnlich macht sich die Störung im Alter zwischen achtzehn Monaten und zwei Jahren bemerkbar, wenn die Sprachentwicklung und der Erwerb sozialer Kompetenzen auf sich warten lassen. Eine der Hauptformen des Autismus folgt einem regressiven Muster, bei dem anfangs normal erscheinende Kinder sprechen lernen, dann jedoch die Worte wieder verlieren. Aus Forschungsberichten wusste Dawn, dass bei einem nicht unerheblichen Prozentsatz der autistischen Kinder von Geburt an Symptome vorhanden sind. Aber die Eltern merken vielleicht nicht, dass mit ihren Kindern etwas nicht stimmt, oder erhalten keine angemessene Hilfe, solange die Störung noch nicht fortgeschritten ist.

Wir warteten auf den Besuch beim Neurologen, der für August anberaumt war. (Walker war dann zehn Monate alt. Früher war kein Termin frei.) Dawn ermutigte mich, selbst zu recherchieren. Inzwischen hatte ich keine Angst mehr, das Wort in die Suchmaschine einzutippen oder einschlägige Bücher und Artikel zu lesen. Ich entsinne mich, dass Proust in seinem Werk *Auf der Suche nach der verlorenen Zeit* sagt, dass die Liebe große Gelehrte und Forscher aus uns macht. Es dauerte nicht lange und ich war beides.

Zu meinem großen Erstaunen erfuhr ich, dass die Zahl autistischer Kinder in den vergangenen zehn Jahren signifikant gestiegen war. Ich bat eine hiesige Organisation – Community Resources for People with Autism – um ein paar Statistiken zur Häufigkeit der Störung und hörte, dass ein kaum drei Monate alter Bericht bereits veraltet war. In dem aus Kalifornien berichteten Anstieg um 210 Prozent in einem Jahrzehnt spiegelt sich ein nationaler Trend wider. Aktuelle Häufigkeitsschätzungen für das ganze Land lieferten unterschiedliche Werte, je nachdem, auf welche Website ich ging oder welche Broschüre ich mir verschaffen konnte. Trotzdem, selbst die vorsichtigen Schätzungen waren atemberaubend, weit mehr, als ich es mir je hatte träumen lassen: Auf 500 Personen kam eine mit einer autistischen Störung. Einige Quellen behaupteten sogar eine Häufigkeit von 1:150.

Die meisten Fachleute sind sich einig, dass beim Autismus eine genetische Komponente im Spiel ist, aber offenkundig stellt die Vererbung nur ein Puzzleteil unter vielen dar. Als ich meine Recherche im Jahr 1997 durchführte, spekulierten einige Experten über einen Zusammenhang zwischen genetischer Disposition und Umweltfaktoren. Die Umweltverschmutzung durch Pestizide und andere Chemikalien wurde als eine potenzielle Ursache unter anderen lebhaft diskutiert. Manchmal traten Autismusfälle in »Clustern« auf – in rätselhaften Häufungen von Fällen mit dieser Diagnose, insbesondere in bestimmten Regionen oder Städten.

Aus einem unbekannten Grund hat der Prozentsatz sehr kleiner autistischer Kinder dramatisch zugenommen. Zwischen 1965 und 1969 hatte nur ein Prozent dieser Gruppe eine autistische Störung. Bis 1994/95 war die Zahl jedoch auf 17 Prozent gestiegen. Einige Personen, vor allem in den Elternselbsthilfegruppen, sahen in den Schutzimpfungen eine mögliche Erklärung, und zwar aus einem zweifachen Grund: Zum einen erhalten Kinder zu viele Impfstoffe auf einmal und sind so bis zu drei Krankheitserregern pro Injektion ausgesetzt; und zum andern werden bisweilen mehrere Injektionen gleichzeitig verabreicht. Bestimmte Viren oder Krankheitserreger waren in diesem Kontext besonders verdächtig.

Ich las, dass viele Eltern in den Vereinigten Staaten wie auch in England über einen zeitlichen Zusammenhang zwischen dem Beginn der autistischen Symptome und der MMR-Schutzimpfung (Masern, Mumps, Röteln) berichteten, die in den Vereinigten Staaten zwischen dem zwölften und achtzehnten Lebensmonat erfolgt. Die Gegner der Schutzimpfungstheorie meinen indessen, dies sei nun einmal die Altersspanne, in der sich diese Störung erstmals manifestiert. Andere halten dagegen, dass seit dem Aufkommen der Schutzimpfungen die Spielart des Autismus, die mit achtzehn Monaten einsetzt und einst als selten galt, plötzlich erschreckend häufig auftrat, als sich die Impfmuster änderten. Die Elterngruppen und einige Forscher bleiben dabei, dass sowohl in den Vereinigten Staaten als auch in England zwischen der zunehmenden Verwendung von Impfstoffkombinationen und der Häufigkeitszunahme beim Autismus ein enger Zusammenhang bestehe, auch wenn die Kritiker den einschlägigen Studien Mängel nachsagen.

Bei den Schutzimpfungen kommt als weiterer Verursacher die Quecksilbervergiftung in Frage. Als ich recherchierte, stammte das Quecksilber aus dem Impfzusatz Thimerosal. Wenn ein Kind mehr als eine Impfung auf einmal erhielt, konnte die Quecksilberkonzentration – so argumentierten einige – sogar gefährlich ansteigen. Die Symptome der Quecksilbervergiftung und des Autismus – sensomotorische Störungen, Reaktionsverlangsamung, Entwicklungsverzögerungen – liegen beeindruckend nah beieinander.

Einer weiteren Theorie zufolge wurden autistische Symptome durch Nahrungsmittelunverträglichkeit verschlimmert, wenn nicht gar verursacht. Bis Juni 1997 hatte ich nur von einer einzigen Familie gehört, die bei ihren Kindern auf Weizen- und Milchprodukte verzichtete, im Juli wurden es mehr. Viele Eltern berichteten über eine deutliche Besserung. Drei Jahre später sollte Karyn Seroussi ihr viel beachtetes Buch *Unraveling the Mystery of Autism and Pervasive Developmental Disorder* veröffentlichen und darin ebendiesen Sachverhalt behandeln.

Da die Definition des Autismus immer weiter gefasst wurde, schien sich die Zunahme zum Teil auch damit erklären zu lassen. 1943, als der Begriff geprägt wurde, sah man in der Störung ein hartnäckiges, weitgehend nicht behandelbares psychisches Krankheitsbild, eine Verwandte der Schizophrenie. Unser Verständnis wurde fortwährend umgeschrieben. Jedes Mal, wenn das *Diagnostische und Statistische Manual Psychischer Störungen** der Amerikanischen Psychiatrischen Vereinigung (damals, und auch jetzt noch, in seiner vierten Auflage, DSM-IV)

* Göttingen/Bern/Toronto/Seattle: Hogrefe, Verl. für Psychologie, 2003.

revidiert wurde, hatte man den Umfang dessen, was zum Autismus zählte, erweitert. Im Allgemeinen und im klinischen Sprachgebrauch schloss das »autistische Spektrum« allmählich alles vom Autismus in seiner schwersten Ausprägung (gelegentlich als »Vollbild« oder »klassischer« Autismus bezeichnet) bis zu weniger schweren Formen wie der tief greifenden Entwicklungsstörung und dem Asperger-Syndrom ein. Einige ordneten auch die Aufmerksamkeitsdefizitstörung und andere Lernstörungen diesem Spektrum zu. In einer Lehrmeinung wird der Autismus mit einem bestimmten Persönlichkeitstyp in Verbindung gebracht – gemeint ist hier das Klischee des hochintelligenten, stark visuell veranlagten, an mechanischen Abläufen interessierten, assoziativen, jedoch hinsichtlich seiner Sozialkontakte und sprachlichen Fähigkeiten relativ unbegabten klassischen »Ingenieurs«.

Am anderen Ende des Spektrums stoßen wir auf Menschen, die in einem Dante'schen Albtraum weilen. Sie leben zwar unter uns, aber nicht mit uns zusammen; sie sprechen eine Sprache ohne Bedeutung oder führen ein Dasein ohne jegliches Sprachverständnis; ihre Welt ist eher von Gegenständen als von Menschen bevölkert. Manche beißen sich selbst oder andere, schreien aus keinem ersichtlichen Grund, haben unkontrollierbare Wutausbrüche, schlagen um sich, schlagen mit dem Kopf gegen die Wand, verhalten sich wie in Trance, schaukeln vor und zurück oder schwenken ihre Hände in unverständlichen Mustern in der Luft. Die schlimmeren Fälle gehen mit einer schweren geistigen Behinderung einher. Sogar in weniger schweren Fällen kommt es vor, dass autistische Kinder sich weigern oder außerstande sind, andere anzusehen, oder sie wiederholen zum Beispiel Sätze aus Disney-Filmen oder einzelne Fetzen aus Werbespots, offenbar ohne zu wissen, was sie von sich geben. Autistische Personen können auch zwanghafte Verhaltensweisen ausbilden, sich etwa auf eine Sache fixieren und sich weigern, diese wieder aus den Augen zu lassen – vielleicht starren sie einen Fleck auf dem Teppich an und reiben pausenlos darauf herum. Einige dieser Verhaltensweisen können zu schweren Verletzungen führen und die Betroffenen müssen in Einrichtungen untergebracht oder rund um die Uhr beaufsichtigt werden. Eine Frau, mit der ich mich unterhielt, erzählte, sie habe sich einen ganzen Sommer lang mit einem autistischen Mann beschäftigt, der in einem ärztlich betreuten Heim lebte und nur eine einzige Beschäftigung kannte: Er schlug von hinten auf seine Ohren, mit beiden Händen drosch er auf sie ein.

»Das war meine ganze Aufgabe«, sagte sie. »Den ganzen Sommer über … ihn davon abhalten, und er hörte überhaupt nicht damit auf. Er machte nichts anderes.«

»Warum haben Sie es ihn nicht einfach machen lassen?«, fragte ich naiv.

»Er wäre verblutet.«

Dawn kam einmal die Woche und widmete sich Walker, so lange ihre Zeit reichte. Wie Arlene blieb sie viel länger als vereinbart – verbrachte noch ihre Mittagspause bei uns und plauderte endlos, während Walker schlief.

Dawn war eine Unterhalterin, und wenn Walker schlief oder ausruhte, erzählte sie wie Scheherezade Geschichten. Sie handelten von ihrer langen Erfahrung mit autistischen und behinderten Kindern, von den merkwürdig schrulligen und verführerischen Verhaltensweisen und Persönlichkeiten autistischer Kinder, vom Geheimnis der Sinne und von der Schwerfälligkeit der Psychologen, wenn es darum ging, die Rolle der Überempfindlichkeit beim Autismus zu verstehen.

Stellen Sie sich ein fünfjähriges Mädchen vor, wie es ruhig in einem Zimmer sitzt. Urplötzlich schreit sie los. Sie wirft sich mit dem Kopf voraus auf den Boden und schlägt wild um sich. Die Kindergärtnerin glaubt, das Mädchen erleide einen schizophrenen Schub, und es müsse in seinem verrückten Bewusstsein etwas geben, das seinen Schmerz hervorruft. Solche Szenen kehren jahrelang regelmäßig wieder.

Eines Tages betritt jemand den Kesselraum neben dem Spielzimmer, in dem unser Kindergartenkind spielt. Der Boiler springt mit einem Klicken an und sendet ein tiefes Brummen aus. Plötzlich fängt das autistische Kind zu schreien an und zieht sich an den Haaren. Könnte der Boiler sein Verhalten erklären? Die Erzie-

herin schaltet ihn ab. Das Kind hört auf zu schreien. Sie schaltet ihn wieder ein: Das Kind schreit.

Es fand einmal eine Konferenz statt, auf der ein autistischer Junge sprechen sollte. Dawn und die übrigen Zuhörer waren angehalten worden, weder Parfüm oder Deodorant zu benutzen noch im großen Konferenzsaal Kaugummi zu kauen, damit die Überempfindlichkeit des jungen Redners geschont würden. Er wurde angekündigt und kam eilig in den Raum, ging aber nicht aufs Podium zu, sondern zum Sitzplatz eines Teilnehmers in der Mitte des Auditoriums.

»Können Sie bitte das Kaugummi aus dem Mund nehmen?«

Er brauchte den Kaugummi nicht zu sehen, seine geschärfte Sensibilität ließ ihn unverzüglich spüren, dass einer der Anwesenden Kaugummi kaute.

Dawn brachte mir bei, dass man die verheerenden Auswirkungen des Autismus nicht als eine Krankheit des Geistes oder der Seele ansehen sollte, sondern als Folgewirkung der Überempfindlichkeit und der sensorischen Verarbeitungsschwierigkeiten, um die sich in der frühen Kindheit niemand gekümmert hat.

Jetzt begreife ich, dass wir uns selbst nur durch die Augen der andern, durch ihre Reaktionen auf uns, kennen lernen können und wie wichtig es deshalb ist, dass man sich der Reaktionen der anderen bewusst wird. Rezeptoren, die nicht funktionieren, sind wie ein blinder Spiegel. Wir nehmen die Menschen nur unscharf wahr und infolgedessen auch uns selbst. Wenn solche Botschaften in beiden Richtungen immer wieder misslingen – die Sinnesempfindungen fehlinterpretiert werden und die Reaktionen verzerrt ausfallen –, wird das Kind zwangsläufig psychisch erkranken und weder sich selbst noch seine Welt deutlich und klar wahrnehmen. Sein Geist wächst vielleicht wie ein seltsamer Bonsai, aber nicht weil er es soll oder weil dies sein Zweck wäre, sondern weil das, was ihm seine Sinne von der Welt vermitteln, absonderlich ist. Je nachdem gibt die Sonne einen trüben oder viel zu grellen Schein. Die Pflanze ist zu sehr beschnitten. Sie wächst schön, aber seltsam.

Auf einer Tagung über Autismus hörte ich eine Geschichte, die ich hier, so gut ich sie erinnere, wiedergebe.

Ein Junge hörte Stimmen in seinen Ohren tönen, in seinem Kopf dröhnen, Stimmen, die über Alltägliches plapperten – »Ich hab deine Schlüssel nicht an mich genommen ...«, »Na bitte, sie lagen auf der Kommode ...«, »Nein, gib mir besser einen Apfel ...«. Er erzählte seiner Familie von diesen Stimmen, sprach sie nach, oft wortwörtlich. Der Junge wurde zu vielen Ärzten geschickt, als schizophren diagnostiziert, mehrfach medikamentös behandelt und schließlich in eine Einrichtung eingewiesen. Als er achtzehn Jahre alt war und wieder zu Hause lebte, artikulierte er eines Tages eine Folge von Sätzen. Da seine Mutter dies als Geräuschkulisse empfand, hörte sie kaum zu, ließ ihren Sohn mitten im Satz stehen und ging in den Hinterhof hinaus, um Wäsche aufzuhängen. Sowie sie sich dem Zaun näherte, hörte sie jedoch etwas Außergewöhnliches – sie hörte, wie zwei Frauen die zweite Hälfte des Gesprächs weiterführten, das ihr Sohn im Haus begonnen hatte.

Ärzte wurden zu Rate gezogen und die Diagnose abgeändert. Der Junge war weder geisteskrank, noch lebte er in einer imaginären Welt, denn die Stimmen gab es wirklich. Sie waren die ganze Zeit über real gewesen. All die Jahre hindurch hatte er Menschen sprechen hören, durch Zäune und durch Wände hindurch. Jetzt, da er nicht mehr als psychotisch galt, bezeichnete man ihn als »autistisch«.

Als ich die Frau, die diese Geschichte erzählt hatte, anrief und mich erkundigte, ob ich die Familie des Jungen befragen könnte, erzählte sie, es habe sich um eine zusammengesetzte, auf den Erfahrungen zweier Familien beruhende Geschichte gehandelt, mit deren autistischen Kindern sie gearbeitet habe. Die Familien seien extrem empfindlich, was die autistische Störung ihrer Kinder betrifft, deshalb habe sie die Einzelheiten verfremdet. Dennoch komme in dieser Darstellung, so beteuerte sie, das Erleben vieler autistischer Menschen wahrheitsgetreu zum Ausdruck. Sie handelt nicht von Geisteskrankheit, sondern von Hypersensibilität. Der beschriebene Junge litt nicht unter dem Problem mangelnden Kontakts zur Welt, sondern im Gegenteil:

Sein »psychotisches« Verhalten rührte paradoxerweise von etwas her, das wir als eine Überdosis des Faktischen, als ein Zuviel des Realen beschreiben könnten.

Hätte ein kleines Kind im Altertum oder im Mittelalter solche Stimmen nachgesprochen, hätte man wohl angenommen, es sei von bösen Geistern besessen. Im neunzehnten und im größten Teil des zwanzigsten Jahrhunderts hätte man solch ein Kind höchstwahrscheinlich für unheilbar gestört, nicht behandelbar und verrückt gehalten. Noch heute sind in manchen Winkeln dieser Erde solche tragischen Fehleinschätzungen gang und gäbe.

»Gibt es so etwas wie Autismus ohne sensorische Verarbeitungsstörung?«, fragte ich Dawn.

»Nicht dass ich wüsste«, erwiderte sie. Ich machte mich auf die Suche nach Autismusfällen ohne sensorische Störung und fand ebenfalls nichts. Die sensorische Verarbeitungsstörung, die Funktionsstörung der Sinne (die freilich nicht auf autistische Individuen beschränkt ist), gehörte so wesentlich zum autistischen Spektrum, dass offenkundig keine Fälle ohne sie bekannt waren.

»Was unternehmen Sie gegen Ihre Anspannung?«, fragte die Sozialarbeiterin. Sie saß Cliff und mir gegenüber auf dem Sofa. Er war extra wegen dieses Gesprächs von der Arbeit nach Hause gekommen. Ich wollte fragen, was sie von uns erwartete. »Meinen Sie, wir können einfach ein paar Bier hinter die Binde kippen«, sagte ich ihr in der Vorstellung, »uns bei den Wiederholungen von *I Love Lucy* kaputtlachen oder miteinander ins Heu gehen?« Aber ich schwieg. Stattdessen antwortete Cliff. Er sprach wehmütig über Dinge, die wir unternommen hatten, als ich mit Walker schwanger war, über Theaterbesuche und Spaziergänge in Wäldern, über Dinge, die er gerne mochte, Dinge, die wir seiner Meinung nach auch jetzt tun könnten. *Spazieren gehen? Das wäre, als ob man einem brennenden Haus den Rücken kehrt.*

Die Sozialarbeiterin stand auf Cliffs Seite. Sie war wohl beeindruckt, wie er sich bemühte, die schönen Seiten zu sehen, und ganz besonders angetan, als er Walker einen »großartigen kleinen Mann« nannte. Sie fand, wir sollten ins Theater und spazieren gehen. Aber wann? Da ich darauf beharrte, dass wir viel zu beschäftigt seien, wurde sie misstrauisch gegen mich, als ob ich auf eine List sinnen würde … aber wofür? Ich verstand das Ganze nicht und wurde wütend. Wie konnte Cliff sich so ungezwungen geben? (Ich brauchte ein paar Jahre, bis ich begriff, dass er sich nicht unterkriegen lassen und ein Gegengewicht gegen die Last, die ich auf mich lud, schaffen wollte – einen Ausgleich für das Gewicht meiner Innerlichkeit, der Horizontverengung, des Abgeschnittenseins von der Welt und das wahnsinnige, zwanghafte Bedürfnis, zu recherchieren.) Damals erschien mir Cliffs Verhalten jedoch nur als Verrat. Wenn er nicht auf meiner Seite stand, dann war er gegen mich, so schlussfolgerte ich, und anscheinend zu sehr auf die Arbeit, auf Häuser und aufs Geld fixiert. Ich wandte mich ab und sah auf den Teppich hinunter.

Die ganze Zeit über lag Walker auf dem Boden und übte seine Liegestütze.

»Ich kann mich nicht entspannen, wenn ich mir Sorgen mache«, sagte ich.

»Lassen Sie uns über Ihre Sorgen sprechen«, erwiderte sie.

»Arlene sagt zwar, es gehe voran, aber ich habe Angst, dass Walker Rückschritte machen wird. Es gibt eine Form des Autismus, bei der das der Fall ist.«

»Nein, die gibt es nicht«, sagte sie.

»Wie bitte?« Ich meinte mich verhört zu haben. »Natürlich gibt es die. Das passiert mit achtzehn Monaten.«

»Nein«, sagte sie. »Autismus ist und bleibt Autismus. Entweder hat man's oder man hat es nicht.«

Die Wände schienen immer näher zu rücken.

»Was wir wirklich brauchen, ist praktische Hilfe«, sagte ich schließlich und wechselte damit das Thema. »Könnten Sie uns helfen?«

»Wobei brauchen Sie Hilfe?«

»Ich brauche jemanden, der mir beim Telefonieren hilft, oder eine hilfreiche Hand, die mir Walker abnimmt, wenn ich Telefonate mache.«

»Wie ich sehe, macht Ihnen beim Telefonieren so schnell keiner was vor. Sie brauchen meine Hilfe nicht. Außerdem bin ich aus einem andern Grund gekommen.«

»Und der wäre?«

»Ich möchte mit Ihnen über Ihre Gefühle sprechen, wie Sie mit all dem fertig werden.«

Sie sah auf Walker hinunter. »Warum nehmen Sie ihn nicht hoch?«

»Ich möchte nicht, dass er überreizt wird.«

Sie sah mich zweifelnd an.

Glaubte sie, ich sei an Walkers Problemen schuld, weil ich ihn nicht richtig bemutterte? War es wirklich möglich, dass ich Walkers Problem verschuldet hatte?

Meine Gedanken schweiften ab, während die Sozialarbeiterin weiterredete. Hatte mir meine Mutter vor Jahren nicht einmal etwas von einem Autismus-Experten erzählt, der behauptete, dass die Mütter an dieser Störung schuld seien? Aber sein Name wollte mir nicht einfallen. Außer daran, dass er ein Institut in Chicago und ich vor Jahren im *New Yorker* einen Artikel von ihm gelesen hatte, erinnerte ich mich an nichts. Er war ein VIP unter den Psychologen und war sich dessen auch bewusst. *Wie hieß er bloß?*

Gegen Ende des Gesprächs kam Arlene zu Walkers Therapiestunde. Nachdem ich die Sozialarbeiterin verabschiedet hatte, verschwand ich für ein paar Minuten, während Arlene sich schon mit Walker beschäftigte.

Ich rief eine Suchmaschine auf und tippte alle Wörter ein, die mir dazu einfielen: »Mütter«, »Autismus«, »Verschulden«, »Schuld«, »Ursache«. Zwei Namen erschienen in mehreren Eintragungen, Bruno Bettelheim und Leo Kanner. Letzterer hatte offenbar alle seine Behauptungen, die die Mütter bezichtigten, widerrufen. Der andere Name war mir ziemlich geläufig. Meine Psychologieprofessoren beschworen ihn immer ganz ehrfürchtig, die Intellektuellen in den Kaffeehäusern dagegen wichtigtuerisch. Er war tatsächlich der Psychologe, dessen Artikel im New Yorker ich so bewundert hatte. Bettelheim war eine beeindruckende intellektuelle Erscheinung gewesen. Ich rief Cliff in seinem Büro an der University of Massachusetts an und bat ihn, jedes in diesem Zusammenhang wichtige Buch von Bettelheim in der Bibliothek auszuleihen. Er brachte *Die Geburt des Selbst: erfolgreiche Therapie autistischer Kinder** aus dem Jahr 1967 mit. Es lag schon tagelang auf der Küchentheke herum, bis ich eines Morgens darin blätterte, als ich eine Arztpraxis anrief und in die Warteschleife geschaltet war. Allem Anschein nach war es ein Wörterwust, ein schwerfälliger philosophischer Wälzer. Absatz um Absatz beschrieb Bettelheim kompliziert und ausgesprochen undurchsichtig die psychischen Feinheiten dessen, was passiert, wenn ein Baby an der Brust saugt. Beim Weiterblättern stieß ich auf eine Stelle, wo vom Groll einer Mutter und ihrem Todeswunsch gegenüber ihrem Kind die Rede war. Ich legte das Buch aus der Hand.

Tagelang verfiel ich ins Grübeln. Ich hatte Walker nie den Tod gewünscht. In Wirklichkeit kreisten meine Gedanken oft um eine »Mamatoto« genannte Vorstellung, die von den Suaheli stammt und mir in meiner Schwangerschaft begegnet war. Es handelt sich um ein Konzept, für das wir in unserer westlichen Kultur keine richtige Entsprechung haben – nämlich darum, dass Mutter und Kind eins sind. Sie atmen und ernähren sich zusammen. »Wie geht's Mamatoto?«, sagte Cliff gelegentlich, wenn er von der Arbeit heimkam. Ich weiß aber noch gut, dass alles finster wirkte, als ich mit Walker schwanger war. Bei Elizabeth war es ebenso gewesen. Schwanger sein bekam mir nicht. Eine Dunkelheit legte sich, wie ein Schleier, zwischen mich und die Sonne und folgte mir auf Schritt und Tritt. Damals faszinierte mich das Grauen. Meiner Meinung nach hing es irgendwie mit meiner Übelkeit zusammen, die fast die ganze Schwangerschaft hindurch bis weit über den Vormittag hinaus anhielt. So wie die Übelkeit kein Ende nahm, so blieb auch diese Düsternis, der Baldachin. Er bewegte sich wie ein schwarzer Son-

* Fischer Taschenbuch Verlag: Frankfurt am Main 1992.

nenschirm durch den Sommer, folgte mir, blieb mir auf den Fersen. Angezogen von dunklen Welten – spiegelte sich darin mein Unwohlsein wider? –, las ich Shelleys *Frankenstein* und Elie Wiesels *Die Nacht.* Jetzt fragte ich mich, ob ich meinem Sohn durch meine Shelley- und Wiesel-Lektüre irgendwie geschadet hatte. *Sind solche Gedanken rational? Wenn nicht, warum fühlen sie sich für mich so wirklich an? Warum schaut mich die Sozialarbeiterin an und kritzelt etwas in ihre Notizen? Traut sie mir nicht?*

In der Woche darauf saß ich abends wieder in dem Klassenzimmer mit anderen Eltern im Kreis. Broschüren wurden ausgeteilt. Ich sah die gleichen müden, sorgenvollen Augen, obschon einige Gesichter neu waren. Die gesprächige blonde Frau redete wieder schnell und laut durch den ganzen Raum. Ich betrachtete ein Faltblatt mit Kursen für soziales Lernen für autistische Kinder, während ich ihr zuhörte. Sie erzählte über ihren Sohn in der Schule, irgendetwas über ein Fußballspiel, und im nächsten Augenblick hörte ich: »Ja, er ist ein Schwindler. Wussten Sie das nicht? Vor ein paar Monaten stand es in der Zeitung. All das Zeug mit den schuldigen Müttern – so ein Quatsch.«

Ich spitzte die Ohren, ob sie wohl von Bettelheim sprach, aber da wurde die Veranstaltung eröffnet, und danach konnte ich mich nicht überwinden und sie ansprechen. *Könnte es sein, dass Bettelheim als Betrüger entlarvt worden war?* Ich ging wieder ins Internet. Dieses Mal tippte ich Bettelheim und Betrüger ein. Das Erste, was auf den Bildschirm sprang, war eine Rezension zweier neu erschienener Biografien.

Dank Cliffs Hilfe hielt ich bei Einbruch der Dunkelheit *The Creation of Dr. B.: A Biography of Bruno Bettelheim* in Händen.

Bettelheim, einer der charismatischsten und einflussreichsten Intellektuellen des zwanzigsten Jahrhunderts, war lange Zeit Schlüsselfigur in Sachen Autismus. Über dreißig Jahre lang standen die Konzeption und Behandlung des Autismus unter seinem Bann. Dieser brillante Österreicher, der anscheinend mit Hilfe von Bestechung aus einem deutschen Konzentrationslager freigekommen und in die USA gegangen war, hatte ein bezwingendes und fruchtbares literarischen Vorstellungsvermögen.

Bettelheim legte der Öffentlichkeit einen Lebenslauf mit diversen Verfälschungen vor – Unwahrheiten, die erst nach seinem Selbstmord im Jahr 1990 ans Licht kamen. Er behauptete zum Beispiel, er besitze drei Doktortitel, einen davon in Psychologie, dabei hatte er in Wirklichkeit bloß über »philosophische Ästhetik« promoviert. Er gab vor, ein autistisches Mädchen namens Patsy betreut zu haben. Aber sie war nicht autistisch. Außerdem behauptete er, Freud habe ihn umarmt, aber es gibt keine Beweise, dass sie sich je begegnet sind. Bettelheim überzeugte eine leichtgläubige Welt davon, dass er die Ursachen des Autismus kenne, weil er dasselbe Phänomen im Konzentrationslager beobachtet habe, bei Menschen, die in dieser »Extremsituation« den Rückzug nach innen angetreten hatten. In seinem folgenreichen Buch *Die Geburt des Selbst: erfolgreiche Therapie autistischer Kinder* schreibt er die Ursache des Autismus der lieblosen Mutter zu, die wünsche, ihr Kind möge nicht mehr am Leben sein, einer Verfolgerin, deren »schwarze Milch« (ein Bild aus Paul Celans Gedicht »Todesfuge« über Konzentrationslager) ihr Kind so bedrohe, dass ihm nichts anderes als der »autistische Rückzug« bleibe. Unter Bettelheim hatte der Ausdruck »Kühlschrank-Mutter« Konjunktur. Tragischerweise wird auch heute noch, wie ich hörte, in einigen Teilen der Welt die autistische Störung so erklärt.

Richard Pollak, der Autor der Bettelheim-Biografie, schreibt, dass eines der wichtigsten Bücher zur Rehabilitierung der Eltern von einem Vater mit einem autistischen Kind verfasst worden sei. Bernard Rimland, der Begründer und derzeitige Leiter des Instituts für Autismusforschung (Autism Research Institute), veröffentlichte 1964 ein Buch mit dem Titel *Infantile Autism: The Syndrome and its Implications for a Neural Theory of Behavior.* Bettelheim verwarf Rimlands Auffassung, dass der Autismus biologisch fundiert sei, aber Rimland wurde bestätigt. Später entdeckte ich, dass im Jahr 1975 der Neurologe Stephen Hauser, der damals in Harvard Medizin studierte, und Robert DeLong, damals Chefarzt der Abteilung für Neurologische Pädiatrie am Massachusetts General Hospital, Fehlbildungen in den Gehirnventrikeln autistischer Individuen festgestellt hatten.

Im Jahr 1983 sezierten die Neurologen Margaret Baumann und Thomas Kemper die Gehirne autistischer Personen und fanden Anomalien im Kleinhirn und im limbischen System.

Nachdem ich die Biografie über Bettelheim gelesen hatte, dachte ich einige Tage über die Sozialarbeiterin nach. Meiner Einschätzung nach war das, was sie dachte, für uns ohne Belang. Ich rief sie an und sagte ihr, ich wünschte ihre wöchentlichen Besuche nicht. Wir würden Walkers Umgebung so verändern, dass sie zu ihm passte – dessen war ich mir sicher –, sie so umgestalten, dass er lernen konnte. Auch Cliff, der unsere Freiheit ungern aufgab, war mit mir einig, dass wir Walkers Zeit außer Haus auf ein Minimum beschränken mussten, wenn er unterwegs nicht lernen konnte. *Aber was, wenn Walker überhaupt nicht lernte? Was, wenn er schließlich zu dem bedeutenden Prozentsatz derjenigen gehörte, die nicht lernen konnten? Wie dem auch sei, selbst wenn wir nichts für ihn tun konnten, verstand die Sozialarbeiterin denn gar nicht, was Kummer hieß? So schnell jedenfalls würden wir nicht zum Abschalten kommen.* In meinem Tagebuch steht eine rätselhafte Zeile: »Es gibt keine Bowlingbahnen auf der Schattenseite des Mondes.« Sie gehört zu jener Kategorie böser Gedichtverse, die ich in meinem Schreibunterricht gewöhnlich zu Papier brachte, aber ich entsinne mich noch an das Gefühl, das ihr zugrunde liegt. Es war meine Art, auszudrücken, wie sinnlos die Suche nach Vergnügen inmitten von Dunkelheit und quälender Sorge ist. Es war meine Art, die Tatsache zu rechtfertigen, dass ich mich nicht amüsieren und nicht umziehen wollte, so schnell nicht wieder ins Theater gehen oder auch nur in den Wäldern herumspazieren würde.

Teil IV

Durch eine Tür in der Wand

Die Sommertage vergingen und langsam, fast unmerklich zeichneten sich Emotionen auf Walkers Gesicht ab. Er lachte immer mehr. Der Schleier schien sich zu lüften. Er lächelte beständig und gewährte uns allen unerschrockenen Blickkontakt. Er wirkte geradezu übermütig, wie Teenager voller Freude und Albernheit – ein labiles, nicht ganz erlaubtes, unvermeidliches Vergnügen.

»Er macht einen so glücklichen Eindruck«, sagte ich einmal zu Arlene.

Sie antwortete nicht sofort.

»Das ist ein gutes Zeichen, nicht wahr?«

Arlene nickte, ja, es war gut. Aber sie senkte die Augen zu Boden und schluckte merkwürdig.

»Ist was?«, fragte ich.

»Bei Walkers Art von Regulationsstörung werden die Emotionen nicht miteinander integriert. Jetzt ist Folgendes passiert – die positiven Emotionen sind auf dem Schauplatz erschienen, aber eben nur die positiven.«

Walker lag auf dem Boden und betrachtete seine Hände.

»Sehen Sie mal«, sagte ich, »ist das nicht klasse.« Ich dachte, er betreibe jetzt Selbsterforschung.

»Ich weiß nicht, warum sie das machen«, sagte sie.

»Sie?«

»Kinder wie er.«

»Was soll daran nicht normal sein, wenn man sich die eigenen Hände anguckt?«

»Einige Leute glauben, dass sie Lichtstrahlen oder Farbstreifen über die Hand huschen sehen.«

Darleen Corbett schrieb am 24. Juni (als Walker achteinhalb Monate alt war) Folgendes in ihre Unterlagen:

»Es gab anhaltende Blickkontakt-Phasen, in denen ich das Gefühl hatte, dass er meine Tiefen begierig in sich aufnahm. … Obwohl er bei einem Guck-guck-Spiel Entzücken bekundete, finde ich, dass seine Reaktion beim Entdecken weniger auf einem innerlich empfundenen Vergnügen beruhte als auf meiner Aufmunterung, außerdem kam die Reaktion verzögert.

Er stößt an Oberflächen an, hat noch keine Mittelachse.

Hält er in jeder Hand einen Gegenstand, hat er das Verlangen, sie in den Mund zu stecken; sonderbarer Impuls, der anhält.

Nach wie vor starker Sog nach innen.«

Darleen Corbett bemerkte jenen »sonderbaren Impuls«, Gegenstände in den Mund zu nehmen. Natürlich haben die meisten Babys einen solchen Trieb, aber bei Walker war er von einer befremdlichen Intensität. Zeitweise war er so sehr mit Saugen beschäftigt, dass es uns kaum gelang, seine Aufmerksamkeit auf uns zu lenken. Er saugte jetzt ständig. Der Impuls war zwanghaft und kam ihm in die Quere. Er stand zwischen Walker und seiner Fähigkeit, sich weiterzuentwickeln, stand bisweilen zwischen ihm und seiner Fähigkeit, mit uns vertraut umzugehen. Wenn man ununterbrochen saugt, kann man nicht krabbeln und nicht laufen lernen. Und sprechen lernt man allemal nicht.

Trotzdem gaben Dawn, Arlene, Cliff und ich uns alle erdenkliche Mühe, ihn zu weiteren Fortschritten zu verführen. Und er strengte sich sogar noch mehr an. Er übte seine täglichen Liegestütze. Nach einer Woche konnte er sich selbst fünf Zentimeter über dem Boden und binnen einem Monat auf allen vieren aufrecht halten.

Nach zehnwöchiger Betreuung durch REACH stellte Walker Blickkontakt her, der Muskeltonus in seinem Oberkörper hatte sich gebessert, so dass er in einem hohen Kinderstuhl sitzen konnte und nicht mehr im Autositz auf den Küchentisch gestellt werden musste. Er plapperte wie die meisten Kinder seines Alters.

Trotzdem war er weit hinter einem typischen Baby zurückgeblieben, das in diesem Alter begierig im Haus herumkrabbelt, nach allem greift und sich vielleicht schon auf die Beine stellt;

ein paar frühreife würden sogar schon erste Gehversuche wagen.

Schließlich machte sich der Neurologe ein Bild von Walker. Er maß seinen Kopfumfang und beobachtete ihn. Walker reagierte auf ihn, lächelte und auch ein kurzer Blickkontakt fand statt. Der Neurologe wollte sich nicht festlegen, ob Walker autistisch sei oder nicht, und schlug uns vor, eine Psychologin im Krankenhaus zu konsultieren.

Wir suchten sie ein paar Tage später auf. Sie testete Walkers motorische und kognitive Fähigkeiten. Ihrer Ansicht nach war er intelligent. Sie hielt ihn zehn Minuten lang in der Nähe eines Aussichtsfensters im Arm, beobachtete ihn konzentriert, während sie seinen Körper in unterschiedliche Stellungen brachte und dabei raffiniert seine Ausrichtung zum Fenster abwandelte. Jedes Mal war Walker der Kompass und wandte seinen Blick dem Licht zu. Nicht ein einziges Mal sah er die Psychologin länger als eine flüchtige Sekunde aus der Nähe an. Seine Augen blickten stets zum Fenster hin.

Auch sie glaubte, dass es für eine Diagnose noch zu früh sei.

Dawn, die ich zwei Tage später traf, war über die Antworten der Kliniker tief beunruhigt. Sie wusste aus ihrer Berufserfahrung, dass das Abwarten, bis die Symptome deutlicher wurden, Gift für das Kind war. Das sprach sie zwar nicht aus, aber ich spürte, dass »Abwarten« ihrer Meinung nach das Gleiche war, als ob man sein Baby aufs Dach krabbeln lassen und »abwarten« würde, was passiert. Hatten die Psychologin und der Neurologe denn nicht bedacht, dass wir uns in den vergangenen zehn Wochen intensiv in Walkers Entwicklung eingemischt hatten? Selbstverständlich konnte er jetzt besser Blickkontakt herstellen. Ihn so weit zu bringen war noch verhältnismäßig einfach. Über fünfzehn Jahre Berufserfahrung hatten Dawn gelehrt, dass sich sogar relativ subtile Anzeichen bei Babys und Kleinkindern später als Autismus entpuppen können. Sie blieb bei ihrer Meinung, dass wir uns in einem Wettlauf mit der Zeit befänden. »Was bei einem Baby kaum ins Gewicht fällt, könnte bei einem Kleinkind schon sehr bedenklich sein und bei einem Schulkind verheerend«, sagte Dawn. »In meinem Beruf bin ich mit vielen

Babys zusammengekommen, bei denen weder die Eltern noch die Ärzte die ersten Anzeichen bemerkt hatten, bis dann manchmal erst Jahre später die Diagnose gestellt wurde. Warum nicht frühzeitig etwas unternehmen und damit die Diagnose möglichst abwenden oder zumindest ihre Schwere mindern?«

Ich konnte ihr nicht ganz folgen. »Wie sind Sie denn an diese Babys rangekommen?«

»Das waren die Geschwister meiner Klienten.«

Später sagte sie mir, dass die Kinderärzte in Amerika in ihrer Ausbildung nicht genug über die kindliche Entwicklung lernen, um nach dieser Störung ein Screening erfolgreich durchführen zu können.

»Was ist mit dem Neurologen?«, fragte ich. »Der Mann ist doch Experte für die Arbeitsweise und die Erkrankungen des Gehirns.«

»Unglücklicherweise«, sagte Dawn, »sind die Neurologen Generalisten.«

Sie erzählte außerdem, sie habe die Autismus-Beschreibung im DSM-IV lange Zeit für eine Beschreibung der Störung in ihren fortgeschritteneren Stadien gehalten, bei der versäumt worden sei, angemessen darzustellen oder auch nur anzumerken, wie sich Autismus in früheren Stadien äußert. Wie auch immer man Walkers Problem bezeichnete, sie glaubte, dass man ihn binnen Jahresfrist mit Sicherheit als autistisch diagnostizieren würde, wenn wir nicht handeln würden, und zwar unverzüglich.

Durch einen glücklichen Zufall war Dawn auch für Dinge gerüstet, die aus dem üblichen Rahmen ihrer Tätigkeit herausfielen. Drei Monate, bevor sie zu Walker kam, hatte sie einen Artikel von Stanley Greenspan und seiner Kollegin Serena Wieder in der Zeitschrift *Zero to Three* gelesen, in dem ein neuartiger Behandlungsansatz für Kleinkinder und Babys mit autistischen Symptomen skizziert wurde. Sie war fasziniert und aufgeregt.

Eines Tages kam sie mit einem weiteren Artikel zu mir. Es war ein kurz vor der Veröffentlichung stehender Entwurf einer »tabellarischen Übersicht« über 200 autistische Patienten von Greenspan. Sie erklärte mir, Stanley Greenspan sei ein für seine

Arbeit auf dem Gebiet der kindlichen Entwicklung bekannter Kinderpsychiater. Er hatte sich sechzehn Jahre lang mit diesem Thema am National Institute of Mental Health (NIMH) beschäftigt. Aus dieser Arbeit erwuchs eine neue Auffassung der emotionalen Entwicklung, für die er den Ittleson-Preis, die höchste Auszeichnung der Amerikanischen Psychiatrischen Vereinigung für Forschungen im Bereich der Kinderpsychiatrie, erhielt. Während seiner Zeit am NIMH erarbeitete Greenspan differenzierte Kriterien für das Verständnis und die Definition der emotionalen Reife und begann die einzelnen Phasen aufzuzeichnen. Er verwendete neueste Forschungsergebnisse über die Art, wie Babys und Kleinkinder die enorme Menge an Sinnesinformationen, mit der sie tagtäglich konfrontiert sind, »verarbeiten«. Auf der Grundlage seiner Erkenntnisse entwarf Greenspan ein Therapiemodell, das Kindern mit einer Vielzahl von Problemen helfen sollte. Er nannte es D.I.R (developmental, individual-difference, relationship-based model – an Entwicklung, individuellen Unterschieden und Beziehung orientiertes Modell) oder – etwas ungezwungener – »Bodenzeit«. (Ein Jahr, nachdem Dawn durch Artikel auf Greenspans Arbeit aufmerksam geworden war, machte er seinen Ansatz in seinem 1998 erschienenen Buch *Mein Kind lernt anders. Ein Handbuch zur Begleitung förderbedürftiger Kinder** der Öffentlichkeit bekannt.)

Bodenzeit war ohne Beteiligung der Eltern undenkbar. Obwohl die Methode Beziehung, Spaß und Freude in den Vordergrund rückte, bezog sie ihre Stärke aus der Fähigkeit der Eltern, ihr beeinträchtigtes Kind dazu zu verlocken, auf immer höheren Aufmerksamkeits-, kognitiven und motorischen Funktionsniveaus zu agieren – viel höheren, als das Kind sonst bei seiner Disposition erreicht hätte. Sie war auf die besonderen Defizite und Stärken eines Kindes zugeschnitten und so konzipiert, dass sich ihr Umfang, sobald das Kind ein paar Sprossen auf der Entwicklungsleiter hinaufkletterte, entsprechend erweiterte.

Der Artikel, den mir Dawn mitbrachte, berichtete über so überraschend positive Ergebnisse, dass ich ins Staunen geriet.

---

* Düsseldorf, Zürich: Walter, 2001.

Greenspan hatte über 50 Prozent seiner 200 Patienten helfen können, voll funktionierende – liebevolle, engagierte, interaktive, verbale und kreative – Kinder zu werden. Weitere 30 Prozent machten einen bedeutenden Fortschritt. Damit die Kinder diese unerwarteten Funktionsniveaus erreichen konnten, hatte er ein umfassendes Programm zusammengestellt, zu dem Beschäftigungstherapie, Sprachtherapie und Bodenzeit gehörten. Die Behandlung sah vor, dass das Kind auf seine Eltern oder Therapeuten auf eine bestimmte Weise reagierte, die Greenspan »Kommunikationskreise« nannte. Ein solcher wird eröffnet, wenn eine Person das Kind zu beteiligen sucht, und geschlossen, wenn sie eine Reaktion erhält. Jemand lächelt und das Baby lächelt zurück: ein Kreis. Er reicht dem Baby ein Spielzeug und das Baby gibt es zurück: zwei Kreise.

Die wichtige Frage für Greenspan war indes, wie hoch ein »förderbedürftiges« Kind auf der Entwicklungsleiter hinaufklettern könnte.

Ich rief Greenspan an, der, obwohl notorisch ausgebucht, darauf brannte, unseren Sohn zu behandeln, weil Walker noch so jung war – damals neun Monate alt. Zwei Monate später erhielt ich einen Anruf von Greenspans Assistentin Sarah.

»Jemand hat abgesagt«, sagte Sarah.

»Aber ich dachte, die Wartezeit beträgt ein Jahr.«

»Jetzt sind Sie früher dran. Sie können zu drei oder vier Sitzungen kommen«, sagte sie.

»Drei oder vier?«

»Weil Sie so weit weg wohnen. Dr. Greenspan braucht drei Stunden, um Ihren Sohn zu beurteilen.«

Ich legte auf und fühlte mich mutlos. Drei oder vier Sitzungen bei einem berühmten Psychiater konnten wir uns keinesfalls leisten. Außerdem würde uns die Anreise zu seiner Praxis in Bethesda, Maryland, einschließlich Flugpreis und Mietwagen, bereits rund 1.500 Dollar kosten. Konnten wir uns solche Scherze erlauben?

Nichtsdestoweniger spürte ich einen inneren Drang, es zu ermöglichen. Vielleicht könnten wir das Geld borgen oder auf Kreditkarte Schulden machen.

Cliff sorgte sich mehr als ich, und ich war drauf und dran, den Termin abzusagen, als ich bei der Versicherung anrief. Zu meiner Überraschung hörte ich, dass wir abgesichert waren. Ihr Beitrag würde sich auf 50 Prozent von Greenspans Honorar belaufen.

Wir fuhren auf einem Kiesweg, der um ein Eichenwäldchen herumführte, vor Greenspans großem Haus vor, gingen in der Nähe der Tennisplätze um die Rückseite des Gebäudes und warteten auf einer eingefassten Veranda. Er führte uns in ein geräumiges, gemütliches Zimmer mit abgetretenen Teppichen, alten Stühlen und Sofas, mit Papier- und Bücherstapeln und überall verstreuten Spielsachen.

Greenspan beugte sich über Walkers Krankenakten und studierte sie eingehend, dabei hielt er seine Brille, wie wenn sie ein Vergrößerungsglas wäre. Er stellte Fragen und machte, über das Papier gebeugt, zahlreiche Notizen. Ab und zu schaute er auf und beobachtete das Baby auf dem Fußboden. Ich ließ ihn nicht aus den Augen, war ich doch immer gespannt, ob ich nicht in fremden Augen ein Fenster gespiegelt fände, das sich zu Walker öffnete. In Greenspans Augen konnte ich zwar nichts über Walker lesen, aber dieser Arzt gefiel mir. Er war ein hoch gewachsener Mann mittleren Alters, der schon ein wenig kahl wurde und ein blaues Sporthemd und eine Khakihose trug. Seine glatte Gesichtshaut und die sanftmütigen Augen erweckten den Eindruck, er sei soeben erst aufgewacht. Ich hatte die Empfindung, dass dieser Mensch im Laufe der Jahre immer sanfter geworden war – entgegen dem landläufigen umgekehrten Verlauf. Greenspan stand auf und verschwand durch eine Holztür, die zunächst als solche gar nicht zu erkennen war, weil sie zur getäfelten Wand zu gehören schien. Ich blickte zu Cliff hinüber, dann beobachtete ich Walker. Wir waren seit Mai ein ganzes Stück vorangekommen, hatten es geschafft, ihn zeitweilig von den verführerischen Sirenen wegzulocken, die ihn aus seinem Innern zu sich winkten.

Wegen seiner Appetitlosigkeit war Walker schwach, aber er lernte sich fortzubewegen. Zuerst war er gekrochen, dann gekrabbelt. Elizabeth und ich hatten bei einem Altpapiercontainer in der Nähe des Smith College leere Kartons gefunden und einen Parcours für ihn gebaut. Er kroch durch einen Karton in den nächsten. Als er ein wenig mehr zu Kräften gekommen war, legten wir Kissen, Materialien mit unterschiedlichen Oberflächen, Plüschtiere, Bälle und Decken hinein, die er aus dem Weg räumen musste. Cliffs Schwester Susan hatte Walker ein paar Plastikbecher geschenkt, die sich stapeln ließen. Elizabeth, Cliff und ich bauten Türme und lockten Walker zu ihnen heran. Er lernte, wie viel Spaß es bereitete, wenn er sie über den Haufen warf – er kroch auf die Türme zu und stieß sie um. Das Geräusch, wenn sie einstürzten, war überhaupt kein Problem. *Nahm seine Empfindlichkeit ab?*

Cliff und ich waren an dem Tag, an dem wir in die Vorortgegend von Washington, D. C., kamen, um Greenspan zu treffen, in heiterer Stimmung. Am Vormittag hatten wir noch in einem Café gesessen, in dem Walker über meine Schulter hing, zu einer Frau am Nachbartisch hinübersah und sie anlächelte. Es erfüllte uns mit Stolz, dass Walker andere anlächeln, dass er krabbeln konnte und es uns gelungen war, ihm ein paar einfache Spiele beizubringen. Er starrte nicht mehr so oft ins Licht. Aber jetzt entging mir nicht, dass Walker in Greenspans Behandlungszimmer, in dieser neuen Umgebung, seine Not hatte, sich zurechtzufinden. Normalerweise würde ein beinah einjähriges Kind (er war damals elf Monate alt) den neuen Ort erkunden, aber bei ihm war es anders. In seinem Geist oder seiner Aufmerksamkeit schien es nur wenig Raum für das Neue – das Spielzeug, das Fenster oder das lose herumliegende Papier – zu geben. Stattdessen war er vollauf damit beschäftigt, mit dem enormen Gewicht des Neuen fertig zu werden und etwas über die Lage seines Körpers im Raum in Erfahrung zu bringen. Er schaukelte mit dem Kopf vor und zurück, vor und zurück. Er strengte sich an, seinen Körper unter Kontrolle zu behalten, und seine Arme fuchtelten in der Luft herum.

Ein zartes Lichtmuster fiel auf die orientalischen Teppiche

auf Greenspans Boden, doch er nahm weder das Licht noch den Teppich zur Kenntnis.

Greenspan kehrte durch die unauffällige Tür in der Wand zurück, nahm Platz, griff nach einer Videokamera, legte eine neue Filmkassette ein und schlug freundlich vor, einer von uns möge sich auf den Fußboden begeben.

»Der Vater zuerst?« Er sah Cliff an.

Cliff setzte sich auf den Boden und fing an, mit Walker zu spielen. Er wollte mit ihm interagieren, aber Walker blieb weitgehend im Sumpf seiner eigenen Welt stecken. Er nahm ein Bauklötzchen in die Hand und stieß damit gegen Cliffs Bauklötzchen, dann krabbelte er weg und spielte allein weiter. Nach ein paar Minuten, in denen Cliff Walker einholen wollte, kroch er wie wild geworden zu den Kanten der Teppiche. An den Seiten, wo sich das Gewebe auflöste, lagen lange weiße Fäden. Er stürzte sich auf sie, schnappte sie sich und lutschte an seinem Daumen.

»Jetzt die Mutter«, sagte Greenspan und bat mich auf den Boden. Ich ließ mich dort nieder und wollte voller Eifer vorführen, was Arlene und Dawn mir beigebracht hatten. Walker war freilich schwer zu erreichen.

Ich gab mir große Mühe, ihn von den Teppichfasern wegzulocken. Aber je müder Walker wurde, desto begieriger zog er an den Fäden und spielte damit. Dabei berührte er auch seine Oberlippe.

Dessen ungeachtet kamen Walker und ich voran. Wir spielten zusammen Rudern. Vor Greenspans Augen schaukelten wir zurück und vor, und nach jedem Zyklus hielt ich, wie ich es von Arlene gelernt hatte, kurz inne, so lange, bis Walker von sich aus weiterschaukelte und mir zeigte, dass er mehr wollte.

Dr. Greenspan freute sich, dass Walker immerhin ein wenig bei der Sache war, dass er über den Boden kriechen und unseren Turm aus Plastikbechern umwerfen konnte, aber ihm ging es um mehr. Er lenkte unser Augenmerk auf die Tatsache, dass Walkers Probleme weniger mit den Spielsachen, sondern eher im Zusammenhang mit Menschen gelöst werden sollten. Im Grunde müsste Walker uns ununterbrochen anschauen und lachen. »Es gibt mehrere Ebenen, von denen aus wir uns der Sache nähern müssen. Sie möchten jetzt ein Stadium erreichen, in dem Ihr Spiel lebendiger und heftiger wird. Machen Sie also eine lustige und vergnügliche Angelegenheit daraus. Aber ebenso möchten Sie den Rhythmus beschleunigen«, sagte er. »Wir wollen verhindern, dass Pausen entstehen.« Greenspan erklärte, dass wir Walker ununterbrochen in Fluss halten sollten. Wenn wir einen Laut äußerten, musste er ebenfalls einen von sich geben – das ist ein Kreis. Wir lachen, er lacht – das ist ein weiterer Kreis.

Der springende Punkt war folgender: Es war nicht bloß eine Frage des Reagierens und Konzentriertbleibens. *Es musste um Menschen gehen.* Es musste sich in erster Linie um *uns* drehen.

»Nein, nein, nein!«, rief Greenspan zu mir herüber. »Jetzt haben Sie ihn verloren.«

Cliff kehrte auf den Boden zurück und machte den Eindruck, als denke er einen Moment lang über dieses Konzept nach … *durch* Menschen spielen … dass Menschen Vorrang vor den Gegenständen haben … streckte sich dann aus und setzte sich die Plastikbecher auf die Augen.

»Jetzt sagen Sie ihm: ›Wetten, dass du die nicht kriegst!‹«, erklärte Greenspan.

Ich schaltete mich wie ein Zuschauer beim Pferderennen begeistert ein: »Hol sie dir, Walker.«

Greenspan drehte sich zu mir um. Er war immer noch derselbe freundliche Mann mit den leicht schläfrigen Augen, doch jetzt nahm ich auch etwas Grimmiges und Unerbittliches wahr. Er wurde nüchtern, ernst, ermahnend und stellte klar, dass ich so etwas nie tun dürfe. Nie. Ich sollte Acht geben, dass ich Walker nicht vorsagte, was er zu tun habe. »Inspirieren Sie ihn lieber. Keiner gibt einem Romancier vor, was er schreiben soll – man muss inspiriert werden. Klar?«, sagte er.

Cliff versteckte sich hinter einem Stück Pappe. Walker lächelte. Cliff lugte hervor.

»Jetzt sorgen Sie dafür, dass er mitmacht!«, rief Greenspan neckisch. »Bringen Sie ihn so weit, dass er den Karton wegzieht!« Walker zerrte. Cliff versteckte sich aufs Neue dahinter.

Walker zog wieder. Jetzt steckte sich Cliff einen Dinosaurier in den Mund und Walker schnappte ihn sich.

»Verstecken Sie ihn in Ihrer Hand«, wies Greenspan Cliff sofort an. »Fragen Sie ihn ›Wo ist denn der Dinosaurier?‹«, sagte Greenspan aufmunternd.

Cliff ließ ihn schleunigst unter seinen Beinen verschwinden.

»Jetzt umschließen Sie ihn mit der einen Hand und tun so, als sei er in der andern.«

Im Nu fand Walker den Dinosaurier.

»Jetzt kommen Sie so richtig in Fahrt«, sagte Greenspan.

Die dreistündige Sitzung verlief in diesem Stil. Jedes Mal, wenn Walker unter Beweis stellte, dass er etwas konnte, brachte Greenspan uns ins Schwitzen, um ihn noch einen Schritt weiter gehen zu lassen.

Als ich an der Reihe war, wurden sogar die alten Spiele, das »Turm-Spiel«, zur Herausforderung. Walker wirkte müde auf mich und durchdrungen vom Wunsch nach Ruhe. Dauernd machten mir die Teppichfäden, die ihn verhexten, einen Strich durch die Rechnung. Walker packte sie und saugte und schien sich selbst in einen Wirbel hineinzusteigern, in eine nur ihm vorbehaltene Welt, in der wir nicht vorkamen. Offenbar war er unerreichbar. Ich sah, dass Walker erschöpft war, vermutlich mehr denn je. Arlene hatte mir beigebracht, wie ich solche Zeichen lesen konnte, Greenspan hingegen schien sie jetzt zu ignorieren.

Er nahm Walkers Müdigkeit aber durchaus wahr, denn er sagte: »Fragen Sie ihn: ›Müde, mein Freundchen?‹ (Er sprach nach Art einer Zeichentrickfilm-Maus.) ›Gleich leg ich mich auf dein Bäuchlein.‹«

Ich sagte es, ich sprach nach, was der Doktor von sich gegeben hatte, ebenfalls mit der Trickfilm-Stimme, und legte mich auf Walkers Bäuchlein. Walker stieß mich weg. Ich tat es wieder und er schubste erneut – dieses Mal lachte er dabei. Und ich lachte mit.

»Du bist aber ein guter Kicker«, sagte ich und ging ganz in diesem Moment gemeinsamer Freude auf, stieß an seine Beine und lachte. Walker lachte abermals, kickte nach mir und zog an meinen Haaren. Urplötzlich rang er sich zu vollkommener Aufmerksamkeit durch, seine Körperhaltung war fest und er reckte die Arme hoch. Ich hatte geglaubt, er sei müde, zu empfindlich. Jetzt erkannte ich ihn kaum wieder, er war bereit zu handeln.

»Sehen Sie das?«, sagte Greenspan. »Sie gehen von einer einfachen Sache aus wie eben, als Sie ihn zum Ausruhen hinlegten, ihn passiv niederlegten, und verwandeln es in ein Spiel und warten ab, was er daraus macht. Er rafft sich auf und möchte weiterspielen.« Ich hatte Walker bisher sein irres Lachen lachen hören, jetzt aber zeigte er eine ganz ungewohnte Freude.

Nach zwei Stunden waren Cliff und ich erschöpft, aber in Greenspans Augen hatten wir noch nicht genug geleistet. Walker sollte mit mir Auswählen spielen. Er hatte bemerkt, dass Walker es genossen hatte, als ich seine Arme schwungvoll zurück und wieder vor bewegte.

»Mutter, nehmen Sie doch vor Walker Platz«, schlug er vor. »Jetzt zeigen Sie ihm Ihre Hände; halten Sie sie hoch. Sagen Sie ihm, diese hier spielt ein ›Vor-und-zurück-Spiel‹. (Er zeigte auf seine Rechte und ließ seinen Kopf nach vorn und nach hinten kippen.) Und bei der andern sagen Sie ihm, die wird ein ›Kuss‹.« (Er zeigte auf seine Linke.) »Welches Spiel möchte Walker denn gern spielen? Jetzt versuchen Sie es möglichst lebendig und lustig zu machen.« Greenspan soufflierte in den höchsten Tönen, so wie ein Clown bei einem Kindergeburtstag: »Berühr meine Hand, Kumpel. Welche willst du?«

(Mit elf Monaten soll er eine Wahl treffen?, dachte ich bei mir.)

Walker begann nun, meine Hände zu berühren, allerdings hatte ich nicht das Gefühl, dass er die Spielregeln vollständig begriffen hatte. Ich tat mein Bestes, mehr als je zuvor in meinem Leben, küsste ihn, wenn er die eine Hand anfasste, ermunterte ihn zum Weiterspielen und ließ seine Arme schnell rück- und vorwärts schwingen. Sein Körper bewegte sich vergnügt mit. Ich weiß nicht, ob er selbst merkte, dass er unentwegt auswählte. Wie dem auch sei, er war bei mir.

Am Abend nach dem Termin saßen Cliff und ich mit Walker in einem Restaurant. Walker müsse aktiv werden und das, was er wolle, auch umsetzen, und es sei unsere Aufgabe, ihn so weit zu bringen, hatte Greenspan uns mitgeteilt. »Sie müssen zum Schalter werden, der alles, was er will, passieren lässt.«

»Diesen Becher kriegst du«, sagte ich, »wenn du meinen Finger drückst.« Walker rührte sich nicht. Wir waren uns nicht einmal sicher, ob er intelligent genug war, um uns zu verstehen. Ich sagte es noch einmal.

Doch der Junge, der zuvor noch nie auf eine verbale Bitte reagiert hatte, kam mit seiner Hand zu meiner und drückte sie.

Eine Herausforderung, ein Spiel, eine Berufung, eine Strafe

Wir flogen nach Hartford, holten Elizabeth bei ihren Großeltern ab und fuhren noch am selben Tag nach Hause. Am nächsten Morgen um zehn kam Dawn. Sie brannte darauf, das Videoband der Sitzung bei Greenspan zu sehen.

Wir schauten uns einen Teil davon gemeinsam an. Dawn musste bei der Stelle lachen, als ich verzweifelt alle Hebel in Bewegung setzte, um Walker zu animieren, dass er eine meiner Hände und damit ein Spiel »auswählte«. Nach ein paar Minuten schlug ich vor, ihr »Bodenzeit« beizubringen, und zwar im Greenspan-Stil. Alles, was ich wusste, hatte mir Dawn in den letzten Wochen beigebracht. Jetzt war ich an der Reihe. Dawn hielt einen Plastikball mit Noppen über Walker.

»Nein«, korrigierte ich. »Zu nah. Halten Sie ihn höher!«

»Möchtest du den?«, fragte sie ihn.

»Ihre Stimme muss aufregender klingen«, sagte ich. »Schalten Sie sie rauf!« Sie kniete sich hin und brachte sie auf Touren.

»Wie wär's damit, willst du den?« fragte sie mit lauter werdender Stimme. Langsam kam Leben in Walker. Ich ermunterte Dawn, ihre Reaktionszeit zu beschleunigen, keine Sekunde verstreichen zu lassen, ohne den Faden weiterzuspinnen, ohne Walker zu verlocken, einzuladen und vergnügt und verführerisch zu quieksen. Ein paar Minuten lang interagierten die beiden in einem ununterbrochenen Fluss. Nach fünf Minuten Bodenzeit sah Dawn mit zerzausten Haaren zu mir herauf. »Meine Güte«, sagte sie und lachte herzhaft – offenbar war es nicht mehr nötig, Walker vor unserer Lautstärke zu schützen. Es war, als ob sich sein sensorisches System durch diese einmalige Begegnung verändert hätte. Plötzlich schien er in bestimmten Bereichen hyposensibel zu sein, nach Stimulierung zu hungern und imstande, sie anzunehmen (obgleich er natürlich in vieler

Hinsicht ein hypersensibles Kind blieb). »Was würde wohl passieren, wenn man dasselbe mit einem normalen Kind anstellen würde?« fragte Dawn, die sich noch immer ihre Ponyfransen aus dem Gesicht pustete. »Mit zwölf würde es Harvard unsicher machen!«

Es war ein großer Augenblick für mich. Dawn und ich waren zusammen und probierten etwas Neues aus. Ich kam mir zwar komisch vor – *ich brachte ihr etwas bei* –, doch Dawn machte es mir mit ihrem Humor leicht. Lächerlich fand ich's, aber auch wunderbar. Das ist es also? Darum geht es bei der Bodenzeit. Dawn lockte seit nunmehr fünfzehn Jahren Kinder aus ihrer inneren Welt fort und half ihnen, besser zu funktionieren und zu interagieren. Viele ihrer Schützlinge hatten große Fortschritte gemacht (ich vermute, sie hat eine natürliche Begabung dafür – Einfühlungsvermögen, intellektuelle Neugierde, einen kindlichen Humor und Charme), aber sie war jedes Mal an deren Grenzen gestoßen. Immerzu lautete die Frage, wie man diese Grenzen verschieben könnte. Es war scheinbar nicht möglich, mit ihnen Lichtgeschwindigkeit zu erreichen. Viele autistische Kinder hatten bei ihren eigenen Eltern ein tiefes Gefühl der Vertrautheit, aber genau da hörte auch oft die Vertrautheit schon wieder auf – der Rest der Welt blieb ausgeschlossen, als ob die Kinder in einer andern Sprache, einer Privatsprache, aufgewachsen wären.

Dawn hatte sich aus Artikeln und Büchern informiert, dass die Bodenzeit bei rund der Hälfte von Greenspans Fällen zu einem vollen Erfolg führen konnte; sie war im Bilde, dass es sich bei der Bodenzeit um etwas »Intensives« handelte und dass sie umfassend, effizient sein und alle Bedürfnisse des Kindes zu einem Bündel zusammenschnüren musste – seinen Bewegungsdrang, sein Bedürfnis nach Empfindungen, nach sprachlichem Ausdruck. Allerdings hatte sie keine rechte Vorstellung vom Geist der Bodenzeit, von ihrem Tempo und ihrer Energie, die den Büchern nicht zu entnehmen waren. Uns beiden kam jetzt zu Bewusstsein, dass wir eine stärkere Dynamik entwickeln müssten, als wir es uns ausgemalt hatten. Ich war zu vorsichtig gewesen, war voller Widerstreben und voller Angst vor Walkers

Empfindlichkeit, um mich auf eine solche Dynamik einlassen zu können. Aber es führte kein Weg daran vorbei. Wir hatten die Latte zu niedrig gelegt und den Rhythmus nicht gefunden. Arlene und Dawn hatten mir beigebracht, dass die Bodenzeit so sanft wie ein langsamer Tanz vonstatten gehen müsse – was ja tatsächlich angebracht war, als Walker sechs Monate war. Dennoch hatten wir in den vergangenen Wochen, ohne dass ich es merkte, unsere Gangart beschleunigt. Wir hatten mit Walker mehr »getanzt« und uns unseren Weg durch Geben und Nehmen im Walzerschritt gebahnt. Doch jetzt erkannte ich, welche Macht, welche Stoßkraft der Bodenzeit innewohnte, dass sie im Grunde genommen ein nicht abreißendes Experimentieren war, immer wieder Neues ausprobieren wollte – neue Frequenzen, neue Geschwindigkeiten, neue Blickwinkel. Für Walker war die Bodenzeit kein Walzer. Für ihn war die Bodenzeit Swing, sie war Rap. Sie war Rap mit einem Feuerwerk.

Ich sah hinab zu Dawn, die mit Walkers Füßen spielte, ein Spiel aus dem Stegreif, das ihn offenbar gefangen nahm. Dawn ermunterte ihn, forderte ihn auf, zu zeigen, dass er mehr verlangte. Ich ließ mich auf der Stelle nieder, schloss mich ihnen an, ich fand, ich könne unmöglich abseits bleiben. Ich hielt ein elektronisches Spielzeug mit vielen farbigen Knöpfen in die Luft. »Wie wär's damit, Kumpel?«, äffte ich spielerisch Greenspan nach. »Also, dafür musst du schon meinen Finger drücken.«

Walker rührte sich nicht.

Ich steigerte die Erregung in meiner Stimme. »Willst du's? Willst du's?«, quiekste ich schnell.

Walker langte hoch und drückte. Jetzt schaltete sich Dawn ein und trieb Walker in einen Freuden- und Beziehungstaumel, schnitt Grimassen, drängte ihn zu reagieren, beflügelte ihn, Bewegung in seinen Körper zu bringen, animierte ihn, zu einem gleichberechtigten Partner in diesem Tanz zu werden, und verlockte ihn, pausenlos mehr zu verlangen.

Wir bekamen Seiten von Walker zu Gesicht, von denen wir bislang nur einen Blick erhascht hatten, Seiten, die uns zuvor immer die Tür vor der Nase zugeschlagen hatten. Jetzt öffnete sich die Tür. Im spontanen Ausdruck seiner Freude erkannten wir seinen Sinn für Humor und seine Intelligenz.

Nach einer halben Stunde fielen wir lachend auf den Boden.

»Mann, der Typ ist ein Sklaventreiber!«, sagte Dawn und pustete ihre Ponyfransen hinauf.

»Sie kennen noch nicht einmal die Hälfte«, sagte ich und richtete mich auf. Ich machte ihr ein Zeichen, sie möge mir folgen und sich mehr von unserem Besuch in Greenspans Praxis ansehen. Ich ließ das Band schnell bis zu der Stelle gegen Ende vorlaufen, an der Greenspan auf sein Resümee, seine Prognose und seine Verordnungen zu sprechen kam.

Ich nahm Walker mit und legte ihn auf einer Decke ab. Er lutschte am Daumen, fingerte begierig an den Fransen der Decke herum, zog sich viel stärker zurück, als ich es in der letzten Zeit beobachtet hatte, und ließ hin und wieder seinen Kopf nach hinten und nach vorn knicken, als ob er alles abschütteln wollte.

Dawn heftete ihren Blick auf die Videoaufzeichnung. Normalerweise nahm er seine offizielle Beurteilung und seine Empfehlungen auf Tonband auf, aber Cliff und ich hatten ihn gefragt, ob wir ihn nicht auch filmen dürften, damit Dawn und Arlene ihn sehen könnten. In seinem Resümee fütterte er uns mit einer Menge an Informationen. Er sprach über uns, über die Notwendigkeit einer Einstellungsänderung. Er enthüllte die unzähligen Arten und Weisen, durch die wir ihm und – unglücklicherweise – Walker zeigten, dass wir unbewusst unsere Erwartungen an die Leistungen unseres Sohnes heruntergeschraubt hatten. Greenspan war wichtig, dass nicht wir Walkers Lage veränderten. »Er soll es selbst tun. Nehmen Sie ihm die Arbeit nicht ab.«

Als das Band weiterlief, wurde mir bewusst, dass dieser Mann meinen Sohn sehr genau wahrnahm, ihn mit anderen Augen sah – seinem Blick erschlossen sich Einzelheiten auf einem differenzierten Niveau, und er breitete eine Beschreibung von Walker unter dem Aspekt sämtlicher Verarbeitungsmodalitäten vor uns aus: seines visuellen, auditiven, taktilen, vestibulären und propriozeptiven Sinns. Er analysierte Walkers Affektniveau, quantifizierte seine Fähigkeit, aufmerksam zu bleiben, beschrieb qualitativ die Vielfalt an Ausdrucksmöglichkeiten, die ihm für seine Gefühle zu Gebote standen. Die Fakten kamen angeflogen wie ein Schneeregen, der einem dahinbrausenden Auto entgegenweht. Ich konnte sehen, dass es Dawn den Atem verschlug. Sie machte sich Notizen und fragte, ob sie sich das Band zu Hause in Ruhe ansehen dürfe.

»Eine Sekunde noch. Können Sie mir noch eine Frage beantworten?«, sagte ich zu Dawn, die sich zum Gehen anschickte.

»Ja?«

»Da ist etwas, was mir nicht in den Kopf will. Wie kommt es, dass wir die ganzen Wochen hindurch Walker vor einem Zuviel an Stimulierung abgeschirmt haben und Greenspan sie offenbar verstärken will?«

Sie blickte eine Weile zu Boden, bevor sie antwortete: »Ich glaube nicht, dass er die Stimulierung verstärkt, sondern Engagement und Intimität. Er fordert Sie auf, sich stärker zu beteiligen.«

»Aber wir treiben's doch schon ziemlich bunt. Mir wird angst und bange, dass wir ihn überreizen.«

»Ja, ich weiß. Es scheint verrückt, aber es funktioniert bei Walker. Außerdem haben wir ja nicht immer dieses Tempo. Erinnern Sie sich, als Greenspan wollte, dass Sie sich zu Walker legen? Er will auch, dass Sie langsamer werden und sich in Walkers Stimmung hineinbegeben. Ich glaube nicht, dass ihn das überreizt. Hier besagt die Theorie – und ich glaube, das ist sogar das Fundament der Bodenzeit –, dass Sie ihn so lange beschützen, wie Sie es schaffen, dass er mit Ihnen interagiert. Sie bieten ihm dann den größten Schutz überhaupt – nämlich Kommunikation.«

Dawn wandte sich um, winkte Walker Lebewohl und Walker machte etwas Außergewöhnliches. Er winkte ihr zum Abschied zu. Das war keine jener vagen Nachahmungen, die wir aus der Vergangenheit kannten; er schien wirklich zu wissen, was er tat.

Das Gefühl war aufregend, erschütternd. Ich saß jetzt auf dem Boden und starrte ein paar Minuten lang geradeaus. Es hatte so gut getan, mit Dawn zu lachen. Wie lange war es bloß her, seit ich das letzte Mal so gelacht hatte – als Erwachsene mit einem Erwachsenen, so dass uns die Tränen die Wangen herunterliefen? Dawn und ich waren geflogen, mit Warp-Geschwindigkeit vorangebraust, um Walkers Beziehung zu uns nicht abreißen zu lassen. Aber jetzt war sie fort. Was sollte ich tun? Sollte ich es von neuem in Gang bringen? Ich sah meinen Jungen an. Sein Kopf flog wieder von einer Seite auf die andere (das war schon eine Weile nicht mehr vorgekommen). Ich machte mir immer noch Gedanken, ob die Bodenzeit ihn nicht zu sehr strapazierte. Während ich Walker anblickte, spürte ich auf einmal das ganze Gewicht dessen, was man von mir erwartete. Ich ließ die Behandlung Revue passieren. Greenspan hatte auf zwei wöchentlichen Sitzungen für eine sensorisch ausgerichtete Physiotherapie (Arlene), auf einer Erzieherin für zwei Mal Bodenzeit (Dawn) und, was Cliff und mich betrifft, auf täglich acht bis zehn zwanzigminütigen Bodenzeit-Sitzungen bestanden. Acht bis zehn Mal Bodenzeit pro Tag. Und da waren die Stunden bei Lenore noch nicht mitgezählt, die jetzt vierzehntägig stattfanden, geschweige denn die Arzttermine.

Ich saß lange da, starrte vor mich hin und grübelte. Ich war wie Walker, tauchte mit Haut und Haaren in meine Obsession ein, aber es gab offenbar keinen Ausweg: Die Bodenzeit war eine Herausforderung, ein Spiel, eine Berufung, eine Gefängnisstrafe. Wie um alles in der Welt sollte ich acht bis zehn Sitzungen am Tag durchführen, mich um Elizabeth, mich selbst und um den Haushalt kümmern? Plötzlich war nicht mehr Walker das Problem und was er konnte oder nicht konnte. Ich war es, meine Grenzen.

So wie in Greenspans Praxis, als Walker an meinen Haaren zog, hatte ich ihn noch nie lachen sehen oder hören. Ich kannte ein irres Lachen, ein intensives, geradezu entrücktes, doch niemals ein solch unbeschwertes oder heiteres Lachen, das nur von ganz innen kommen kann.

»Sagen Sie, wenn Ihr Sohn so ist, machen Sie sich dann immer noch Gedanken um seine Diagnose? Haben Sie dann immer noch Angst, dass er autistisch ist?«, hatte Greenspan gefragt.

Ich hatte darauf nervös gelacht und mit Nein geantwortet,

war mir jedoch nicht sicher, ob das der Wahrheit entsprach. So viel war mir aber bewusst: Ich hatte mir diese Frage nach Walkers Gesundheit noch nie vom einzelnen Moment ausgehend gestellt. Ich war zu sehr auf die Zukunft fixiert, um über einzelne Augenblicke nachzudenken, zu sehr auf die Diagnose fixiert – wollte eine immer gültige Aussage über Walkers Identität erhalten, als ob das Schicksal unauslöschlich in den Schädel eingeritzt wäre. In diesem Punkt konfrontierte uns Greenspan mit einer anderen Philosophie, in der der Augenblick bedeutsam war – einer neuen Betrachtungsweise der Behinderung? Der Erkrankungen der Psyche? Oder zumindest mit einer Philosophie *dieser* Krankheit: dass wir unserem Sohn eine ungesunde Zukunft bereiteten, wenn wir es zuließen, dass er ungesunde Momente erlebte. Oder umgekehrt – an einer gesunden Zukunft für ihn mitwirkten, sofern wir ihn gesunde Augenblicke erleben ließen. Die Frage war rhetorisch, sokratisch und so gestellt, dass sie zugleich eine Lehre war, dass sie die Antwort bereits enthielt: *War uns bewusst, dass wir unserem Sohn dadurch helfen konnten, dass wir uns selbst änderten? War uns bewusst, dass wir uns selbst helfen konnten, wenn wir die gemeinsamen Augenblicke mit unserem Sohn anders gestalteten?*

Greenspans Frage führte mir vor Augen, was eine solche Philosophie für uns bedeutete. Sie bedeutete, dass wir in höherem Maß für den künftigen Lauf der Dinge verantwortlich waren, als ich es mir je klar gemacht hatte. Eine Hochstimmung breitete sich aus, ein magisches, komisches, unheimliches Gefühl, als wären wir in einem Sciencefictionfilm und Wohl und Wehe der Menschheit von unserem Tun und Lassen abhängig.

Wie ließe sich so etwas realisieren? Selbst mit einem Kind hatte ich mich als Mutter in den letzten Jahren oft überfordert gefühlt. Das Muttersein war mir, gleich nachdem mir diese Rolle zugefallen war, wie ein Beruf mit einer irreführenden Aufgabenbeschreibung vorgekommen, wie ein schlecht geplanter Job, bei dem die andern drei für die Bewältigung der Arbeit nötigen Personen fehlten.

Nun, wie könnte ich die Zeit in die Länge ziehen? Könnte ich wirklich Tag für Tag so viel Charme aufbringen?

Bei ihrem nächsten Besuch nahm ich Dawn in Beschlag. Ich brauchte sie jetzt mehr als Walker.

Ich überhäufte sie mit Fragen, mit Informationen, die ich aus dem Internet bezogen hatte, mit allerlei Zeug, das ich von Bekannten, auf Veranstaltungen, von Freunden von Freunden gehört hatte.

»Heilte« Greenspans Methode wirklich den Autismus?

»Keiner in der Autismus-Welt bringt das Wort *Heilung* guten Gewissens über die Lippen«, sagte sie. Ihrer Meinung nach beschwor das Bilder von biologischen Umkehrprozessen herauf, die in einer neurologischen Behandlung einfach nicht vorkommen.

»Aber Dawn, eine Reihe Autisten oder Personen, die einmal als solche bezeichnet wurden, führen ein unabhängiges, erfülltes Leben.« Ich erinnerte sie an Fälle, die sie bereits kannte. An einige der Stars der Autismus-Welt, denen es prächtig ging. Bei Raun K. Kaufman zum Beispiel, von dem das 1977 erschienene Buch *Ein neuer Tag: wie wir unser Sorgenkind heilten** berichtet, hatte man im Alter von achtzehn Monaten eine schwere autistische Störung diagnostiziert. Er wurde von seinen Eltern behandelt, die bei dieser Gelegenheit Neuland betraten und ihre eigene Intensivtherapie erfanden. Mit fünf hatte er die Störung überwunden und hatte 1995 an der Brown University einen akademischen Grad erworben. »Er ist jetzt Schriftsteller und Lehrer, und wie ich höre, ist er ›charismatisch‹, ›witzig‹ und nimmt ›tiefen Anteil‹. Sagen Sie mir, Dawn, vertritt Greenspan nicht die Theorie, dass sich die Betroffenen dank der Therapie durchs gesamte Spektrum bewegen oder möglicherweise sogar aus ihm herausgelangen und ein volles, glückliches Leben führen können? Diese Erklärung würde zumindest plausibel machen, warum es bei denen, die am besten zurechtkommen, so große Niveauunterschiede gibt.«

»Vermutlich tut er das«, sagte Dawn. (Ich nahm sie an mei-

---

* Barry N. Kaufman, Ein neuer Tag: wie wir unser Sorgenkind heilten, Stuttgart: Dt. Verlagsanstalt, 1983.

nem Esszimmertisch in Beschlag, während Walker ins Wohnzimmer krabbelte, und bot ihr eine Tasse Tee an.)

»Kaufman hält sich selbst für ›wieder hergestellt‹, ›vollständig genesen‹ – dem ›Spektrum‹ entronnen«, sagte ich.

»Woher wissen Sie das?«

»Ich habe die Abteilung für Öffentlichkeitsarbeit am Institut seiner Eltern angerufen und dort gefragt. Als ich mich nach seiner Persönlichkeit erkundigte, kicherte die Frau ein bisschen. Ich hatte das Gefühl, dass sie für ihn schwärmt.«

»Temple Grandin glaubt von sich selbst nicht, dass sie das Spektrum hinter sich gelassen hat«, sagte Dawn.

Mittlerweile war mir Grandin ein Begriff. Ein Ding der Unmöglichkeit, sie nicht zu kennen. Ihr Name tauchte überall in der Literatur auf. Soweit ich wusste, war sie Professorin der Veterinärwissenschaften an der Colorado State University, arbeitete als Ingenieurin, schrieb und hielt Vorträge über ihre Erfahrung als Autistin.

»Grandin hebt die Vorteile ihres Autismus hervor«, fuhr Dawn fort. »Die Intelligenz, Klarheit des Denkens, die Fähigkeit, ganze Systeme dreidimensional visualisieren zu können – aber sie spricht auch mit beredten Worten über die Probleme, die nach wie vor bestehen: ihre Empfindlichkeit, ihre Schwierigkeit, die Gesichter und Gefühle anderer zu lesen, und ihre Angst.«

»Aber Dawn, es ist doch möglich, den Autismus zu überwinden, nicht wahr?«

»Ich bin mir da nicht sicher«, antwortete sie. »Es mag den Eindruck erwecken, aber es ist … es ist nicht so einfach, wie es aussieht. Es ist nicht wie bei einer Krankheit, die man besiegt. Trotzdem ist Greenspan überzeugt, dass man ihn behandeln kann, und seine Ergebnisse, wenn sie stimmen, sind beeindruckend.«

»Was unterscheidet einen behandelbaren Autismus von einem nicht behandelbaren?«, fragte ich.

»Da sind alle überfragt«, sagte sie. »Bei 12 bis 19 Prozent der Autisten hat sich herausgestellt, dass sie auf keine Therapie ansprechen; 22 bis 29 Prozent kann einigermaßen geholfen werden. Einige Studien legen den Schluss nahe, dass der überwiegenden Mehrheit der autistischen Kinder nicht nennenswert geholfen werden kann. Worauf es wirklich ankommt, ist die Art von Behandlung, die man bekommt. Die Intensität der Behandlung ist entscheidend. Therapieprogramme, die täglich Einzeltherapiestunden vorsehen, schneiden besser ab als Programme, in denen die Kinder in Gruppen behandelt werden. Ein anderer sehr wichtiger Faktor ist die Zeit.«

»Ja, ich weiß«, sagte ich. Dawn hatte mich behutsam zu der Theorie hingeführt, dass die Definition des Autismus in Wirklichkeit ein Sekundäreffekt des Autismus sein dürfte – das Resultat, wenn man die Störung nicht behandelt.

Ich wusste, dass Walker eine Therapie brauchte, dass sie intensiv sein musste, aber womit ich nicht fertig wurde, war die Vorstellung, dass alles an mir hing, oder das meiste, da Cliff beruflich jeden Tag zehn Stunden außer Haus verbrachte.

»Dawn«, sagte ich, »gestern Nacht habe ich auf einer Website etwas von einer Mutter gelesen, deren Kind in einem interaktiven Intensivprogramm war. Sie sagte, dass sie nicht die Therapeutin ihres Sohnes sei und eine Mutter auch nicht zur Therapeutin ihres Sohnes werden solle. Ihr Sohn habe zu diesem Zweck eine ganze Schar von Leuten um sich gehabt. Das Problem ist nur, dass sie dort eine andere Art von Therapie machen. Es nennt sich –« Ich wollte gerade den Namen aussprechen, als sie mir ins Wort fiel:

»ABA.«

»Ja, genau, warum haben Sie mir davon nie etwas erzählt?« *Musste es denn wirklich Bodenzeit sein, solange wir auch andere Hilfe bekommen konnten?* »Sehen Sie sich das an«, sagte ich zu Dawn und eilte an meinen Schreibtisch, um ein paar Informationen zu holen.

Ich las vor: »Was sich vor dreißig Jahren in Los Angeles ereignete, hat die Autismus-Landschaft für immer verändert.«

Ich gab die Einzelheiten dieser bahnbrechenden Geschichte wieder, merkte aber nicht, dass das bei Dawn gar nicht notwendig war.

Dr. Ivar Lovaas führte an der University of California in Los

Angeles Experimente mit verhaltensverändernden Techniken bei Kindern durch, die als autistisch diagnostiziert worden waren. 1987 publizierte er schließlich eine Studie, die einen Wendepunkt markierte. Mit ihr wurde zum ersten Mal der Beweis erbracht, dass die verheerenden Symptome des Autismus gebessert, ja sogar beseitigt werden konnten.

In seinem Experiment teilte Lovaas 38 Kindergartenkinder in zwei Gruppen auf. Die erste Gruppe erhielt durchschnittlich 40 Stunden wöchentlich ein intensives Verhaltenstraining, auch Applied Behavioral Analysis (ABA, angewandte Verhaltensanalyse) genannt. Zu den Therapien gehörten sich wiederholende Übungen zur Verhaltensänderung. Die Kinder saßen in einem Sessel und sollten einer Aufforderung nachkommen: »Leg diesen Würfel in einen Eimer«, könnte der Therapeut gesagt haben. Wenn ein Kind entsprechend reagierte, wurde es belohnt – mit einem Keks, irgendetwas, das es gerne mochte. Falls nicht, wurde die Aufforderung wiederholt, gegebenenfalls mehrmals. Lovaas stellte die Theorie auf, dass ein Kind, das an einer konstanten Folge solcher Austauschprozesse teilnahm, die »Discrete Trials« hießen, den Gesetzen des Behaviorismus zufolge sozial angemessene Verhaltensweisen erwerben würde, die logischerweise immer weiter verstärkt würden.

Lovaas' Befunde waren beispiellos auf seinem Gebiet; zum ersten Mal in der Geschichte hatte ein Forscher bewiesen, dass der Autismus behandelbar war – nicht nur in einem Einzelfall, sondern in einer Reihe von Fällen. Bei den Kindern, bei denen diese Intensivintervention durchgeführt wurde, stieg der IQ durchschnittlich um 30 Punkte. Neun der neunzehn Kinder besuchten anschließend »normale« Vorschulen. Die Kinder in der zweiten oder Kontrollgruppe in Lovaas' Studie, die nur fünf bis zehn Stunden Verhaltenstherapie in der Woche erhalten hatten, verhielten sich, als ob sie überhaupt nicht behandelt worden wären: Weder besuchte eines anschließend eine normale Klasse noch erhöhte sich bei einem von ihnen der IQ.

»Dawn, warum haben Sie mir nie etwas davon gesagt?«, fragte ich. »Es gibt da ein Buch, das ich auf Empfehlung einer Mutter lesen soll …«

»Ja, ich weiß«, sagte Dawn.
»Warum haben Sie mir das Buch nicht empfohlen?«
»Ich empfehle Ihnen, nicht reinzuschauen«, sagte Dawn.
»Aber warum denn nicht?«
»Es wird Ihnen einen Schreck einjagen.«
»Was könnte daran unheimlich sein? Andere Mütter haben es doch auch gelesen.«
»Es fängt damit an, dass die Kinder in der Therapie aufschreien.«
»Oh.« Ich legte das Blatt Papier weg.
»Ich weiß, es enttäuscht Sie. Es wäre einfacher, wenn es einen Therapeuten gäbe, der die ganze Arbeit macht, aber ich würde den behavioristischen Ansatz nicht weiterempfehlen. Das sehe nicht nur ich so. Ein paar Elterngruppen kritisieren Lovaas, weil er in der Anfangszeit zu ›aversiven‹ Techniken riet – wie den Hintern versohlen, Wut zeigen, wegsehen, anbrüllen – als Mittel, die Kinder zu einer Verhaltensänderung zu zwingen.«
»Aber das machen sie jetzt gewiss nicht mehr.«
»Ja, das stimmt.«
»Ich habe gehört, dass diese Techniken seit dreißig Jahren weiterentwickelt werden.« Ich las aus einem Ausdruck vor: »›Lovaas ist es gelungen, seine Techniken zu verfeinern, um wirksamere Mittel der positiven Verstärkung ausfindig zu machen. Aversive Techniken entfallen, ferner wurde sein Programm um eine soziale Komponente erweitert: Spielgruppen und Spielverabredungen mit Gleichaltrigen, bei denen ein Vermittler anwesend ist.‹ Außerdem, hören Sie sich das an«, sagte ich zu Dawn. »Sie konnten 49 Prozent der Patienten heilen.«
»Heilen?«, sagte Dawn. »Ich glaube nicht, dass sie das wirklich so behaupten.«
Ich sah sie fragend an, dann griff ich wieder nach dem Blatt Papier hinter mir.
»Die Therapeuten sind in sehr mechanischen Methoden ausgebildet«, sagte Dawn, als sie ihre Tasse abstellte. »Ich habe ihnen bei ihrer Arbeit zugesehen. Ich halte nichts davon. Einige Bundesstaaten halten Lovaas' Programm für das einzig funktionierende. Sie glauben, seine Forschungsergebnisse seien defi-

nitiv. Aber ich weiß etwas mehr über diese Forschung. Vor allen Dingen haben sie ihre Versuchspersonen handverlesen. Ein Kind über dreieinhalb Jahre hätten sie für die Studie nicht zugelassen, mit einer Ausnahme: Wenn es gut ausgebildete sprachliche Fähigkeiten besaß, nahmen sie es bis zum Alter von fünf Jahren noch mit auf. Dass die Probanden Fortschritte machten, stimmt, und Lovaas gebührt die Anerkennung dafür, dass er als erster Forscher die Behandelbarkeit des Autismus nachwies. Ich selbst benutze Lovaas' Methode bei Kindern, die ernste Probleme mit dem Nachahmen haben. Aber ihre Behauptungen haben mich immer unangenehm berührt. Sie behaupten, aus den autistischen Kindern Schüler machen zu können, die sich von ihren Altersgenossen in nichts unterscheiden. Ein solcher Fall ist mir noch nicht begegnet. Natürlich kann es sein, dass ein Lehrer in der Unterrichtssituation vielleicht keine bedeutenden Probleme bemerkt, aber Autismus hat ja nicht zwangsläufig mit der Unterrichtssituation zu tun. Diese Therapie vernachlässigt die emotionale Entwicklung. Ich bin ein paar von diesen Kindern begegnet. Wenn's hoch kommt, sind sie scheu, aber sie können sich auch sonderbar gebärden. Sie werden trainiert, Menschen in die Augen zu sehen, so dass sie einen in Grund und Boden starren, wenn sie einen Raum betreten. Auch Kinder, die nach der Therapie recht normal wirken, neigen zu ein paar Problemen im Umgang mit andern.«

»Aber eine Mutter hat geschrieben, sie habe den Staat New York überzeugen können, die Kosten für die Verhaltenstherapie zu übernehmen. Begreifen Sie, was das für uns hieße? Glauben Sie, dass der Staat Massachusetts Therapeuten dafür bezahlt, dass sie Bodenzeit machen?«

Dawn erhob sich und ging ins Wohnzimmer, in dem Walker lag. »Soweit ich weiß, hat das bis jetzt noch keiner probiert.«

Ich folgte ihr. »Ich weiß, was wir tun könnten!«, sagte ich. »Wir lassen den Staat für eine Verhaltenstrainerin blechen und stellen sie in die Küche. Dann kann ich selbst den lieben, langen Tag Bodenzeit machen.«

Dawn lachte. Wir beide lachten. Dann begab sie sich auf die Suche nach ihrer Segeltuchtasche.

»Aber«, sagte ich und folgte ihr rückwärts aus dem Zimmer, »sie haben den IQ der Kinder angehoben.«

Dawn senkte schüchtern den Blick zu Boden und ließ sich mit ihrer Antwort Zeit. Offensichtlich blieb ihr nicht mehr viel zu sagen übrig. Was mich betraf, so war ich hin und her gerissen und war mir dessen auch bewusst. Ich konnte mir denken, was sie antworten würde – dass Autismus wenig mit Intelligenz zu tun habe –, und so kam es auch. Sie erwähnte, dass viele Personen im Spektrum kognitiv ziemlich begabt seien. »Sie sind vielleicht im MIT* in ihrem Element wie ein Fisch im Wasser. Aber in einem Job könnten sie sich nicht lange halten – sie wären nicht imstande, sich mit Kunden, Vorgesetzten und Leuten am Getränkeautomaten zu unterhalten.«

»Es steht außer Zweifel, Pat«, sagte sie. »Lovaas ist ein Durchbruch gelungen. Aber es gibt so viel mehr, was Sie tun können, erst recht für ein Baby. Die Sache von Greenspan ist neu, aber sie überzeugt mich, und die Ergebnisse, wenn sie stimmen, sind ziemlich aufregend. Sie möchten doch, dass Ihr Sohn emotional gesund ist.«

Ja, wollte ich antworten. *Aber was bedeutete das für meine eigene emotionale Entwicklung? Wie ich doch davon träumte, ein professioneller Helfer möge vor der Tür stehen, mit einer Aktenmappe und einer Tasche voller Spielsachen, und Stunde um Stunde, Minute um Minute mit Walker arbeiten.*

»Ich bin nicht seine Therapeutin«, dieser Satz der Frau aus New York hatte sich in meinem Kopf festgesetzt. »Ich bin seine Mutter«, hatte sie gesagt.

Was hatte es mit dem ganzen Wirbel um die emotionale Entwicklung auf sich?

* Massachusetts Institute of Technology.

Am Anfang war das Verlangen

In jenem Sommer aß Cliff jeden Abend, wenn er heimgekommen war, mit mir und Elizabeth zu Abend. Er hörte aufmerksam zu, wenn ich über Walkers Tun und Lassen und davon, was ich tagsüber dazugelernt hatte, erzählte. Cliff lächelte, kaute und äußerte seine Ansichten dazu. Doch als der Sommer in den Spätsommer überging, schien sein Interesse nachzulassen, er wollte nicht ständig diskutieren, war es leid, Kleinigkeiten und Lebensmitteleinkäufe zu erledigen. Nach dem Abendessen verzog er sich in Walkers Schlafzimmer, widmete sich dem Zwei-Stunden-Ritual des Schlafenlegens und hielt Walkers sich windenden Babykörper in seinen starken Armen fest. Ich verschwand in Elizabeths Zimmer.

Emotionale Entwicklung: Die Worte gingen mir gegen den Strich, als ich bemerkte, dass die Tage einsamer und länger wurden. Ich freute mich auf Dawns und Arlenes Kommen. Sie würden meine Gefährtinnen sein, könnten vielleicht die wichtigsten Fragen beantworten. Auf so vieles konnte ich mir keinen Reim machen.

In meiner Vorstellungswelt versuchte ich mir immer noch krampfhaft ein Bild zu machen, was dieser Begriff der emotionalen im Gegensatz zur kognitiven Entwicklung bedeuten könnte, die ich lange Zeit für den wichtigeren Teil des Selbst gehalten hatte. *Wer sprach denn in der Schule und an der Universität je von emotionaler Entwicklung?* Allem Anschein nach zählten in der Schule allein Erfolg und IQ.

Ein paar Tage nachdem Dawn und ich über Lovaas gesprochen hatten, erhielt ich ein paar Zeilen, die mich ziemlich nachdenklich stimmten, was dieses neue Thema betraf.

Bei einer meiner nächtlichen Marathonrecherchen bekam ich gegen 1.00 Uhr eine E-Mail von Beth, einer alten Freundin aus der High School. Acht Jahre hatte sie nichts von sich hören lassen, jetzt suchte sie mich.

Ich hämmerte einen schnellen Gruß in die Tasten und fügte noch einen Satz hinzu, der meine langjährige Bewunderung für sie zum Ausdruck brachte. Wie ich mir damals, als wir aufwuchsen, doch gewünscht hatte, mehr wie Beth zu sein. In meinen Zeilen streifte ich kurz mein Bedauern, den Unterricht an der High School nicht ernster genommen zu haben, so wie sie. Beth war ein intellektuelles Glanzlicht an unserer Schule gewesen und konnte sehr gut schreiben. Nach ihrem Universitätsabschluss ließ sie sich auf einer Insel im Nordwestlichen Pazifik nieder und arbeitete als Spendenbeschafferin für gemeinnützige Zwecke. Doch bei dieser Tätigkeit geschah etwas mit ihr, das sie veränderte. Ihre Chefin wurde ausgewechselt; der Mann, der sie ersetzte, war in ihren Augen nicht besonders kompetent. Beth fiel es schwer, ihn zu respektieren und zu unterstützen. Zu ihrem äußersten Entsetzen kündigte er ihr. Jetzt war sie arbeitslos, und weil es auf dem Stellenmarkt für dieses Metier keine Angebote gab, blieb sie zu Hause und buk Torten, kümmerte sich um ihren Garten und beobachtete, wie die Reiher von ihrem Teich aufflogen.

Auf den beiläufig erwähnten Satz, ich wünschte, ich hätte die Schule ernster genommen, schickte mir Beth eine überraschende Antwort:

Liebe Pat,

ich stimme ganz und gar nicht mir dir überein, dass du deine Jahre auf der High School verschwendet hättest. Du hast sie alles andere als vertan. Vermutlich habe eher ich das getan. Eines habe ich immer an dir bewundert – du hast es stets verstanden, wie man sich mit Freunden die Zeit vertreibt. Dieses Herumtreiben habe ich nicht gelernt. Ich wurde so erzogen, dass ich mich für etwas anderes und Besseres als die andern hielt. Mittlerweile habe ich meinen Schwerpunkt geändert. Kürzlich habe ich über die Arbeit in Gruppen, in Organisationen und im Team nachgedacht. Du solltest dich nicht dafür schelten, dass du die High School nicht ernst genommen hast. Wie ernst hätte man sie denn nehmen sollen? Und unterschätze deine Fähigkeit, mit andern was zu unternehmen, nicht. Es ist eine Gabe.

Herzlich, Beth

Ein paar Monate darauf sollte ich eine von Greenspan organisierte Tagung besuchen, auf der er einen ähnlichen Gedanken erläuterte, wenngleich auf eine andere Art.

In den vergangenen Jahren hatten Greenspan und seine Mitarbeiter etwas Eigenartiges entdeckt. Sie konnten intensiv behandelten autistischen Kindern zwar bestimmte kognitive und ihre Lebensführung betreffende Fertigkeiten vermitteln, wie es auch Lovaas gelungen war, aber aus irgendeinem Grund kamen die Kinder ins Stocken, wenn sie etwas tun sollten, das Phantasie erforderte oder etwas begrifflich Abstraktes bewältigen sollten. Selbst solchen autistischen Kindern, die mathematische oder musikalische Genies waren, fiel es schwer, bestimmte einfache Verbindungen zwischen ihrer Wirklichkeit und der Welt der Abstraktion herzustellen. Den Psychologen und Forschern fiel ein ähnliches Problem bei der sozialen Entwicklung auf: Autistische Kinder konnten ihren Geist nicht mit der Vorstellung vertraut machen, dass andere Menschen Gefühle haben und Urteile fällen. Nicht selten erwecken Autisten den Eindruck, als ob sie für andere keine Sympathie empfinden oder deren Gedankenabläufe nicht nachvollziehen könnten. In einem frühen Alter, in dem die meisten Kinder dahinter kommen, in welchen Bahnen sich das Denken ihrer Eltern und Altersgenossen bewegt, und Pläne aushecken, wie sie es am besten anstellen, dass ihr soziales Umfeld ihre Wünsche erfüllt, können viele autistische Kinder nicht einmal das einfachste Wortspiel verstehen oder sich gar vorstellen, wie ein anderer eine Lüge aufdeckt, auch wenn sich ein paar von ihnen sonst in Sekundenschnelle ausrechnen können, wie viele ihrer Geburtstage auf einen Dienstag fallen. Sie scheinen hoffnungslos im Sumpf des Buchstäblichen festzustecken.

Die Psychologen und Autismusforscher haben den Ausdruck »Theorie des Geistes« geprägt. Gemeint ist die Fähigkeit, zu verstehen, wie andere Menschen denken. Greenspan und seine Mitarbeiter haben sich folgende Fragen vorgelegt: Warum fehlt vielen autistischen Personen eine solche Theorie des Geistes? Und warum misslingt autistischen Kindern der Sprung in die Abstraktion? Warum können sie sich nicht mit höherer Mathematik befassen oder auf eine sinnvolle Weise über die Bedeutung von Gut und Böse sprechen? Vom herkömmlichen entwicklungspsychologischen Standpunkt gab es keinen Grund, anzunehmen, dass autistische Kinder nicht in abstrakten Begriffen denken können. Jean Piaget, der Schweizer Psychologe und Pionier der Entwicklungspsychologie, hatte vor langer Zeit nachgewiesen, dass ein Kind abstrahieren lernt, sobald es auf seine Umgebung einwirkt (an einer Schnur ziehen, eine Glocke läutet: Kausalität). Aber Greenspan war überzeugt, dass im Geist eines autistischen Babys irgendein Bestandteil der Entwicklung fehlen müsse. Welcher war es? Die Antwort sprang ihm direkt ins Auge. Oder vielmehr, die Antwort stand in all den jungen Gesichtern geschrieben, die ihm nicht in die Augen blicken konnten. Greenspan und seinen Kollegen gelang ein Durchbruch; sie begriffen plötzlich, dass diese Kinder so lange aus Abstraktionen nicht klug werden würden, *bis sie ihre eigenen Emotionen verstanden.* Greenspan, der für seine Arbeit im Bereich der Entwicklungspsychiatrie bereits ein hohes Ansehen genoss, war über die Untersuchung dieser Funktionsstörung bei autistischen Kindern an einen Wendepunkt seiner Auffassung der menschlichen kognitiven Entwicklung gelangt. Er begriff, dass alles, was ein sich entwickelndes Kind tut und denkt, weitgehend auf seinen Emotionen beruht.

Die emotionale Funktion beschränkt sich nicht bloß auf jene Hirnbereiche, die wir mit Seifenopern oder heulenden Kindern assoziieren oder mit Trennungsschmerz und Kummer, mit Freude und Lust in Verbindung bringen; vielmehr stellen die Gefühle ein komplexes System dar, das im gesamten Universum eines Individuums Ordnung stiftet. Mit Hilfe der Gefühle können Kinder und Erwachsene Erfahrungsmaterial ordnen. Wissen, Weisheit, Erfahrung, Information: Das eine wie das andere wird im Gehirn in komplexe Netzwerke eingegliedert, in unzählige und überraschende Kategorien, die alle in den Gefühlen wurzeln, welche die menschliche Fähigkeit der Bedeutungszuschreibung ausmachen. Das ist Greenspan zufolge der Grund, warum bis dato alle Versuche fehlgeschlagen sind, im Bereich der künstlichen Intelligenz die höheren Denkfunktionen zu kopieren. Selbst recht kleine Kinder sind zu kognitiven Abstraktionen und Feinheiten imstande, die das, was Maschinen leisten, übertreffen. Maschinen verfügen über keine Gefühle.

Kinder wenden das, was sie emotional lernen, auf die gegenständliche Welt an und nicht umgekehrt, wie Piaget gedacht hatte. »Die erste Lektion in Sachen Kausalität«, sagt Greenspan, »findet nicht beim Ziehen an der Schnur und Läuten der Glocke statt. Die erste Lektion in Sachen Kausalität spielt sich schon viele Monate vorher ab – wenn das Baby mit seinem Lächeln jede Saite im Herzen seiner Mutter zum Erklingen bringt und dafür ein Lächeln von ihr zurückerhält.« Außerdem, sagt er, sind die frühesten mathematischen Begriffe nichts anderes als gefühlsgesteuertes Denken. »So versteht zum Beispiel ein Kind, das Mengenvorstellungen lernt, nicht begrifflich, sondern emotional, vom Standpunkt seines affektiven Universums. Was ist ›viel‹ für ein Krabbelkind? Es ist mehr, als es erwartet hat. Was ist ›wenig‹? Es ist weniger, als es haben will.«

Zuerst »bekommen« wir es aufgrund unserer persönlichen Erfahrung »mit« und dann erst abstrahieren wir. Im Erleben des autistischen Kindes fehlt nun ein klares Verständnis seiner selbst – eine Verbindung zwischen Gefühlen, Handlungen und Vorstellungen. Es kann keine Abstraktionen bilden, die einer Welt jenseits seiner selbst angehören, weil es sich selbst nicht »mitbekommt«.

Der Pfad, auf dem gegen den Autismus vorzugehen wäre, stand Greenspan klar vor Augen. Ein Therapeut allein könnte dem autistischen Kind nicht beibringen, wie es aus seiner Welt herauskommt; man würde die Eltern (oder jemand anderen mit einer emotionalen Beziehung zum Kind) zuziehen müssen.

Der Grundstein der kognitiven Entwicklung müsste zu Hause gelegt werden. Diese Betonung der emotionalen Entwicklung trennte Greenspan augenfällig von der behavioristischen Tradition der Autismusbehandlung. Er vertrat den Standpunkt, dass sich Gehirn und Geist nur dann entwickeln würden, wenn man das Kind »umwarb« – wenn man es zu einer emotionalen Beziehung verführte.

Wie Walker die Stimulierung seiner Sinne ertrug, gehörte zu den Dingen, die mich am meisten verblüfften. Arlene hatte mir beigebracht, behutsam mit ihm umzugehen. Mit der Zeit wies sie mich auch an, Walker aus der Reserve zu locken. Greenspan zeigte Cliff und mir, dass Walker viel mehr tolerieren konnte, als wir uns vorgestellt hatten. Aber wie konnten wir abwägen, ob wir ihm zu viel oder zu wenig zumuteten?

Die Antwort auf die Frage, wie wir den Zustrom von Sinneseindrücken regulieren könnten, deckte sich mit der Antwort auf die Frage, wie wir uns Walker am besten nähern sollten: Seine Lust auf mehr oder weniger Spiel war der Vermittler zwischen dem Selbst und dem Nervensystem. Letzten Endes war es beim Spielen gar nicht so wichtig, ob Walker gegen eine bestimmte Berührungsart ankämpfte, während er sich nach einer andern sehnte, oder ob er vor bestimmten Frequenzen zurückschreckte und auf andere ansprach. Worauf es im jeweiligen Augenblick wirklich ankam, war, *was er wollte*. Sein Wollen wie auch seine Fähigkeit, zu zeigen, wonach ihm der Sinn stand, würden uns schon mitteilen, wozu sein Nervensystem bereit war, was es zu einem bestimmten Zeitpunkt tolerieren konnte. Der Geist weiß wahrscheinlich nicht immer, womit der Körper umzugehen vermag – so schien die Bodenzeit es nahe zu legen –, aber das emotionale System weiß, was sein momentanes Bedürfnis ist. *Vermutlich kennt das Gefühlsmäßige das Nervensystem am besten.*

Drei Jahre später begegneten Cliff und ich derselben Vorstellung bei Daniel Goleman, dem Autor des Buches *Emotionale Intelligenz**, und zwar bei einem Vortrag, den er an der University of Massachusetts hielt. Golemann sprach über einen Krebspa-

* München: Dt. Taschenbuch Verlag, 2001.

tienten, der bei einer Hirntumorentfernung ein wichtiges emotionales Zentrum eingebüßt hatte. Er verlor seinen Arbeitsplatz, sein Heim und seine Frau. Doch niemand konnte sich genau vorstellen, was schief gelaufen war. Er wirkte nämlich nicht sehr verändert.

Goleman behauptete, dass die Gefühle das eigentliche Steuerzentrum seien, der Ort, an dem wir in Wirklichkeit unsere endgültigen Entscheidungen fällen. Eines Tages erkannte der Neurologe, dass sein Patient sich nicht einmal bei etwas so Einfachem wie dem nächsten Termin festlegen konnte. Mit dem emotionalen Zentrum war ihm zugleich sein Gefühl für Bedeutung abhanden gekommen. »Ein wichtiger Faktor bei der Ausgestaltung unserer Werte sind die Gefühle«, sagte Goleman. »Unsere ethischen Entscheidungen kommen nicht bloß in den rationalen Teilen des Gehirns zustande, sondern auch in den Zentren, die für die Gefühle zuständig sind.«

Die Bodenzeit hatte demnach einen doppelten Zweck – die Entwicklung von Toleranz und Menschlichkeit. Wir sollten mit Walker in einer emotional reichen Atmosphäre arbeiten. Was wir ihm auch beibringen würden – eine Fähigkeit wie etwa Krabbeln oder Sichaufsetzen –, es war von untergeordneter Bedeutung im Vergleich zu den Beziehungen, weniger wichtig als *wir*. Wenn Walker sich für ein Messlöffel-Set erwärmen würde, würden wir dieses Interesse nutzen, um uns selbst für ihn attraktiv zu machen. (Du möchtest die Messlöffel haben? Na, dann hol ich sie dir. Ich nehme die Löffel, halte sie mir nah ans Gesicht und lache. Willst du sie? Ich warte ein Lächeln ab und gebe sie ihm dann.)

Walkers Verlangen war jedoch nicht Selbstzweck. Es war nur das Mittel zum Zweck. Diesem Verlangen freien Lauf zu lassen, könnte bedeuten, dass wir ihn verloren, dass wir seinem Willen erlaubten, zu tief an einen inneren Schauplatz abzuwandern. Solange Walker »bei uns« war, solange er in unserer Welt war und zunehmend geschickter interagierte, überließen wir uns seiner Führung.

Und so wurde sein Verlangen zu dem schönen Ort, an dem Walker und die Welt aufeinander trafen, weil er dazu bereit war.

Wenn er eine Beziehung wollte, bewegte er sich darauf zu. Er war in seinem Wünschen frei, frei, sich selbst zu kontrollieren, frei, sich nach eigener Wahl zu verhalten.

Im Verlangen war Walker imstande, seine Welt zu gestalten und sich selbst im Verhältnis zu ihr. Hier wurde er zum Lehrer seiner Lehrer.

Die Tyrannei der Aufmerksamkeit

In den viereinhalb Jahren, bevor Walker geboren wurde, war ich manchmal perplex, wenn ich in den Spiegel schaute. Elizabeth und ich waren einander sehr nah, es war, als erwartete ich beinah, ihr Gesicht im Spiegel zu sehen anstelle meines eigenen. Wir machten alle Wege gemeinsam. Ich hatte sie, einen breit lächelnden Säugling, in einem Babytragetuch stets bei mir gehabt. Mit unserem Zusammengehörigkeitsgefühl war selbst ich mitunter nicht zu Rande gekommen, so stark war es. Nachdem sie auf die Welt gekommen war, verspürte ich die meiste Zeit ein Glücksgefühl; dazwischen versank ich in Verzweiflung und Erschöpfung. Walker hingegen war augenscheinlich das Gegenteil von ihr. Wenn Walker Licht trank, trank Elizabeth Farben, Dynamik; er schreckte vor ihrem Glanz zurück. Aufgrund ihres Hungers nach Nähe brauchte sie ihn zuzeiten dringend, sie gebärdete sich rücksichtslos, als ob sie in ihn hineinlangen und etwas direkt aus ihm herausziehen wollte. Sie streckte die Arme aus, um ihm nahe zu kommen, aber er wand sich in ihren Händen.

Lenore meinte, dass Walker mehr wie Elizabeth werden, mehr aus sich herausgehen, seinen Blick stärker nach außen und weniger nach innen richten müsse, aber ebenso müsste sich Elizabeth eine Scheibe von Walker abschneiden (natürlich in Maßen, so dass es nicht bedenklich wurde). Elizabeth könnte es gut tun, wenn sie lernte, mehr nach innen zu gehen, introspektiver zu werden; sie könnte davon profitieren, wenn sie lernen würde, gern allein zu sein. Letzten Endes war es eine Frage des Temperaments. Sie war völlig extrovertiert, er völlig introvertiert. Also könnte es für Elizabeth von Nutzen sein, wenn ich sie bisweilen zum Alleinsein ermutigte. Etwas zu finden, das für beide gleichermaßen wertvoll war, wurde angesichts des Kontrasts zwischen ihren ungleichen Bedürfnissen zum Dauerproblem.

Alles Grelle, das Elizabeth entzückte, jagte Walker einen Schrecken ein: Ihr täglich Brot war Gift für ihn.

Meine Beziehung zu Elizabeth veränderte sich von heute auf morgen, ein Zustand, der monatelang anhielt. Da ich mich Tag für Tag stundenlang mit Walker beschäftigte, kam es immer häufiger vor, dass ich sie vor den Fernseher setzte. Jetzt, da sie in den Kindergarten ging, sah sie nicht selten drei Stunden fern. Sie mochte Filme leidenschaftlich gern und liebte Musicals: *Mary Poppins, The Sound of Music.* Disney. Disney. Disney. Ich machte sie mit Charlie Chaplin, den Marx Brothers, The Three Stooges, den Kleinen Strolchen und Woody Allen bekannt. Sie würde einmal ein großes Repertoire in der Tasche haben, trotzdem machte es mich die meiste Zeit traurig und krank, dieses verschwommene blau-graue Flimmerlicht, das vom Wohnzimmer ausstrahlte.

In dem Herbst, in dem Walker ein Jahr alt wurde, begeisterte sich Elizabeth besonders für einen Film namens *Amy und die Wildgänse*, eine erfundene Geschichte über ein heldenhaftes Mädchen, das mit seinem Ultraleichtflugzeug einem mutterlosen Schwarm Wildgänse auf seiner Reise durch die Lüfte glücklich den richtigen Weg weist. Zu Beginn des Films verliert das dreizehnjährige Mädchen namens Amy seine Mutter bei einem Verkehrsunglück im Regen. Immer wieder sah sich Elizabeth den Unfall an; immer wieder verfolgte sie, wie Amy die mütterliche Rolle übernahm und ein paar Gänsen das Leben rettete.

Folgende Frage kann ich mir heute noch nicht beantworten: Ging es um sie und mich? Ging es um meine Nichtverfügbarkeit? Elizabeth bestand nun darauf, dass wir sie mit Amy anredeten. Auch ihre Freunde sollten sie Amy nennen. Im Kindergarten stickte sie eine Gans auf Sackleinen und arbeitete ganz wild daran. Man hängte die Arbeit in eine Kinderkunstausstellung ins Museum des Smith College. Sie signierte das Werk mit »Amy«.

Gelegentlich machten wir, Elizabeth und ich, einen Abstecher in die Welt draußen. Ich liebte ihr Interesse an dieser Welt. Die Zeit mit ihr war kostbar. Ich sehnte mich danach, mit ihr zusammen zu sein, mit ihr in der Pizzeria zu lachen, Tanzveranstaltungen zu besuchen, aber unsere gemeinsame Zeit war knapp bemessen – hie und da ein, zwei abgeknapste Stunden. (Ich hatte allerdings das Vergnügen, ihr an den meisten Abenden eine Stunde lang vorlesen zu dürfen, solange Cliff sich mit Walker beschäftigte.) Ihre Freunde luden sie großzügig zu sich ein. Ein Spielkamerad, Jonathan, schickte mit Kreide geschriebene Abendessenseinladungen. Im Kindergarten hielten sie Händchen. Die Erzieherin schien ein besonderes Interesse an ihr zu haben und Elizebeths Großeltern gingen oft mit ihr zum Abendessen aus oder nahmen sie zum Einkaufsbummel mit. Beim Abendbrot unterhielten Cliff und ich uns wie gehabt über Walkers Tag; ein einst forderndes Kind wurde – ganz entgegen seinem Naturell – geduldig, es lauschte still. Ich war entschlossen, einen besonderen Nachmittag nur für uns beide zu reservieren – aber war das überhaupt machbar? Vielleicht könnte ich einen Babysitter einstellen und in Bodenzeit ausbilden? Wenn Elizabeths Freunde kamen und sie zum Spielen abholten, empfand ich oft einen Hauch Dankbarkeit und das überaus seltsame Gefühl, sie seien gekommen, um mir etwas zu stehlen.

Kommunikationskreise. Wir vollendeten einen nach dem andern.

Wenn ich Bodenzeit machte, kam ich mir öfters wie eine Alleinunterhalterin vor, die verzweifelt etwas zum Besten gibt, um das Leben ihres Sohnes zu retten. Die Bodenzeit-Sitzungen, in denen wir in die Hände klatschten, herumsprangen, sangen, Walker anstachelten, sich zu rühren oder Bauklötze über den Haufen zu werfen, brachten uns nicht nur an den Rand der Erschöpfung, sondern verlangten von uns außerdem noch, dass wir unsere Stimmen unentwegt lebhafter erklingen ließen, die Spiele immerzu verlockender und das Scherzen jedes Mal lustiger gestalteten. Unsere Energie und unsere Konzentration auf Walker mussten stets ihr höchstmögliches Niveau wahren. Kinder wie Walker, so wurde uns nur allzu deutlich bewusst, neigten dazu, in ihren inneren, gemessen an der »wirklichen Welt« weitaus verlockenderen Landschaften unterzutauchen. Greenspan versicherte uns, dass wir nicht nur Walkers Aufmerksamkeit wach halten mussten; im Grunde genommen mussten wir Walker »aufbauen« oder ihn dabei unterstützen, dass er sich selbst »aufbaute«, sozusagen Stück für Stück beim Durchgang durch die einzelnen Entwicklungsphasen. Wir dachten uns Lieder aus. Eines war mit einem Tanz, den wir »Flaschentanz« nannten, verbunden: »Fla-sche Fla-sche Fla-sche Fla-sche Flasche Fla. Fla-sche Fla-sche Fla. Ja.«

Wenn Elizabeth und ich dieses Lied sangen, streckte einer von uns Walkers Fläschchen in die Luft. Wir traten vom linken auf den rechten Fuß und wieder auf den linken. Übrigens erinnerten wir eher an Einpeitscherinnen als an Tänzerinnen. Die Idee war, aus jedem Einzelereignis, etwa dem Trinken, eine Übung aller Sinne zugleich zu machen. Mama und Elizabeth tanzen und singen, derweil schwebt das Fläschchen durch die Luft, und danach nehme ich einen Schluck. Wenn wir es schafften, dass er, ohne abzuschweifen, zuhörte und all die Ereignisse »in sich hineintrank«, konnten wir ihn nicht nur bei uns halten, sondern ihm darüber hinaus logische Abfolgen, die Logik eines Lebens jenseits von Phantasiewelten vermitteln.

Greenspan hatte gesagt, Walker sei zu nicht mehr als zwei oder drei Kommunikationskreisen imstande – nicht gerade viel für ein beinah einjähriges Kind. Doch jetzt sollten wir seine Form auf zwanzig oder dreißig steigern.

Cliff und ich schauten uns die Mathematik dahinter genauer an. Greenspan verordnete acht bis zehn Mal Bodenzeit pro Tag (jede Sitzung von zwanzig- bis dreißigminütiger Dauer). Wir rechneten aus, dass mehr als acht nicht zu schaffen wären. Wenn Dawn und Arlene dienstags, donnerstags und freitags kamen, konnten sie an diesen Tagen zwei, drei, eventuell sogar vier bewältigen, aber sie suchten uns ja nur dreimal die Woche auf. Das bedeutete, dass Cliff und ich an drei Wochentagen für jeweils nur vier Bodenzeit-Sitzungen verantwortlich wären, an vier Wochentagen indessen für alle acht Runden. An zwei Tagen davon würde ich allein mit Walker arbeiten müssen, denn Cliff konnte nach der Arbeit keine Bodenzeit mehr durchführen. Er brauchte die Zeit für sein Abendbrot, und danach hielt er Walker, zum Knäuel zusammengerollt, lange in der »Mondsichel«-Form und versuchte ihn so fürs Einschlafen zu entspannen.

Mir oblag es, Elizabeth aus dem Kindergarten abzuholen, sie

im Tanzunterricht und bei ihren Spielverabredungen abzuliefern, einzukaufen, zu kochen, zu putzen und weiter zu recherchieren (nachdem ich es einmal angefangen hatte, konnte ich meine Finger nicht mehr davon lassen). Oft war es eine Frage der Energie. Wie viel war nach der Unruhe des Alltags dafür noch übrig?

Cliff erklärte sich bereit, auf seinem Heimweg von der Arbeit Einkäufe und Besorgungen zu erledigen, aber für die Bodenzeit hatte er nur beschränkt Zeit; instinktiv dehnte er an den Wochenenden das Zusammensein mit Elizabeth immer weiter aus.

So sah unser Rechenexempel aus:

Walkers nicht mit Bodenzeit verbrachte Zeit

4 Stunden Füttern

1 Stunde Windelwechseln, Baden etc.

12 Stunden Schlaf

2 Stunden Nickerchen

5 übrige Stunden für Bodenzeit-Sitzungen

Fazit: Jede Minute, in der Walker gerade nicht schlief, gebadet, gewindelt, gefüttert wurde oder trank, sollte er mit Bodenzeit verbringen.

»Ich finde, du könntest dir ein bisschen Zeit von der Arbeit frei nehmen«, sagte ich zu Cliff.

»Was meinst du damit?«

»Walker braucht uns jetzt. Ich habe Berichte von Männern gelesen, die sich frei genommen oder ihre Zeit anders strukturiert haben, so dass sie mit ihren Kindern zusammen sein konnten.«

»Ich nehme mir bereits frei. Es kommt nicht … Pat, du verstehst da was nicht. Unser Theater ist im Grunde eine Bootsfahrt. Ich sorge für den Lebensunterhalt dieser Familie, und wenn ich meine Stelle verliere, geht das Boot unter.«

»Wer spricht denn davon, dass du deinen Job verlierst?«

»Pat«, seine Stimme wurde lauter. »Siehst du denn nicht? Diese Sache verschlingt uns noch. Wir waren bereits verschuldet, als wir damit anfingen. Wie tief sollen wir noch in dieses Schuldenloch fallen? Was machst du, wenn wir den Tiefpunkt erreichen? Das Auto verkaufen? Das Haus?«

»Wir können uns jetzt keine Gedanken ums Geld machen.«

»*Du* kannst das vielleicht nicht. Das ist dein Luxus – dir um Walker Sorgen zu machen. Es steht dir offen, dich nach Belieben hineinzusteigern. Er ist dein Universum. Langsam mache ich mir um den Rest von uns Gedanken.« *Das ist sein Luxus.*

Die Unordnung im Haus wurde immer schlimmer. Mit UPS traf eine große braune Schachtel von einer Freundin ein, die ich hier Victoria nennen will. Tagelang blieb sie unberührt beim Eingang stehen. Als Victoria anrief (*War sie gekränkt? Verärgert? Wie hatte ich mich ihr nur so schlecht verständlich machen können?*), um nachzuhören, ob wir das Paket erhalten hätten, wurde ich verlegen, es war mir peinlich. Selbstverständlich würde ich es öffnen. *Aber wann?* Mir fehlte der Mumm, ihr zu sagen, dass mir die Zeit fehlte, um ein einfaches Geschenk auszupacken. Victoria war ein empfindlicher Mensch und nahm mein Hinauszögern als Gradmesser meiner Wertschätzung ihrer Person – aber ich kam nicht dazu, die Schachtel aufzumachen. Ich hatte Angst vor diesem Karton, davor, Papier wegzuräumen und Dankeszeilen zu verfassen. Sie sagte, auch von ihrer Mutter sei etwas darin. (Das Auswickeln der Geschenke, ihre Begutachtung und Bewunderung, das Wegräumen: Die dafür notwendige Zeit entsprach einer Bodenzeit-Runde.)

Schließlich öffnete ich das Paket und stieß auf eine große Drachen-Handpuppe aus Plüsch, ein paar bezaubernde Halloween-Lätzchen und ein sensationelles Mädchenkleid: ein grünes Kattun-Dirndl, wie man es um 1830 oder in den Schweizer Alpen getragen haben dürfte, mit einer breiten Schärpe und einer separaten Spitzenschürze mit Ösen. Es war eines der schönsten selbst genähten Mädchenkleider, die mir je zu Gesicht gekommen sind, von einer Frau gemacht, der ich noch nie begegnet war, Victorias Mutter.

Jetzt, da ich diese Worte schreibe, weiß ich dieses Kleid voll und ganz zu schätzen. Doch damals nahm ich es nur ungern an. Nach wie vor ist es das Prunkstück in Elizabeths Kleiderschrank, und sie trug es Jahr um Jahr, nachdem sie es geschenkt bekommen hatte. (Derzeit hofft sie mit einer Freundin einen Verleih für Halloween-Kostüme aufzumachen; das Kleid gehört zu ihren besten Angeboten.) Man konnte nicht umhin, den Zeitaufwand, die Großzügigkeit und Kreativität der Mutter meiner Freundin zu würdigen – nur war ich damals nicht willens dazu. Die Welt war nicht mehr die altvertraute, ihre Achse war verschoben. Bälle oder Festlichkeiten waren in unserer Welt nicht vorgesehen. Das Kleid jagte mir ein Schuldgefühl ein, ich fühlte mich ungeschützt, so herzzerreißend schön es auch war. Ich konnte es mir kaum ansehen, ohne dass mich Unbehagen überkam. Woher die Zeit nehmen und mich gebührend bei Victoria und ihrer Mutter bedanken? Das beunruhigte mich am meisten.

Ich rief Victoria an, sprach ihr mit Bodenzeit-Energie meinen Dank aus und bat sie um die Adresse ihrer Mutter im Mittleren Westen.

Es dauerte Wochen, bis ich endlich zu den Zeilen kam. Ständig entfiel mir mein Vorhaben wieder.

Einige Wochen darauf rief mich Victoria an. Sie verstehe ja, dass ich bis über beide Ohren beschäftigt sei, aber wäre es nicht trotzdem möglich, ihr und ihrer Mutter eine Aufnahme von Elizabeth in diesem Kleid zu schicken? (Den Film kaufen, ihn entwickeln, die Briefe adressieren: eineinhalb Bodenzeit-Sitzungen.) Ein paar Monate später schickte Victoria ein weiteres großes Paket. Ich entsinne mich nicht, ob ich die Photos je abgesandt habe, werde jedoch nie vergessen, welchen Schmerz ich verursachte, als ich sie schließlich am Telefon bat, keine Geschenke mehr zu schicken. Die Freundschaft kühlte sich ab, es kam zu Spannungen, und dieser Vorfall ist wohl als die große Wunde einer Beziehung zu bezeichnen, die nicht überlebte. Am Riss in unserer Freundschaft war ich schuld. Ich unterließ weitere Anrufe. Zeitlebens hatte ich mich zu stark empfindsamen Menschen hingezogen gefühlt; jetzt hatte ich ihnen nichts mehr zu geben. Doch Victorias geistreiche Art, ihre Intelligenz und ihre Geschichten fehlen mir noch heute.

Ein paar Tage nach dem Gespräch mit Dawn über Greenspan

und Lovaas rief ich Cliff auf der Arbeit an. Zu Hause kamen wir kaum zum Reden, wenn überhaupt, und nun, da Walker gerade schlief, wollte ich mit ihm über das Für und Wider von Lovaas und Greenspan sprechen, über die jeweiligen Vorteile, gesetzt den Fall, dass wir selbst die Therapie durchführten oder jemanden hätten, der dies für uns übernahm. Sein Anrufbeantworter sprang an. Mir war bewusst, dass Cliff seine Nachrichten so schnell nicht abhören würde. Ich entdeckte die Nummer einer der Sekretärinnen in seinem Büro, rief sie an und erkundigte mich, ob sie wisse, wo er sich aufhielt. Sie schaltete mich auf Wartestellung. Beim Warten dachte ich konzentriert über das Thema nach, das ich mit Cliff besprechen wollte; dabei geriet ich ins Träumen.

Greenspan lautete die Antwort, das wusste ich, Dawn glaubte an ihn und er glaubte an Walker, doch ich rang mit einem heftigen Verlangen, die Bürde der Entscheidung abzuwerfen.

Vor allen Dingen brannte ich darauf, Cliff nach seinen Eindrücken auszuhorchen – war Walker in letzter Zeit wirklich weniger empfindlich? Ich gab mir alle Mühe, zu verstehen, worin das Wesen von »Überempfindlichkeit« und »Unterempfindlichkeit« bestand. Walkers sensorische Orientierung schien mir bisweilen so wechselhaft wie Stimmungen, so flüchtig wie anderer Leute Gedanken.

Das einmal viel zu empfindliche Kind hungerte jetzt, zumindest in vielfacher Hinsicht, wie mir schien, geradezu nach Sinnesempfindung. *Aber wann war dieser Wandel eingetreten? Nach unserem Aufenthalt bei Greenspan? Im Laufe unseres Besuchs bei ihm?* Er sehnte sich danach, mir ins Haar zu greifen, und lachte hin und wieder. Manchmal wirkte Walker eher übererregt als in seiner eignen Welt verloren. War das ein und dasselbe Phänomen? Sein Gegenteil? Handelte es sich bei der Übererregbarkeit um die nächste Entwicklungsphase? (Zuerst sich in sich selbst zurückzuziehen und dann volle Pulle auf die Welt zuzugehen?) Überstimulierung könne der Unterstimulierung zum Verwechseln ähnlich sehen, hatte ich gelesen – es komme entweder zum Rückzug, sofern die Welt zu sehr überreize, oder, ironischerweise, aus demselben Grund zu starker Erregbarkeit. Offenbar war das eine Wissenschaft zum Verrücktwerden. Da sollten wir also unserem Sohn ständig unsere Aufmerksamkeit entgegenbringen, aber *waren wir denn nicht vor die Aufgabe gestellt, Walkers Empfindlichkeit zu schonen?* An Hinweisen darauf, dass unsere Aufmerksamkeit ihn überforderte, fehlte es ja nicht. Er ließ sich dann nach innen sinken, und ich konnte zusehen, wie er in einer Abwehr gegen alles herumfuchtelte, wie er uns verscheuchte, wie wenn wir ein Schwarm lästiger Insekten wären. Sein Kopf flog hin und her und er trat mit seinen Füßen. Dawn nannte dieses Gebaren »Stimming« (Selbststimulierung). Dasselbe, das Walker in Greenspans Praxis dazu trieb, die Teppichkanten zu suchen, wie wild zu saugen und mit den betörenden Fäden immer wieder seine Lippen zu streifen. *Wo war Cliff überhaupt?*

Eins weiß ich gewiss, dachte ich, *ich kann das Wort »Stimming« nicht ausstehen. Es suggeriert etwas leicht Unschickliches, leicht Sexuelles. Etwas, das das eigene Kind – wie man ihm beibringen sollte – in der Öffentlichkeit am besten unterlässt.*

Werden die Kinder mit schweren sensorischen Problemen älter, so flattern sie bei Überstimulierung mit ihren Armen wie Vögel. An einem Samstag, als ich mit Elizabeth in den Park gegangen war, entdeckte ich ein Mädchen, das sich selbst maßlos stimulierte (neuerdings schossen die neurologischen Erkrankungen wie Pilze aus dem Boden). Das Mädchen hatte sich oben auf der Kletterkonstruktion niedergelassen, aber weder spielte es, noch hangelte es durch die Luft, noch sprang oder rutschte es irgendwo herunter so wie all die andern Kinder. Es hatte sich eingeigelt, saß mit gekreuzten Beinen da und machte sich an einem (tennisballgroßen) Gummiball zu schaffen, von dem Tausende gummiartige Tentakel herunterhingen. Es befühlte ihn mit einer Heftigkeit, die man nur als sexuell bezeichnen konnte. Ihr war die Welt scheinbar abhanden gekommen, und was übrig blieb, war reine Empfindung. Sie wirkte auf mich, als ob sie sich in einem Zustand der Entzückung befände. Da fragte ich mich, ob Kinder mit sensorischen Integrationsproblemen womöglich ein Wissen über Sinnesempfindungen besitzen, das uns entgeht. *Spüren sie mehr als wir? Könnte es nicht sein, dass das Entzücken auf die eine oder andere Weise in Fäden und Fasern verborgen lag – im sich auflösenden Teppichgewebe und den Gummifäden von Koosh-Bällen?*

Diese Fragen beschäftigten mich dermaßen, dass mir einen Sekundenbruchteil lang entfiel, worauf ich gerade wartete – auf wen wartete ich eigentlich in der Warteschleife? Als die fremde Stimme zurückkehrte und sagte: »Er ist im Professoren-Club«, fragte ich: »Wer?«

»Cliff.«

Der Professoren-Club? Cliff war kein Professor. Er war Architekt und plante Universitäten. Sie arbeiteten gerade an einem neuen Gebäude für den Universitätskomplex, einer neuen Krankenpflegeschule. Natürlich verbrachte er Zeit mit dem Lehrkörper im Club, dennoch brachte etwas das Fass in mir zum Überlaufen. Es war mir bislang nie in den Sinn gekommen, dass Cliff außer Haus ein ganz normales Leben führte. Die Dimensionen hatten sich für uns gewandelt, die Welt war umgekippt und zerdehnt. Wie konnte er auswärts speisen? Irgendwie stellte ich mir vor, das Ganze setze ihm genauso zu und ergreife von ihm ebenso Besitz wie von mir. Doch jetzt erkannte ich, dass sich sein Leben nicht im selben Maß wie meines verändert hatte. Er hatte Mittagspausen, verbrachte seine Zeit mit andern Leuten und konnte über dies und jenes plaudern. *Womöglich lachte er sogar.*

Als Cliff heimkam, war ich wütend auf ihn. Zwar hatte er nichts Falsches getan, aber … Aufgebracht schnippelte ich Gemüse und versteckte mich hinter meinen Haaren, als ich das Abendbrot zubereitete. Beim Essen sprach ich kaum ein Wort. Schließlich sagte ich: »Was hat's eigentlich mit dem Professoren-Club auf sich?«

»Was soll damit sein?«

»Nichts«, antwortete ich.

Tagelang gingen wir im Flur mit gesenkten Blicken aneinander vorbei. Wie gehabt ließ Cliff seine Aufmerksamkeiten Elizabeth zugute kommen. Oder er verbrachte abends nach dem Essen eine Stunde mit Walker und hielt ihn in der Knäuel-Form, bis dieser schließlich einnickte. Ich las unterdessen Broschüren und Bücher, erledigte Telefonate, ging ins Internet oder fiel todmüde ins Bett. Für Gespräche fehlte die Zeit. Ein paar Tage später rief er aus seinem Büro an.

»Ich möchte schon eine Weile mit dir reden, und ich weiß, dass auch du mit mir reden willst«, die Stimme klang herzlich und einladend. Ich hielt seine Worte für die Einleitung, das Gespräch auf Walker zu bringen, und verfiel sogleich in einen langen Monolog über Lovaas und Greenspan und die Frage, ob Eltern denn wirklich zum Therapeuten ihrer Kinder werden mussten, doch er unterbrach mich. »Ich kann nicht lange sprechen«, sagte er. »Ich wollte dir aber etwas mitteilen. Ich bin an ein paar Häusern in Amherst vorbeigefahren. Da sind ein paar Schnäppchen drunter.«

Habe ich's wirklich getan oder mir nur vorgestellt? In einer Szene in meinem Kopf legte ich einfach auf. Hundert Male legte ich einfach auf. Ich knallte den Hörer auf die Gabel.

Wochen zogen ins Land. An den Wochenenden wandte Cliff nach wie vor seine Kraft für Elizabeth auf. Manchmal ließ er die Bodenzeit-Sitzungen, die ihm Greenspan ans Herz gelegt hatte, ausfallen. Mit der Bodenzeit tat er sich schwer, das wusste ich. Er wirkte sicherer, wenn er Walker bei seiner Körperbewegung unterstützte. Offenbar hatte er das Körperliche und ich das Emotionale übernommen.

Wir lebten in getrennten Welten.

Mir war bewusst, dass wir einer Spezies auf der schwarzen Liste angehörten. Ich hatte mir Statistiken über Scheidungen in Familien mit förderbedürftigen Kindern angesehen – sie waren erstaunlich häufig. Cliff leistete mehr als andere Männer – übermenschliche Dinge nach einem Arbeitstag – Lebensmitteleinkäufe, jede Menge Wäsche waschen. Er nahm sich frei, um bei Behandlungsterminen dabei zu sein. Die Besuche bei Lenore hatten wir zwar auf circa einen Termin im Monat reduziert, aber ab und zu kehrte er seiner Arbeit den Rücken, um Arlene und Dawn nicht zu verpassen. Doch jetzt lag ich im Schützengraben; nicht er. Schlimmer noch, er schien sich davonzustehlen. Einst so begierig, zu lernen, mehr zu erfahren, Therapiestunden beizuwohnen, wirkte er jetzt distanziert, unzugänglich, als wolle er sich verdünnisieren. Wollte ich mit ihm zusammen sein, war es meine Aufgabe, den Babysitter anzurufen. Ich konnte den Groll nicht mehr ertragen.

Im Herbst, rund einen Monat nach unserer Rückkehr von Greenspan, rief mich Dawn an.

Es sei schon merkwürdig, aber nachdem sie jahrelang keinem kleinen Kind mit Walkers Problemen begegnet sei, sei nun ein weiteres Baby unter den von ihr betreuten Fällen, das ein »ähnliches Bild biete« – den niedrigen Muskeltonus im Oberkörper, Affektarmut und Abneigung gegen Blickkontakt. Ob sie den Eltern unsere Rufnummer geben dürfe?

Cliff und ich waren uns einig und so schnappten wir die Kinder und statteten den Eltern, Dan und Marina, und ihrem elf Monate alten Sohn Luca einen Besuch ab. Eines Sonntags fuhren wir mit Elizabeth und Walker über die Route 66 aufs Land hinter Knightville. Die herbstlichen Blättern leuchteten feuerhell, so wie im Herbst des Vorjahrs, als Walker zur Welt gekommen war. Dan und Marina hatten ein großes Wochenendhaus direkt an einem See gemietet, um die schöne Jahreszeit zu genießen. Dan fuhr werktags zur Arbeit ins rund eine Stunde entfernte Amherst, während Marina und ihr Kind Luca zusammen mit ihrer italienischen Mutter und ihrer Tante in dem Wochenendhaus blieben. Wir fuhren den Zufahrtsweg hoch und die Blätter knackten unter dem schweren Wagen. Der Weg endete als Sackgasse vor dem Haus; jenseits davon lag der See. Cliff zog die Handbremse an. Gelbe, orangefarbene und glänzende rote Blätter bedeckten den Boden; ich war nervös. Die beiden älteren Frauen begrüßten uns und führten uns durch die Küchentür. Sie waren freundlich, ehrerbietig, ein wenig scheu, schlurften in der Küche von der Größe einer winzigen Kammer herum und verständigten sich auf Italienisch im Flüsterton. Der Rest des Wochenendhauses war geräumig, zwei Stockwerke mit geheimnisvollen Türen in dem getäfelten Wohnzimmer, die weiß Gott wohin führten. Marina trug Jeans und ein eng anliegendes rostfarbenes T-Shirt. Sie wirkte kräftig, sinnlich, entschlossen und sexy, ein kleiner Bauch zeichnete sich ab. Ihr Mann war sanftmütig, freundlich; ein Intellektueller. Luca, ihrem Baby, das einen Monat jünger war als Walker, fiel es schwer, Kontakt herzustellen. Er blickte zur Seite, streckte seine Fühler nicht aus. Beim Essen saß er in einem Babysitz oder wurde von der Frau gehalten. Aufgetischt wurde reichlich und opulent – Hühnchen, Wein, Nudeln, Brot und Salat. Die Nähe, die diese Menschen miteinander verband, teilte sich mir mit, aber auch die Sorgen dieser Familie, die auf Veränderungen hindeuteten. Ich erzählte eine kürzlich aufgeschnappte Geschichte über einen Jungen, der wegen seiner Geisteskrankheit in eine Einrichtung gesteckt worden war. Schon ein paar Tage nach seiner Einweisung wurde er normal. Bei der Pointe dämmerte mir, dass ich einen fürchterlichen Fehler begangen hatte. »Der Junge war Italiener«, sagte ich stockend. »Als er Tomaten und Tomatensauce wegließ, ging es ihm gut.« Ich sah auf die Spaghetti und gab etwas Blödes von mir wie: »So hab ich's wenigstens gehört.« Trotz allem versuchte ich Marina und Dan davon zu überzeugen, dass Walkers Verhalten sich gebessert hatte, als ich sämtliche Weizen- und Milchprodukte wegließ. Keine Frage, sie hielten die Idee für töricht. Außerdem gedieh Luca in körperlicher Hinsicht. Nach dem Mittagessen ließ ich mich auf dem Boden nieder und zog Walkers Lieblingsspielzeug hervor, ein weißes Plastikkästchen mit einem Knopf darauf, der im Kästchen eine Melodie abspielen ließ. (Es gehörte zur Kategorie der von REACH so genannten »Ursache-Wirkungs-Spielzeuge« – das Baby drückt, die Musik erklingt.)

Ich hielt Lucas Hand über den Knopf und drückte mehrmals. Dabei bemühte ich mich, viele Emotionen einzusetzen, damit er inspiriert würde, selbst einmal den Knopf zu betätigen, aber allem Anschein nach stand ihm nicht der Sinn danach. Ich ging durchs Zimmer, erhöhte den Tenor meiner Stimme, verstieg mich in die hohe Mickeymaus und wollte Luca animieren, zu mir herzukrabbeln. Er war scheinbar desinteressiert oder müde. Ich griff auf das Musik-Spielzeug zurück. Nach einigem gutem Zureden mochte er es offenbar. Er drückte den Knopf mehrere Male hintereinander. Cliff und ich gaben uns zu verstehen, dass wir das Spielzeug für Luca hier lassen würden. Es gefiel ihm am besten.

Im Laufe der folgenden beiden Wochen tauschten Marina und ich uns, wann immer wir konnten, am Telefon aus. Sie erzählte mir Folgendes: »Das Fenster ist unser Feind. Luca schläft bei uns, und jeden Morgen, wenn er aufwacht, starrt er hinaus. Wir möchten dieses Licht am liebsten gar nicht hereinlassen.«

»Ja«, ist alles, was ich hervorbringe, da ich nicht weiß, ob mir das Herz im Leibe hüpfen oder in die Hose rutschen soll – müssen es denn gleich zwei ins Licht starrende Babys sein?

Marina und Dan machten Bodenzeit mit Luca. Dawn besuchte Luca und tat desgleichen.

Sie hielten sich bei ihrem Sohn jedoch an die herkömmlichen neurologischen Diagnoseverfahren. Aus ganz bestimmten Gründen verzichteten wir darauf. Wir hatten Greenspan unsere Angst mitgeteilt, Walker könnte auf die Anästhesie bei einem MRT negativ reagieren. Greenspan empfahl, wir sollten den Facharzt nach dem praktischen Nutzen eines jeden Verfahrens befragen, bevor wir unsere Zustimmung gaben. War ein MRT von rein wissenschaftlichem Interesse oder konnte es zu einer erfolgreichen Behandlung führen? Der Neurologe erachtete die Wahrscheinlichkeit für gering, dass sich aus dem MRT irgendeine Therapie ergeben würde, und so entschieden wir uns fürs Abwarten.

Bei Luca, der unter uns nicht weiter verständlichen Komplikationen litt, beschritt man einen anderen diagnostischen Weg als bei Walker. Dan und Marina ließen in Boston ein spezielles EEG von Luca aufzeichnen. Vier Stunden lang saßen sie bei ihm und spielten mit ihm, solange die Kabel an seinem Kopf klebten. Der Befund: Sie erfuhren, dass er Anfälle hatte. Sie schilderten sie mir als Stürme oder Explosionen im Gehirn, die weiteren Schaden anrichten könnten. Man riet ihnen, Luca Medikamente zu geben, die ihn nicht schläfrig machten. Mit einem schläfrigen Baby war die Bodenzeit nicht so leicht durchzuführen.

Marina und Dan luden uns zu Lucas Geburtstag ein. Später hatten wir sie einmal zum Brunch bei uns. Ich saß bei Walker auf dem Boden, Cliff in einem Sessel und die beiden hatten auf dem Sofa Platz genommen. Elizabeth bewegte sich frei im Zimmer. Wir unterhielten uns über Greenspan. Es war keinesfalls einfach, Gäste bei uns zu haben. Wir schafften kaum die Arbeiten, die unser Überleben vom einen Tag auf den andern sichern sollten, und keiner von uns wusste im Voraus, ob wir die für eine neue Freundschaft nötige Energie aufbringen würden. Allerdings sehnte ich mich danach. Sauber machen, kochen, mit andern Menschen zusammen sein. Ich war ekstatisch, wenn auch erschöpft. Es fühlte sich so ungewohnt und erfrischend an, Gäste im Haus zu empfangen, andern Menschen zu begegnen – das war wieder Leben, Flitterwochen, eine Flucht –, aber mit der ganzen Vorbereitung, zusammen mit allem, was sonst noch im Terminkalender stand, verhielt es sich so, wie wenn man eine in allerletzter Minute einstudierte Broadway-Show zur Aufführung bringen wollte. Als sie auf dem Sofa saßen, machte Dan den Vorschlag, wir sollten zum Abendessen zu ihnen kommen. *Sie möchten gern, dass wir zu ihnen kommen.* Cliff ließ ein Brummen verlauten – ein herumdrucksendes Geräusch. Später bat er mich, die Einladung abzulehnen; er war durch unser normales Pensum bereits erschöpft.

Eine Woche darauf rief ich Marina an. Sie hatte soeben erfahren, dass Luca unter einer seltenen Form des Down-Syndroms litt. Da es sich um eine seltene Genkonfiguration handelte, war von einer guten Prognose die Rede, einer günstigeren als der, auf die ein Kind mit einem durchschnittlichen Down-Syndrom gefasst sein musste. Jedenfalls bemühte man sich damals gerade um eine Neueinschätzung, ein neues Verständnis des Down-Syndroms. Es gab sogar einen mongoloiden Fernsehstar. Für Luca bestand also Hoffnung.

Dennoch war die Nachricht niederschmetternd. Ich konnte nicht anders, als Dans und Marinas Kummer in mir zu spüren. Wie soll man sich am Telefon dazu verhalten, wenn eine Mutter berichtet, ihr Sohn sei mongoloid? Ich versuchte Marina zu trösten. Meine Worte klangen in meinen Ohren leer und unecht. Selbst als ich ihr Trost spendete, blieb fühlbar, wie sie in eine andere Welt entglitt, der ich nicht angehörte. Meine Verbindung zu ihr war die einzige zu einer andern Mutter mit derselben Erfahrung und jetzt stand so viel Trennendes zwischen uns wie zwischen mir und jeder x-beliebigen Mutter in der Nachbarschaft.

REACH gab Dan und Marina die Nummern der Down-Syndrom-Familien. Lange hörte ich nichts mehr von Marina. Ab und zu erblickte ich sie bei REACH hinter dem Beobachtungsfenster aus Rauchglas, wie sie mit der Spielgruppe spielte und mit den andern Eltern lachte.

Die Mitglieder der Down-Syndrom-Gruppe bei REACH waren eng miteinander verbunden. Es waren begabte und energische Menschen. Valle und Phil, die die Gruppe leiteten, lachten beide gern. Sie zeigten Dankbarkeit für ihren bezaubernden, geselligen mongoloiden Sohn Aidan. Valle schrieb für eine Familienzeitschrift und Phil war Stückeschreiber. Er kam mit Aidan in die Gruppen, unterhielt die Mütter und brachte sie jedes Mal zum Kichern. Als Arlene mir endlich sagte, ich könne mit Walker an den Gruppen teilnehmen, merkte ich schnell, dass sie bei ihm ihren Zweck verfehlten. Die Eltern sprachen und lachten für Walker viel zu laut. Ich hätte mich ihnen gerne angeschlossen, doch Walker zuliebe musste ich der Gruppe fernbleiben.

Walker war ein Paradoxon, vereinte verschiedene Extreme auf sich. Zuweilen sah es danach aus, als mache er sich nichts aus dem Essen; dann wieder sog er es in sich hinein, wie wenn es aus Licht bestünde. Doch sein Körper registrierte die Extreme nicht, schien sich über jedes Übermaß hinwegzusetzen, und so wurde es Walker, der gerade noch gierig gegessen hatte, übel. Ein Quäntchen zu viel im Napf, und schon würgte er, spuckte die grüne Avocado, die weiße Reisgetreidemahlzeit, die gelbe Banane wieder aus und verlor so all die Kalorien, die ich annähernd eine Stunde lang in ihn hineingestopft hatte. Arlene spornte uns an, seine Alarmsignale zu erkennen, aber selbst ihr glückte das nicht immer.

»Alle Babys übergeben sich«, sagte unser neuer Kinderarzt.

»Aber nicht so«, beharrten wir.

Vielleicht um uns loszuwerden, überwies er uns schließlich an einen Kindergastroenterologen.

Bei unserem ersten Besuch in dessen Praxis mussten Cliff, Walker und ich anderthalb Stunden warten. Auf einem Tisch in der Nähe der Stühle lagen zwei Babyspielsachen und ein paar Bücher. Nach den ersten zehn Minuten hatte Walker alle durchgeackert. Auf der andern Seite saß ein Junge in einem Rollstuhl, ein großer, an ein Modell der Saturnringe erinnernder Metallring ragte aus seinem kahl rasierten Schädel heraus. Die Beleuchtung war trüb – grau, flimmernd und stechend. Zunächst wurde Walker ungeduldig, später unruhig, dann geradezu verzweifelt in seinem Verlangen, dem Raum zu entkommen. Eine halbe Stunde. Eine Stunde. Eine Stunde fünfzehn Minuten. Cliff und ich jagten ihm abwechselnd nach, als er durch den Raum krabbelte und auf die Zeitschriften und den Kleiderständer Kurs nahm. Er krallte sich an den Zeitschriften fest. Wo waren denn die andern? Die Schwestern arbeiteten ruhig hinter dem Empfangsschalter, als ginge es darum, ein Geheimnis zu hüten. Hatte sich die gesamte Belegschaft womöglich durch eine Geheimtür aus der Praxis und aus dem Gebäude auf und davon gemacht? Schließlich rief uns eine Schwester herein. Sie wog Walker und ließ uns wartend in einer kleinen Kabine mit Neonlicht und einem McCall's-Magazin zurück. Wir harrten noch einmal zwanzig Minuten aus, Walker war vor Langeweile und Ungeduld schon außer Rand und Band. Der Arzt trat ein. Er war ein gedrungener Mann mit wachen, hervortretenden Augen, der uns kaum eines Blickes würdigte. Er drückte kurz auf Walkers Bauch, stierte auf eine Tabelle und behauptete steif und fest, es sei unwahrscheinlich, dass Walkers Erbrechen von Allergien herrühre.

»Aber ich weiß, dass er Allergien hat. Seine Haut kriegt schwarzblaue Flecken, wenn er mit dem Teppich in Berührung kommt; einmal erbrach er blitzartig, als ich ihm Milch einflößte«, sagte ich.

Meine Worte machten keinen Eindruck auf ihn. Ich ließ nicht locker, er müsse ihn auf Allergien testen. Schließlich war er mit einem RAST*, einer Blutuntersuchung auf die üblichen Allergene, einverstanden. Bei unserem nächsten Besuch zwei Wochen später war er überrascht, dass Walker nachweislich auf

* Radio-Allergo-Sorbent-Test.

Weizen, Milch und eine Vielzahl anderer Nahrungsmittel allergisch reagierte.

»Clevere Mutter«, sagte er und wirkte verärgert.

Man führte uns in ein kleines Büro, in dem eine Ernährungsberaterin residierte, umgeben von Packungen der verschiedensten Getreidemahlzeiten, Säuglingsnahrung, Getreideriegel und Säfte. Walker konnte nicht still sitzen. Wir spielten mit ihm Fangen und behielten ihn so im Auge. Meistens nahm Cliff die Verfolgung auf den Gängen auf, wenn er ums Wartezimmer herumkrabbelte. Unterdessen gab uns die Ernährungsberaterin Tipps, was wir unserem Sohn füttern könnten, und empfahl uns eine Nahrung, die nicht aus Milchprodukten hergestellt wurde.

»Ich dachte, man hätte die Allergene aus dieser hypoallergenen Säuglingsnahrung beseitigt.«

»Theoretisch ja, aber es ist wohl nicht möglich, restlos alle zu entfernen. Wir haben mit Neocate gute Erfahrungen gemacht.«

Walker bekam jetzt Neocate und binnen eines Tages trank er besser. Bald schon erbrach er weniger, nur noch einmal die Woche statt zweimal täglich.

Hab nur einen Teil vom Lied vernommen

Es klappt jetzt so gut mit dem Anschauen«, sagte ich zu Arlene.

»Ja«, erwiderte sie. »Sein Blickkontakt ist nicht übel.« Doch ihre Stimme klang matt. »Es macht Mut«, fuhr sie zögernd fort. »Aber ich …« Sie verstummte.

»Verraten Sie es mir«, sagte ich und wollte dabei so lässig wie möglich klingen.

Sie ließ sich mit der Antwort Zeit, betrachtete Walkers Gesicht und schaute dann mich an. »So wie es aussieht, schert es ihn nicht, wenn Sie rausgehen. Es sollte ihm aber etwas ausmachen. Wenn wir das hinkriegen könnten …«

An Walkers Geburtstag am 17. Oktober gab's keinen Kuchen. Wir saßen um den Küchentisch herum und fütterten ihm Hamburger, die er neuerdings mit Lust verdrückte. Zu dritt sangen wir »Happy Birthday«. Am darauf folgenden Wochenende waren wir bei Cliffs Eltern zum Abendessen eingeladen. Als wir um ihren Esstisch versammelt waren, schlug Walker fast den ganzen Abend mit dem Kopf gegen den alten hölzernen Hochstuhl. *Tat es weh? Ich meine, tat es ihm weh?*

Dawn und ich besuchten am Smith College einen Vortrag der Harvard-Neurologin Margaret Bauman.

Im Laufe ihres Vortrags zeigte sie uns mehrere Videoaufnahmen von Autisten. Eine, ein Interview mit einem Jungen, faszinierte mich ganz besonders. Er hatte ein pausbäckiges, freundliches Gesicht, rotblonde Haare und ein lausbübisches, einladendes Lächeln. Bauman wollte uns mit diesem Band den eigenartigen Sprachgebrauch autistischer Menschen anschaulich machen. Der Junge starrte direkt in die Kamera und erläuterte detailliert sein persönliches Lexikon: »Meine Schwester nenne ich ›die Nonne‹ und meinen Papa ›den Rechtsanwalt‹. Der Fernseher heißt bei mir ›Mama‹«, sagte er mit einem ironischen Lächeln. Hinterher mussten wir alle über diese Wunderlichkeit lachen, aber mich überkam noch etwas anderes – eine Offenbarung. So äußerte sich doch niemand, der keine Beziehungen anknüpfen konnte. Im Grunde war mir, als gebe dieser Junge *mehr* über sein Erleben preis, nicht weniger. Jetzt ging mir auf, dass er nicht so sehr wie ein emotional gestörtes Individuum, sondern eher wie ein Dichter klang. Diesen Gedanken hatte ich mehrfach zuvor schon gefasst gehabt, ihn aber jedes Mal als eine romantische Phantasievorstellung wieder verworfen. Dennoch war ich auf diverse Hinweise gestoßen, dass bei Autisten nicht nur im Reich ihrer Sinnesempfindungen, sondern auch dem ihrer Seele eine geschärfte Bewusstheit herrscht. (Wie merkwürdig jedoch, dass sie mit bestimmten Scherzen offenbar nichts anfangen konnten. War es möglich, dass sie sich bloß auf *andere* Realitätsaspekte einstellten?) Wie dem auch sei, für mich war es ein brillanter Kommentar zu unserer Lebenssituation, wenn ein Kind seinen Fernsehapparat »Mama« titulierte.

Wir bekamen noch andere Videobänder auf der Tagung zu Gesicht, sahen Autisten, die in Küchen herumschlurften, unbeholfen Türen öffneten, steif und mit tonloser Stimme wie Automaten sprachen. Aber zwischen den Zeilen gaben diese Videoaufnahmen etwas preis, was in keinem Buch nachzulesen war.

»Dawn«, sagte ich auf dem Heimweg. Ich blickte ihr ins Gesicht. Flimmernde Schatten und Lichter zogen darüber hinweg, als wir zwischen Bäumen und Straßenlaternen entlangbrausten. »Ich hatte immer geglaubt, Autisten sprächen und bewegten sich steif, weil sie keine Gefühle haben. Ist es möglich, dass sie sehr stark empfinden, aber nicht zu einer guten motorischen Planung fähig sind?«

Als wir eine Straßenlaterne passierten, wurde es schlagartig hell. Dawn lächelte – endlich war bei mir der Groschen gefallen.

Dawn parkte ihren weißen Toyota in der Nähe unseres Hauses und wir setzten unsere Unterhaltung noch über eine Stunde fort. Ich zitterte beinah vor Aufregung.

Ich hatte den Hörsaal in dem Glauben betreten, dass Autisten auf irgendeine Weise ihre Menschlichkeit verloren hätten. Jetzt spürte ich, dass sie in Wirklichkeit das Gegenteil erlebten: Sie liefen über vor Menschlichkeit, wurden überflutet von ihr. Ich hatte einmal gelesen, dass der autistische Geist eher zum Assoziativen denn zum Logischen neige. Mangel an Logik heißt nicht zwangsläufig Bedeutungslosigkeit. Ich spürte, dass bei diesen Kindern Bedeutung im Übermaß vorhanden war. Sie hatten die ganze Zeit über etwas Wirkliches vor Augen, verliehen etwas Persönlichem Ausdruck, vielleicht auf künstlerische Art. Nun fiel mir ein Zitat ein, auf das ich einmal gestoßen war, es stammt von Hans Asperger, einem der ersten Psychologen, die die Merkmale des Autismus beobachtet und definiert haben: »Mir scheint ein Quäntchen Autismus für den Erfolg in Wissenschaft und Kunst unabdingbar zu sein.«

Auch dass die autistische Künstlerin Jessey Park ihre persönliche Art hatte, »Keine Ahnung« zu sagen, kam mir in den Sinn. Anstelle dieser Worte hieß es bei ihr: »Hab nur einen Teil vom Lied vernommen.« *Ist das eine sprachliche Marotte oder verrät uns Jesseys Sprache mehr über ihr Erleben?*

Jahre später beeindruckte mich dieselbe Beobachtung, als der Hirnforscher Eric Courchesne auf einer Tagung Erkenntnisse über das Gehirn autistischer Menschen vorstellte.

Seine Frau und Kollegin, Karen Pierce, und drei weitere Kollegen entdeckten im Jahr 2001 in ihrem Labor in La Jolla mit Hilfe bildgebender Verfahren, dass bei Autisten keine Hirnaktivität auftrat, wenn sie ein Bild oder ein Gesicht betrachteten. Pierce, die selbst mit autistischen Kindern gearbeitet hatte und infolgedessen nicht unerfahren war, begegnete solchen Befunden mit Skepsis. Sie wiederholte die Untersuchung. Dieses Mal konfrontierte man die autistischen Kinder mit dem Gesicht ihrer Mütter und erhielt folgendes Ergebnis: Bei ihnen kam es jetzt – wie bei normalen Kindern – zu einem Anstieg der Hirnaktivität, *aber dieser fiel*, als sie das Gesicht ihrer Mütter sahen, *bedeutend größer aus als bei den normalen Kindern.*

Pierce' Untersuchung illustriert unter einem wissenschaftlichen Blickwinkel meine Hypothese, dass autistische Kinder tiefe Gefühle hegen. Möglicherweise ist gerade dies der Grund, weshalb das autistische Gehirn auf ein fremdes Gesicht nicht reagiert. Wenn sich Gesichter in einen hineinbohrten wie ein Brandzeichen, warum sich ihnen aussetzen?

Warum direkt in die Sonne blicken?

Ich habe noch ein Weiteres aus Baumans Vortrag gelernt. Ich war im Glauben in den Hörsaal gekommen, dass ein soziales Defizit schuld daran sei, dass einige Autisten nicht sprechen konnten. Obschon meiner Annahme ein Körnchen Wahrheit innewohnte, verstand ich jetzt, wie viel von diesem Unvermögen rein mechanische Gründe hatte. Auch wenn manche autistische Kinder über einen durchschnittlichen IQ verfügen oder vielleicht brillante Köpfchen sind, so erklärte Dawn, könne es sein, dass ein Teil ihres Gehirns die komplizierte Abfolge von Entscheidungen und Vollzügen, die dem Sprachgebrauch notwendig zugrunde liegen, einfach nicht »sequenzieren« kann. Die sensomotorischen Leistungen sind die Conditio sine qua non für die Sprache. Sprache setzt die Fähigkeit voraus, lange Wortketten aufzuschlüsseln und Wörter im Gehirn zu manipulieren; sie erfordert das Vermögen, eine Vielfalt von Klängen zu unterscheiden; die Beweglichkeit der Zunge muss gewährleistet sein, ebenso wie die Fähigkeit, Absicht und motorische Antwort zu koordinieren.

Außerdem muss das Timing stimmen. Keine der aufgezählten Voraussetzungen hat etwas mit Intelligenz zu tun, alles ist eine Frage mechanischer Prozesse.

Nicht alle Kinder mit sensorischen und Verarbeitungsschwierigkeiten können sämtliche Hürden nehmen und es bis zum Sprechen bringen. Selbst bei denen, die zwanzigstellige Zahlen im Kopf multiplizieren oder Chopin nach dem Gehör spielen, mag zutreffen, dass sich ihr Geist und ihre Zunge der Sprache einfach nicht nähern können.

Dawn redete oft über zwei verschiedenen Formen von Sprache: die »rezeptive Sprache«, die Fähigkeit, zu verstehen, was andere sagen, und ihr Gegenstück, die Fähigkeit, Sprache zu reproduzieren und zu schaffen. Als Walker fast ein Jahr alt war, deutete nur wenig darauf hin, dass er unsere schallkodierten Botschaften tatsächlich knackte. Cliff und ich begriffen, dass wir, auch wenn Walker sie verstehen konnte, mit dem Fall rechnen mussten, dass er vielleicht nicht in der Lage war, selbst zu sprechen.

»Wenn er nicht sprechen kann, versuchen wir ihm Zeichensprache beizubringen«, sagte Dawn. »Oder Bildaustausch.«

»Bildaustausch?«

»Ja«, sagte Dawn. »Das habe ich einem Jungen hier am Ort beigebracht. Er deutet auf Bildkarten, anstatt Worte zu benutzen. Das ist ein neues System. Ich habe meinen Unterricht mit dem Jungen auf Video aufgenommen. Es ist eine spannende Sache.« Sie sah mich fröhlich an. »Jetzt kann er seine Wünsche und Bedürfnisse mitteilen.«

Ich versuchte mir vorzustellen, wie das Leben wohl aussähe, wenn wir für jede Interaktion Bildkarten benutzen würden. Ich selbst war ein durch und durch sprachlicher Typ. Um ehrlich zu sein, bedeutete mir der sprachliche Austausch mehr als ich … nun ja … sagen könnte. Mit der Sprache zu spielen war etwas Aufregendes, ich erfreute mich an ihrer Musik, an der Melodie dieser langen, köstlichen, von ihrer Syntax gefügten Ketten: plaudernd im Café sitzen, beim Abendessen diskutieren, am Telefon mit einem anderen sprechenden Kopf schwatzen – solche Erlebnisse gehörten für mich zum Besten, was das Leben zu bieten hatte, sie definierten es. *Was wäre eine Beziehung ohne Sprache?*

Ich versuchte zwar alles Beunruhigende von mir fern zu halten, aber wenn Walker wortlos bliebe, würde er wahrscheinlich in einer Einrichtung oder einem kleinen Heim leben müssen.

Die Sprache war eine geheimnisvolle Hürde, und Walker bot im Alter von einem Jahr kaum Hinweise, die eine Vorhersage gestattet hätten; obwohl er hie und da unseren Aufforderungen nachkam, konnten wir nicht sagen, ob er ihren Sinn bloß erriet oder unsere Worte verstand. Dawn und Arlene waren in Sorge, das wusste ich. Arlene blieb immer noch, so lange sie konnte, und Dawn inzwischen ebenfalls. So arbeitete Dawn wachsam darauf hin, den Grundstein für die Sprache zu legen, während Arlene Walker zu Problemlösungen mit Hilfe seines Körpers und zur Entfaltung seiner Beziehungsfähigkeit ermunterte. Doch wie es um seine Kontaktmöglichkeiten stand, blieb ein Geheimnis.

Walker besaß ein paar gute Fähigkeiten – wenn auch nicht die seiner ebenfalls einjährigen Pendants. Sein Körper war immer noch im Raum verloren und Berührung konnte ihn orientierungslos zurücklassen; er war zerbrechlich und ließ sich zeitweilig in seine geheime Welt fallen. Andererseits konnte er unsere Handlungen imitieren, er plapperte und hatte Vergnügen an einem Schlafspiel, das sich Dawn ausgedacht hatte: Die beiden verabredeten, sie wollten so tun, als würden sie sich schlafen legen, und er durfte dann das »Aaaaaahhhhh« von sich geben, obwohl wir nicht sicher waren, ob er seine Bedeutung verstand.

Ich konzentrierte mich auf das, was klappte. Oft ertappte ich mich dabei, wie ich wieder und wieder den Moment des köstlichen Triumphs im Restaurant in der Nähe von Greenspans Praxis wiederholte, als Walker meinen Finger gedrückt hatte. Ich variierte ihn bis zum Überdruss: »Dieses Spielzeug geb ich dir, dieser Löffel gehört dir, wenn …« Dawn spornte mich an, darüber hinauszugehen. Sie wollte, dass ich Flexibilität und Spontaneität in die Beziehung einfließen ließ. Aber wie? Ich sehnte mich nach einer funktionierenden Formel. ABA, der Therapieansatz, den Lovaas empfahl, beruhte auf Formeln, auf Wiederholung, aber Dawn bestand darauf, dass es bei der Bodenzeit darum ging, Walkers Gehirn alle Augenblicke herauszufordern, es auf das Menschliche und seine unbegrenzte Vielfalt hin zu trainieren.

Cliff und ich sollten uns – so warnte Dawn – auch nicht zu sehr auf etwas konzentrieren, das sie »Splitterbegabungen« nannte – kleine Meilensteine wie etwa Bauklötzchen aufeinander stapeln –, die in anderen Therapien Ziele an sich darstellten. Allein dadurch, dass wir mit Walker in einem permanent interaktiven Kontext arbeiteten, würden wir ihm beibringen, wie man lernt. »Wenn er lernt, wie man lernt, kann er alles lernen«, sagte Dawn.

Dawn war gespannt, ob wir Walker anleiten könnten, wie man auf einen Gegenstand zeigt.

»Zeigen? Warum?«, fragte ich. »Ist das nicht eine von den Splitterbegabungen?«

»Ganz und gar nicht«, erwiderte Dawn. »Weit gefehlt. Ich meine Zeigen als ein gemeinsames Erlebnis. Das ist etwas Grundlegendes.« Sie erzählte dann, die Forscher hätten erst vor kurzem festgestellt, dass ein Mangel an Zeigegebärden mit zu den frühesten Anzeichen einer autistischen Störung gehöre – ja eines ihrer untrüglichen Kennzeichen sei. Wenn ihre normalen Altersgenossen längst schon herumhüpften, auf Flugzeuge am Himmel, auf Hunde im Park und auf Säuglinge in Babytragetaschen, auf die Süßigkeiten auf dem Markt deuteten und mit anderen Kindern lachten, konnten autistische Kinder immer noch nicht auf Dinge zeigen, als ob sie »Seht euch das mal an, Jungs!« sagen wollten.

Die Zeigegebärde war ein bedeutender Meilenstein auf dem Weg zu emotionaler Reife und auch zum Sprechenlernen.

Einmal, es war kurz nach Walkers Geburtstag, saßen Dawn und ich neben ihm, flankierten ihn, während er aufgeregt vor- und zurückschaukelte und mit den Händen herumfuchtelte. Dawn stellte ein auffälliges Spielzeug-Karussell auf den Boden und zeigte darauf. Sie legte die andere Hand an Walkers Kopf, damit dieser in die Richtung ihres Fingers sah, der auf das Spielzeug deutete. Mehrere Tage lang tat sich Walker schwer, diese Richtung beizubehalten. Seine Augen schienen das erforderliche Fokussieren nicht leisten zu können. *Zu welchem Zweck mag diese Frau wohl ihren Finger in die Luft strecken?* Dawn nahm nun Walkers Finger und deutete damit. Sie löste das kleine Fingerchen aus dem Verbund mit den andern – die handflächenwärts gekrümmt waren, als wären die Fingerknöchelchen aneinander befestigt. Die Zeigegeste selbst könnte für Walker motorisch schwierig werden. Sie richtete den Finger gerade und zielte mit ihm auf das Spielzeug. Mit animierender Stimme erzählte sie von dem Karussell und neigte sich bodenwärts, während Walker zeigte. Doch der ließ seinen Blick ziellos im Zimmer umherschweifen, verwirrt, als ob die Geste sinnlos wäre.

Einmal befanden wir uns alle, Dawn, Arlene und ich, auf dem Boden bei Walker. Mit zehn Monaten hatten wir ihm das Krabbeln beigebracht, aber sich aus eigener Kraft aufsetzen konnte er noch nicht (eine Fertigkeit, die seine Altersgenossen in der Regel mit sechs bis acht Monaten meistern). Als wir sahen, dass er es versuchte, feuerten wir ihn an. Es glückte – zum ersten Mal hatte er es aus eigener Kraft in die Senkrechte geschafft. Wir klatschten in die Hände. Dieser in erster Linie körperliche Durchbruch gab den Impuls zu einem sozialen – er sah von Dawn zu mir und von mir zu Arlene, als wollte er sagen: »Hallo, Leute, wie war ich?«

»Haben Sie das gesehen!«, platzte Arlene heraus. »Sein Blick hat die Runde gemacht von einer zur andern und wieder zurück. Das ist noch nie vorgekommen.« Walker war soeben eine raffinierte Form der sozialen Rückversicherung (social referencing) gelungen.

Von diesem Tag an schaute Walker immer zu uns herüber, um sich zu vergewissern, ob seine Leistungen Eindruck auf uns machten.

Binnen einer Woche nach seinem Geburtstag konnte er auf Gegenstände zeigen.

Worte

Noch in den 1960er-Jahren glaubte man, dass ein Kind beim Erlernen der Sprache eine verhältnismäßig passive Rolle spiele. In den mit Sprechen und Sprache befassten Berufen herrschte weitgehend die Ansicht, Babys brauchten die in ihrer Umgebung gesprochenen Worte nur zu hören und aufzugreifen. Man dachte sich den Spracherwerb gänzlich unverbunden mit den andern Fertigkeiten, die die Babys erwerben.

Wie war ein solcher Durchbruch vom Nichtsprechen zum Sprechen bei einem Baby möglich? War das Lernen der Sprache jener wunderbare und solitäre »Moment« in der Entwicklung des Kindes, für den er bislang gehalten wurde?

Als die Vertreter der Neurowissenschaften feststellten, dass Säuglingsgehirne viel früher aktiv waren als zuvor angenommen und dass sich das Gehirn kontinuierlich »selbst umforme«, fragten sich die Theoretiker, ob es nicht einen Vorboten gebe, irgendeinen Prozess im Babygehirn, der den Spracherwerb und diese große Wörterlawine ankündigt, die bei normalen Kindern so plötzlich ins Rollen kommt.

Was die Forscher aufdeckten, sollte ihr Fach revolutionieren. Sie brachten in Erfahrung, dass die Verwendung des gesprochenen Wortes, wenn auch ein dramatisches Ereignis, gleichsam nur ein leuchtender Punkt auf dem Radarschirm ist, der zunächst liegende Punkt auf einem Kontinuum, das weit in die Geschichte eines Babys zurückreicht, weiter noch als die ersten Andeutungen seines Sprachverständnisses, weiter sogar als seine Fähigkeit, mit dem Finger auf einen durch die Luft schwebenden Geburtstagsluftballon zu deuten.

In den 1980er-Jahren gingen einige Forscher der Frage nach, wie Babys lernen und kommunizieren, insbesondere wie sie Informationen über ihre Bezugspersonen sammeln. Simon Baron-Cohen, T. Berry Brazelton, Robert Emde, Daniel Stern, Stanley

Greenspan und Peter Mundy, um nur ein paar zu nennen, fanden heraus, was als Vorbote der Kommunikationsfähigkeit des Babys gelten kann. Als sie beobachteten, wie Säuglinge sich über ihre Betreuer informieren, kamen sie zu folgendem Ergebnis: Säuglinge lernen dadurch, dass sie Teilnehmer sind und nicht bloß ein passiver Kanal für Information oder Wissen. Als die Wissenschaftler die aktive Kommunikationsweise, die sich zwischen einem gesunden Säugling und seiner Bezugsperson entspinnt, untersuchten, prägten einige den Ausdruck »gemeinsame Aufmerksamkeit« (joint attention), einen Ausdruck, der ein neues Feld bei der Erforschung des Geistes beim sich entwickelnden Säugling definieren sollte.

Ein Baby, das an »gemeinsamer Aufmerksamkeit« teilhat, kann beispielsweise ein feines Nicken bei seiner Mutter beobachten und darauf entsprechend reagieren, oder es schaut zu seiner Bezugsperson hin, wenn es von seiner Umgebung überrascht worden ist.

Jetzt verfügten die Forscher über ein Sprungbrett, von dem aus sich ihr Verständnis, wie Babys sprechen lernen, mit Riesenschritten erweiterte. Die Sprache, so fanden sie heraus, beginnt keineswegs in dem Moment, in dem ein Kind spricht – das ist in mancher Hinsicht *die Mitte eines viel weiter ausgreifenden Prozesses*. Die Sprache beginnt in ihrer frühesten Form, wenn ein Kind anfängt, sich um Mutter und Vater zu kümmern, darum, was sie gerade tun, betrachten oder sagen.

Wie kann nun ein Baby die geheimnisvolle Sprache der Wünsche, Absichten und Erwartungen von Mutter und Vater lernen? Zunächst nahmen die Forscher an, die Eltern würden nur deshalb mit Aufmerksamkeit bedacht, weil dies für ihre Kleinkinder eine lohnende Sache ist. Aber damit blieben viele Fragen unbeantwortet.

Es mag zutreffen, dass ein Baby zum Beispiel das Wort »Apfel« lernt, wenn seine Mutter einen in die Hand nimmt, »Apfel« sagt und darauf zeigt, aber eine so direkte Erklärung liegt nur einem geringen Prozentsatz des Wortschatzes zugrunde, den ein Kind erwirbt. Ein kleines Kind könnte unmöglich all die Worte lernen, die es zu lernen gibt, selbst wenn es mit seiner Mutter in einem Zimmer säße und stundenlang beobachtete, wie sie Äpfel, Kissen und Bleistifte in die Hand nimmt und die entsprechenden Worte sagt. Wie viele Eltern haben schon die Muße und können die Welt wieder und wieder für ihr Baby benennen?

In den 1990er-Jahren erkannte Dare Baldwin eine andere Möglichkeit, wie ein Säugling lernt, obendrein zügig lernt – und zwar, so lautete die Antwort, mit Hilfe eines Bezugspunkts. Wenn eine Mutter ihr Baby in einem Kinderwagen die Straße hinunterschiebt und sich überschwänglich über die sprießenden Krokusse äußert, die aus dem Gras herausgucken – wie weiß dann ihr Sprössling, dass er zu den winzigen Blumen, die aus dem Rasen auftauchen, hinsehen soll? Warum blickt er nicht zu den Eichhörnchen hinüber, die hinter den Bäumen hervoräugen, oder zur Sonne hinauf, die hinter einer Wolke zum Vorschein kommt? In diesem einfachen menschlichen Instinkt verbergen sich die tieferen Absichten der Natur: Es kommt auf Mutter, Vater und die Geschwister an, ob ein Baby es begreift oder nicht, denn Mutter und Vater, und wer immer ihm nahe steht, sind der Schlüssel, der ihm die weite Welt aufschließt, einschließlich der Wunderwelt der Sprache. Weil es dem Baby nicht gleichgültig ist, was seine Mutter denkt, sucht es ihren Aufmerksamkeitsfokus. Sie ist der Stillpunkt in seiner sich drehenden Welt. Wenn das Baby lernt, seine Welt zuerst durch die Augen seiner Mutter wahrzunehmen, wird es in kurzer Zeit ungeheure Mengen Sprache lernen. *Die Mutter betrachtet die Blumen, ich sehe mir die Blumen an. Die Mutter blickt auf zum Himmel, ich schaue zum Himmel empor.*

Die Gabe der »gemeinsamen Aufmerksamkeit« (bisweilen auch etwas anspruchsvoller »geteilte Aufmerksamkeit, »shared attention«, genannt) ist nicht nur das Fundament des ganzen Spracherwerbs, sondern höchstwahrscheinlich die wichtigste Quelle unseres Lernens überhaupt. Mitte der 1980er-Jahre entdeckten die Forscher Roger Bakeman und Lauren Adamson, dass ein Kind umso mehr lernt, je länger die geteilte Aufmerksamkeit und der gemeinsame Fokus aufrechterhalten werden.

1990 untersuchten Peter Mundy, Marian Sigman und Connie

Kasari die gemeinsame Aufmerksamkeit bei autistischen Kindern und stellten einen gravierenden Mangel dieser Begabung fest, die in der frühen Kindheit normalerweise um den sechsten bis achten Lebensmonat entsteht. Ihre Forschung sollte sich als folgenreich erweisen und zu einem Anschauungswandel im Bereich des Autismus führen.

Die Frau, die mich auf das Thema des Spracherwerbs brachte, war Studentin am Smith College. Als ich Amy im Herbst 1997 kennen lernte, war sie im letzten Studienjahr.

Eines Tages Anfang September saß Amy, wie sie mir später erzählte, in einem Seminarraum im Smith College mit rund zwanzig Kommilitonen um einen großen Eichentisch, als ihr Professor für Klinische Psychologie laut die Bittschrift »einer Familie in der Nachbarschaft des Smith College« verlas, deren kleiner Sohn unter neurologischen Problemen und den Symptomen einer autistischen Störung litt. Sie suchte Freiwillige unter den Studenten, die sich mit Walker beschäftigen wollten. Vielleicht hörte Amy aus der von mir verfassten Bitte das Schicksal rufen, oder sie dachte einfach, dass sie gerne helfen würde – jedenfalls kannte sie sich nicht nur flüchtig mit Autismus aus.

Als sie während ihrer High-School-Zeit an einem staatlichen Krankenhaus in Mississippi arbeitete, musste sie einen Mann betreuen, der von morgens bis abends stets dieselben selbstverletzenden Verhaltensweisen wiederholte; er schlug sich so oft, dass er sich hätte tödlich verwunden können. Es bestand kaum Aussicht, zu diesem Mann einen Zugang zu finden oder ihn von dem Herbeisehnen einer Verletzung zu befreien. Aber sie glaubte, zumindest seine Lebensqualität wenn auch bescheiden verbessern zu können. Da sie die weitgehend sensorische Grundlage seines Schlagezwangs verstand, brachte Amy ihrem Patienten Bälle und Gegenstände zum Spielen mit, die seine Sinne stimulierten. So wäre er wenigstens nicht gezwungen, sich mittels »Stimming«, das heißt mit seinem eigenen Körper, zu stimulieren. Ihre Idee hatte Erfolg. Bis zu ihrem nächsten Besuch im Krankenhaus war sie fröhlich. Als sie wiederkam, waren die Spielsachen und Gegenstände fort. Stattdessen hatte man auf das übliche Festbinden zurückgegriffen. Das unterbezahlte und schlecht ausgebildete Krankenhauspersonal hatte der bequemeren herkömmlichen Lösung des Festbindens den Vorzug gegeben. Amys zweite Erfahrung mit einem autistischen Menschen war dagegen ganz anders. Sie war immer noch Gymnasiastin, als sie ein autistisches Kind, das nicht sprach, in einem Kindergarten betreute, dem sie – in Einzelarbeit – das Alphabet beibringen konnte. Eine umwerfende Erfahrung, so dass Amy sich fortan mit dem Gedanken trug, an der Universität Psychologie zu studieren.

Kaum war ihr Seminar in Klinischer Psychologie zu Ende, rannte Amy aus der Eingangshalle und über den Innenhof zur nächsten Telefonzelle und hinterließ eine bezaubernd atemlose Nachricht auf unserem Anrufbeantworter:

»Hoffentlich hat noch keiner vor mir angerufen«, sagte sie im Mississippi-Akzent mit seinen gedehnten Vokalen. Auf der Stelle wusste ich, dass sie jung und begeistert war. Ich war gerade aus einem Laden heimgekehrt, zu dem ich Walker hatte mitnehmen müssen. Arlene wartete bereits, als ich eintraf. Ich entschuldigte mich bei ihr und bat sie wie so oft, sie möge die ersten paar Minuten allein mit Walker arbeiten, solange ich die Lebensmittel wegräumte. Danach stand ich vor meinem Anrufbeantworter, seltsam überrascht. Ich hatte wirklich nicht erwartet, dass sich jemand melden würde. Ich rief Amy zurück und lud sie ein, gleich vorbeizuschauen.

Meistens hatte ich mich in den zurückliegenden Wochen tagsüber allein mit Walker beschäftigt, bevor Elizabeth nach Hause kam, und so war es schon eigenartig, als eine andere Erwachsene als Dawn oder Arlene im Wohnzimmer stand. Noch dazu diese junge Erwachsene, Amy. Sie war eine Erscheinung – mit ihren schwarzen, hohen dicksohligen Schuhen, dem weißen Pullover und einem Ledermantel darüber. Etwas an Amy erinnerte mich an ein Starlet aus den 1940er-Jahren. Kurzum, sie war hübsch. Sie betrat meine unordentliche Küche, kurz nachdem Arlene fortgegangen war, und näherte sich Walker mit einem lebhaften Gesicht. Ihr Lächeln wäre jeder Zahnpasta-Werbung würdig gewesen. Es lockte ihn sofort aus der Reserve. Damals begriff ich überhaupt nicht, was für einen Coup allein die Tatsache darstellte, dass Walker sich zu dieser Fremden hingezogen fühlte, zeigte sie doch, dass er einigermaßen sensorische Toleranz erwarb und am Glanz der Dinge in dieser Welt Geschmack finden konnte. Amy war eine herumspazierende Version der Bodenzeit.

Sie erzählte, sie müsse sich ein Thema für ihr Kursprojekt im Rahmen eines Seminars über Entwicklungspsychologie aussuchen, und hoffe, dass ihr Professor, Peter Pufall, sie mit Walker arbeiten lasse.

Wir waren dankbar dafür, dass sie die Arbeit mit Walker zu ihrem Projekt erküren wollte. Ich fühlte mich unwohl beim Gedanken, Wohltätigkeit um Gotteslohn anzunehmen.

Nach unserem Kennenlernen marschierte Amy, wie sie mir später berichtete, schnurstracks zu Pufalls Büro, um die Arbeit mit Walker mit ihm zu besprechen.

Er war skeptisch. Da waren ethische Probleme zu bedenken: Was, wenn Amy auf unser Geheiß Methoden anwenden sollte, die ihre Vorstellungen untergruben? Was, wenn Walker schließlich an ihr hing? Würde er darunter leiden, wenn sie sich am Semesterende zurückzog? Wollte sie eine derart große Verpflichtung eingehen? Die Studenten am Smith College arbeiteten gewöhnlich mit gesunden Kindern an der universitätseigenen Schule, der Smith College Campus School, die größtenteils von den Kindern der Professoren und anderer Universitätsangestellten besucht wurde. Für die Zulassung an die Grundschule mussten die Eltern schriftlich ihr Einverständnis erklären, dass ihre Kinder an schulpsychologischen und erziehungswissenschaftlichen Untersuchungen teilnahmen. Also eine Sache, bei der die Studenten keine Verpflichtungen eingingen. Aber Amy wollte mit diesem Personenkreis nicht arbeiten. »Die brauchen mich nicht«, sagte sie. »Die Arbeit dort ist nicht so wichtig.«

Sie suchte Pufall ein zweites Mal auf, aber der blieb hartnäckig. Die Arbeit mit Walker wäre ein Fehler. Er hätte es gern gesehen, wenn Amy eine mehrere Individuen umfassende Gruppe untersucht und damit gelernt hätte, wie man statistische Berechnungen anstellt und große Datenmengen analysiert. »Eine Interventionsstudie mit nur einem einzigen Kind lässt sich mit einer Studie mit zwanzig Kindern nicht vergleichen«, beharrte er. »Mit diesem Baby kommt bloß eine Fallstudie zustande.«

»Ich weiß, wie wichtig das andere ist«, sagte sie. »Künftig will ich mich dann auf solche Studien konzentrieren, aber im Augenblick kann ich diese Geschichte nicht loslassen. Außerdem, würde ich auch dabei Fakten und Informationen analysieren«, ließ Amy nicht locker. »Ich nehme Walker auf Video auf und trage jeden Tag Daten über ihn zusammen.«

Ein paar Tage später erschien sie wieder in seinem Büro, klitschnass, denn sie war im Regen in ihrem Ledermantel geradewegs von unserem Haus zu ihm gegangen. »Egal was Sie beschließen, ich werde mit Walker arbeiten, so oder so«, teilte sie ihm mit.

Pufall blickte Amy an, bemerkte an ihr nicht nur das heruntertropfende Regenwasser, sondern auch eine überfließende Entschlossenheit und mit einem Mal gab er nach. »Hören Sie zu«, sagte er. »Ich gehe auf das Ende meiner Berufslaufbahn zu, bin bald im Ruhestand. Ich habe mich viel zu lange mit Literatur- und Gruppenstudien beschäftigt. Vielleicht ist es gut, wenn man sich wieder auf die Arbeit mit nur einem Kind besinnt. Damit kann man etwas bewirken. Eine überaus lohnende Aufgabe womöglich. Mag sein, dass ich es einmal bereue, aber ich sage ja dazu.«

»Wie lange brauchen Sie mich?«, fragte Amy, als sie mir die Neuigkeit unterbreitete.

Ich hatte Hemmungen, ihr zu sagen, wie viel Aufmerksamkeit allein die Bodenzeit erforderte, erst recht, seit ich wusste, was die Studenten des Smith College zu bewältigen hatten – Laborpraktika, Schwimmwettkämpfe, Veranstaltungen, die die ganze Nacht andauerten, und den allwöchentlichen ausgiebigen, förmlichen Freitagnachmittagtee.

»Wie wär's, wenn ich jeden Werktag komme«, sagte sie. »Zwei Stunden?«

Mir war schleierhaft, wie sie so viel Zeit erübrigen wollte. »Können Sie sich das denn leisten?«

»Nein … nein, wirklich«, sagte sie eindringlich, »ich tue es gern.«

Ich ging aus dem Zimmer, um meine Tränen zu verbergen.

Und da kam sie nun – jeden Werktagnachmittag von vier bis sechs. Solange sie sich Walkers annahm, telefonierte ich, kochte oder putzte oder holte mit Elizabeth zusammen das Versäumte nach. Elizabeth und ich buken gemeinsam Eierkuchen und lasen. Wir gingen sogar ein paar Mal spazieren.

In jenem Herbst kam eines Morgens ein Anruf aus dem Kindergarten, Elizabeth habe sich dort Kopfläuse zugezogen. Alle Kinder mit Nissen im Haar würden nach Hause geschickt. Als ich an dem Freitagmorgen beim Kindergarten eintraf und Elizabeth abholen wollte, sagte die Erzieherin: »Also, vermutlich kommen Sie das ganze Wochenende nicht mehr von den Videos weg.«

»Wie bitte?«

»Mit ein paar Stunden ist's nicht getan, wenn Sie ihr die ganzen Nissen aus dem Haar kämmen wollen. Da gibt's nur eins, wie man ein Kindergartenkind zum Stillsitzen kriegt – leihen Sie sich ein paar Videos aus.« *Noch mehr Videos?*, dachte ich. Die Erzieherin gab mir ausführliche Tipps für den Kauf eines Spezialshampoos, das den Läusen und ihren Eiern den Garaus zu machen versprach. Sie informierte mich, dass ich jedes Plüschtier, jede Mütze, jeden Schal, jedes Kissen und jedes Polster in unserem Haus, und wenn möglich auch Elizabeths Matratze, in Plastiksäcke verpacken und diese dann zehn Tage lang fest verschlossen lassen müsse.

Elizabeth und ich nahmen Walker im zugedeckten Autokindersitz mit in den Laden hinein. Ich sah ihn immer noch nicht gern über einen längeren Zeitraum außer Haus, bis auf unseren Spaziergang im Sportwagen rund ums Auto, rund um die Auffahrt, damit sein Gleichgewichtssinn hin und wieder in kleinen Dosen stimuliert wurde, aber dies war jetzt ein Gang, den er in

Kauf nehmen musste. Wir erstanden das schädlingsbekämpfende Shampoo, drei Schachteln Müllsäcke und Spezialkämme, gingen anschließend zum Videoverleih und suchten vier Kinofilme aus: Disneys *Pocahontas*, Woody Allens *Sleeper*, die gesammelten Folgen der Serie mit den Kleinen Strolchen und *Kleines Mädchen, großes Herz*. Wieder zu Hause, begrüßten wir Amy, die sich zu Walker auf den Boden setzte und ihn auf den Schoß nahm. Sie rollte sich auf dem Rücken ab, hielt Walker über sich in der Luft, sah ihm in die Augen und lächelte. Elizabeth und ich steuerten indes die Badewanne an. Während ich Elizabeths Kopf mit dem Shampoo einrieb, fiel mein Blick auf die lebendigen Geschöpfe, die an den Haarschäften in Kopfhautnähe auf und ab huschten. Ich hatte gehofft, das Medikament würde die Insekten, sobald sie damit in Berührung kamen, abtöten; stattdessen bewirkte es scheinbar wenig oder nichts, außer dass es sie vielleicht aus ihren Verstecken aufscheuchte. Danach stand ich stundenlang hinter der auf dem Wohnzimmersofa sitzenden Elizabeth und kämmte die Nissen aus ihrem hüftlangen Haar, derweil die Kreaturen auf den Haarschäften herumhuschten. Während sie um ihr Leben liefen, veranstalteten wir ein Plauderstündchen. Elizabeth und ich, beide sprachbegeistert, mussten über all die Ausdrücke lachen, die uns gewöhnlich über die Lippen kamen, ohne dass wir den Läuse-Bezug bemerkten: »lausig«, »etwas gründlich durchkämmen«, »Krabbeltierchen«. Stunde um Stunde kämmte ich. Sie saß still – sah sich noch ein Disney-Video, noch einen Woody Allen an oder die x-te Zeichentrick-Komödie im Fernsehen. Aber mit einem Unterschied – ich war bei ihr im Zimmer. Wir lachten über die Filme, aßen eine Kleinigkeit. Jeden Abend zur Schlafenszeit wandte ich ein Hausmittelchen an, über das ich einmal etwas gelesen hatte, und trug auf ihren Kopf Olivenöl auf. Nach fünf Tagen Kämmen und Einreiben durften wir Elizabeth wieder in den Kindergarten schicken. Sie war die Läuse los, ich hingegen blieb mit den abgewanderten zurück. Obschon Cliff und ich uns allnächtlich mit Olivenöl im Haar und einem Handtuch drum herum ins Bett legten und so ungefähr alles, was wir an Weichem besaßen, in Plastiksäcke packten, hatte ich – dank Amys Anwesenheit – das Vergnügen, mit jeder einzelnen Strähne von Elizabeths Haar Bekanntschaft zu schließen. Die Läuse hatten aber auch ein Gutes: Sie brachten Cliff und mich einander wieder näher. Er wurde für mich, was ich für Elizabeth war, und kämmte meine Haare, sobald die Kinder schliefen. Stundenlang stand er über mich gebeugt und zog den Kamm durch meinen Schopf, eine kurzfristige Zuflucht.

In jenem eilig vorüberziehenden Herbst blieb Amy oft noch zum Plaudern bei mir, wenn sie ihre Sitzungen mit Walker beendet hatte. Sie berichtete dann von ihren Diskussionen mit Professor Pufall. Vermutlich hatte er sich von Amys Begeisterung für das Projekt anstecken lassen. (Allmählich fragte ich mich, wann er wohl für seine anderen Studenten Zeit finden mochte.) Sie erörterten Walkers Situation sehr ausführlich. Er zählte damals ein Jahr. Andere Kinder dieses Alters stürmten oft schon auf die Welt los, fingen an zu laufen und zu sprechen, nahmen eine Vielfalt von Nahrungsmitteln zu sich – und Walker hatte gerade erst gelernt, sich selbst aufzusetzen. Er saß jetzt in einem Hochstuhl, kam aber leicht ins Zittern, wenn er sein Gewicht mit Mühe im Gleichgewicht hielt – sein natürlicher Impuls ließ ihn vornüber- oder seitwärts kippen. Er saß schief und wir mussten ihn mit einem zusammengerollten und zwischen ihm und der Lehne eingekeilten Handtuch stützen. Was er zu sich nahm, beschränkte sich auf wenige Nahrungsmittel und die mussten wir ihm aufschwatzen. So leicht er einem in die Augen blicken konnte, so leicht verlor er sich bisweilen wieder in seiner Innenwelt.

In der Zwischenzeit vermittelten wir Amy die Grundlagen der Bodenzeit, aber unsere Erklärungen waren bei einer unersättlichen Forscherin wie ihr natürlich nicht das letzte Wort, und so brachte sie öfters Neuigkeiten und Artikel mit. Da Pufalls Spezialgebiet die künstlerische Betätigung normaler Kinder war, waren beide Lernende. Sie kam oft zu einem Plausch mit Dawn und mir vorbei und berichtete über die neuesten Erkenntnisse im Bereich der Kindesentwicklung. Amy interessierte sich vor allen Dingen für den Spracherwerb. Bei ihren Recherchen stieß sie auf die Arbeit von Peter Mundy und begeisterte sich mehr und mehr für das Konzept der »gemeinsamen Aufmerksamkeit«. Wenn die gemeinsame Aufmerksamkeit eine Voraussage über Grade des Spracherwerbs bei autistischen Kindern erlaubte, dann musste es doch irgendeine Möglichkeit geben, Walkers verhältnismäßig kümmerliche Befähigung zu dieser gemeinsamen Aufmerksamkeit zu fördern. Was Amy an Mundys Forschung am spannendsten fand, war, dass sie als Erste über das Erscheinungsbild des Autismus in der frühen Kindheit Aufschluss gab. Die meisten verfügbaren Untersuchungen setzten sich mit dem Autismus nach dem zweiten Lebensjahr auseinander.

Mundy hatte herausgefunden, dass sich die Fähigkeit zur »gemeinsamen Aufmerksamkeit«, an der es den autistischen Kindern auffallend mangelte, bei normalen Kindern zwischen dem sechsten und dem achten Lebensmonat herausbildete.

Unglücklicherweise, so fand Amy, hatte noch niemand eine Methode entdeckt, wie man Kleinkinder »gemeinsame Aufmerksamkeit« lehren könnte. (Bis zum heutigen Tag haben die Forscher noch keinen Konsens bei der Frage erzielt, ob diese Fähigkeit lehrbar ist, obschon meiner Meinung nach viel dafür spricht, dass es Arlene, Dawn, Cliff und mir gelungen ist, Walker in den ersten Monaten mit ihm »gemeinsame Aufmerksamkeit« beizubringen; Zeigegesten und das Bestätigung suchende Sichumblicken sind deutliche Hinweise auf die Anfänge der »gemeinsamen Aufmerksamkeit«.) In den Augen der Forscher schien sie etwas nicht weiter zu Hinterfragendes, das Babys einfach tun.

Dass die Sprache oftmals die Crux autistischer Kinder ist, war Amy nicht neu und deshalb wollte sie Walker unbedingt ein paar seine Sprachentwicklung begünstigende Fertigkeiten beibringen.

Ob Walker jemals mehr Laute als die wenigen, die er bereits konnte, lernen oder die, die er beherrschte, wieder verlieren würde, war vorerst nicht zu beantworten, aber Amy war zu einem Versuch bereit.

Pufall machte sie mit den Untersuchungen von Susan Goldin-Meadow, einer Absolventin des Smith College, sowie von Linda Acredolo und ihrer Kollegin Susan Goodwin an der University of California in Davis bekannt. Sie hatten die Bedeutung der präverbalen Verhaltensweisen, insbesondere der Gestik, für die Sprachentwicklung erforscht. Da an ein paar Formen der gemeinsamen Aufmerksamkeit Gesten beteiligt sind, beschloss Amy, ihre Methode auszuprobieren. Die Forschungsarbeit von Acredolo und Goodwin zeigte, dass normale Kinder ungefähr einen Monat, bevor sie Worte bilden, Gesten entwickeln, die Wörter symbolisieren sollen. Solche Gesten waren wichtig, weil sie zeigten, dass Kinder in einer Phase der »gemeinsamen Aufmerksamkeit«, wenn die Zunge noch keine Wörter formt, mit Hilfe solcher Symbole aktiv »kommunizieren«.

Amy wollte sehen, ob Walker zuerst gestische Symbole bilden lernte und anschließend diese Gesten-Symbole durch Wörter ersetzen konnte.

Sie kam einmal an einem frostigen Nachmittag zu uns, als Arlene und ich im Esszimmer Walker auf dem Boden Gesellschaft leisteten.

»Ich möchte Walker gern eine Geste für das Wort *Ente* beibringen. Was meinen Sie dazu?«

Arlene sah Amy an, dann mich und lächelte. Dieses Lächeln kannte ich. Es bedeutete: »Ich muss Ihnen leider die Illusion rauben. Lassen Sie mich kurz nachdenken, wie ich Sie schonend enttäuschen kann.«

»Das klappt erst dann, wenn das Wort eine Bedeutung für ihn hat«, wandte Arlene skeptisch ein.

Ich betrachtete Amy. In diesem Moment hatten wir alle wahrscheinlich denselben Gedanken: Wie schaffen wir es, dass ihm ein Wort etwas bedeutet? *Bedeutung? Was ist Bedeutung überhaupt für ein Baby?* Sie war enttäuscht.

Arlenes Gesicht hellte sich unterdessen auf. »In den vergangenen Wochen haben Pat, Cliff und ich uns über Walkers Ernährungsproblem unterhalten. Er ist ein Kind mit ernsten Essproblemen. In mancher Hinsicht scheint er sich zu Tode zu hungern. Walker übergibt sich, und wir haben keine Ahnung, warum. Er kriegt das Essen kaum runter. Wir wissen nie, wann er hungrig ist; entweder will er es uns nicht zeigen oder er kann es nicht. Dann wieder verschlingt er das bisschen Nahrung, das er aufnehmen will oder kann, viel zu hastig und kaut sie nicht richtig. Also erbricht er sie wieder. Wenn wir herausbekommen könnten, wann er genug hat, könnten wir seine Nahrungsaufnahme besser regulieren – vielleicht bringen Sie Walker bei, wie er uns das zeigen kann?«

Amy strahlte. Es war beschlossene Sache. Nahrung gehörte zu den Dingen, die diesem Baby erwiesenermaßen etwas bedeuteten. Sie verließ aufgeregt das Haus.

Zu ihrem nächsten Besuch erschien sie glücklich und voller Energie und Ideen. Wieder war ein Gespräch mit Pufall vorausgegangen. Sie hatten folgenden Plan entworfen: Amy sollte am späten Nachmittag hierher kommen und Walker seine Abendmahlzeit füttern. Sie sollte ihm einen Löffel nach dem andern reichen und nach jeder Portion Walker mit der einfachsten Geste vertraut machen, die sie und Pufall sich ausdenken konnten, nämlich seine flache Hand nehmen und mit ihr auf den Tisch klopfen, um »mehr« zu signalisieren. »Mehr, mehr«, sollte sie sagen, zur Verstärkung und um den Sinn der Gebärde auszusprechen.

Wenn er satt wirkte, sollte sie das Essen wegstellen und umgehend, indem sie ihre Arme auf der Ablage an Walkers Hochstuhl zu einem »X« kreuzte, die Geste für »nicht mehr« einführen.

Währenddessen würden Dawn, Arlene, Cliff und ich andere Formen der Bodenzeit durchführen. Dawn im Hinblick auf kognitive und soziale Fortschritte – sie sollte Walker auf den Schoß nehmen, mit ihm zusammen in Spiegel gucken, Bücher mitbringen, Handspiele mit ihm spielen. Arlene sollte sich seiner körperlichen Entwicklung annehmen, Spielsachen in durchscheinenden Plastikkästchen verstecken, sie Walker reichen und abwarten, ob ihm etwas einfiel, wie er sie wieder herausholen könnte; sie sollte ihm Laufen beibringen, indem sie ihn unterstützte, wenn er sich an einem Couchtisch oder einer Spielzeugkiste hochzog.

Cliff und ich wären für alle Aspekte zugleich zuständig. Und so fingen wir an: An den Wochenenden war Walkers körperliche Entwicklung Cliffs besonderes Anliegen. Er ermunterte Walker, mit Hilfe stehen zu lernen, wie es ihm Arlene gezeigt hatte. Er – oder ich – saß auf dem Boden, legte Spielsachen aufs Sofa, spornte Walker an, sich aufzurichten und sie sich wieder anzueignen. Gleichgültig, woran er oder ich gerade mit Walker arbeitete, wir aktivierten ihn zur Teilhabe an einem emotionalen Moment. Jede Beschäftigung mit Walker war in erster Linie als Arbeit auf der Beziehungsebene definiert.

Amy fütterte Walker eine Stunde oder anderthalb. Anschließend spielte sie mit ihm ein Spiel, oft eines, das Arlene und Dawn zum Zweck des Gestenlernens erfunden hatten. Wenn Walker gerade aus seinem Nickerchen erwachte, näherte sich Amy und beugte sich über sein Kinderbettchen. Sie hob die Arme und erkundigte sich fröhlich: »Auf?«, als wenn sie sagen wollte: »Möchtest du hier raus, Kindchen? Zeig mir, was dein Herz begehrt.« Wir hofften, es möge ihn mit Macht aus dem Bettchen ziehen, damit er die Geste machte.

Dawn und Arlene legten Wert darauf, dass unsere, das heißt Amys, Cliffs und meine Arbeit mit Walker eine flexible, spontane Form annahm. Walker sollte auf *Tausende, Myriaden Situationen, Bedürfnisse und Wünsche* reagieren, nicht nur, wenn er gefüttert werden oder dem Bett entkommen wollte. Sie redeten uns zu, kreativ zu werden.

Amy pflegte sehr viel Körperkontakt mit Walker, sie hielt ihn, spielte mit ihm, rollte sich auf dem Boden auf ihrem Rücken ab, hielt ihn über ihr Gesicht, stellte Blickkontakt her. Walker mit andern Frauen zu sehen, die ihn mit ihrer Zärtlichkeit überhäuften, gefiel mir sehr.

Jeden Tag hatten wir es mit einem anderen Walker zu tun. Seine Verhaltenspalette schloss alles ein. Mitunter konnte er zwei Stunden lang ohne Rückfall in irgendeine Beschäftigung nur mit sich selbst aufmerksam bleiben, dann tauchte er wieder kopfüber in seinem eigenen Gewässer unter, schwelgte im Daumenlutschen oder seinen Kopfbewegungen. Sein Erregungsniveau erhöhte sich, und einem einst schläfrigen Baby schien es nun verwehrt, wieder zur Ruhe zu kommen. Die Erregung konnte auch in Manie übergehen, eine Manie, die ihn für jeden unerreichbar machte. Ich war verwirrt – manchmal hatte ich das Gefühl, als würden wir ihn vertreiben, ihn mit einem Übermaß an Aufmerksamkeit übermannen, *zu viele Menschen drängten sich vor sein Gesicht*. Versuchte er uns abzuschütteln?

In den ersten beiden Wochen verwandte Amy alle Mühe auf Walkers Zeichensprache. Sie nahm seine Hände, wobei ihre eigenen über den seinen lagen, und wiederholte wieder und wieder die Gesten, mit denen sie ihn vertraut machen wollte. Sie ließ seine Hände auf die Hochstuhl-Ablage klopfen für »mehr« und überkreuzte ihre Arme zum »Nein«-Signal, zum Zeichen für »nicht mehr« oder »fertig«. Sie sprach dies Worte aus, wenn sie die Gesten mit ihm ausführte.

Einmal zerdrückte sie eine Banane in einer Schüssel und Walker trommelte auf die Ablage. Hatte er klopfen wollen? Sie konnte ihm keine Wiederholung entlocken, aber am folgenden Tag klopfte er von sich aus mehrmals. Auf ihr aufgeregtes Rufen liefen Elizabeth und ich in die Küche und schauten nach. Walker klopfte. Konnte das heißen, dass er essen wollte? Ich hoffte es.

Binnen einer Woche klopfte Walker jedes Mal, wenn er sich einen Bissen wünschte. Bis zum November konnte er die Zeichen für »fertig« und »mehr« folgerichtig verwenden. Vielleicht würde er ja eines Tages sprechen, aber das gehörte zu den vielen Dingen, bei denen wir im Dunkeln tappten. Folgende Fragen gingen uns im Kopf herum: Würde er eines Tages logisch und syntaktisch korrekte Wortketten hervorbringen können? War sein Gehirn ausreichend organisiert, gut genug verschaltet, dass es planen, ordnen oder Wörter bilden konnte, die ein Gespräch ermöglichen würden?

Außerdem war natürlich noch die Hürde der rezeptiven Sprache selbst zu bedenken. Wir wussten nicht, wie gut Walker verstand, was wir sagten.

Etliche Nachmittage fand ich kaum Zeit, mit Amy zu plaudern. Vielleicht stürzte ich nur kurz in die Küche, um etwas für Elizabeth zu holen, oder kutschierte sie irgendwohin.

Einmal sagte Amy: »Könnten Sie vielleicht ein Tagebuch über Walkers Verhalten rund ums Essen führen? Und festhalten, ob er auf den Tisch klopft und wann?«

»Bedaure, Amy«, sagte ich. »Es geht nicht, ich habe so viel um die Ohren. An manchen Tagen komme ich nicht mal zum Duschen.« Ich enttäuschte Amy ungern. Sie gab Walker so viel – und ich hatte ihr nichts anzubieten.

Amy ließ sich jedoch nicht entmutigen. Am nächsten Tag erschien sie mit einem Gerät, einem alten Kassettenrekorder, den sie sich vom Fachbereich Psychologie ausgeliehen hatte, und bat mich um eine Aufzeichnung, jedes Mal wenn Walker etwas Positives machte – Anzeichen dafür, dass er die Gesten lernte. Die Aufnahmen enthalten viele aufgeregte Sätze aus meinem Mund.

Eines Tages sprachen Dawn und ich in der Küche über den nächsten Rundgang um die Auffahrt. »Soll ich ein, zwei Minuten mit Walker rausgehen?«, sagte ich zu Dawn.

Bei diesen Worten drehte er sich um 180 Grad und blickte zur Tür.

Dawn und ich sahen uns an. »Haben Sie bemerkt, was ich grade bemerkt habe?« Sie nickte rasch, ihre Haare nickten ebenfalls. Und ihre Augen sprachen Bände. Sie sagten mir, mein Sohn verfüge über rezeptive Sprache. »18. Oktober«, sprach ich in den Kassettenrekorder. »Walker besitzt die rezeptive Sprache.«

Eines Morgens, als Arlene und ich mit Walker arbeiteten, warf sie einen gelben Fuß aus Plastik ins Zimmer. Walker krabbelte, um ihn sich zu schnappen und wieder zurückzubringen. Er lächelte. Sie warf ihn noch einmal und bat Walker, ihn aufzuheben. Er hatte seine Not mit dem Herumkrabbeln. Sein Durchhaltevermögen war gering – andere Kinder laufen in diesem Alter schon durch die Gegend, aber er war davon noch weit entfernt; sein Fortbewegen war ein Kampf. Selbst den Kopf oben zu halten kostete ihn Mühe.

»Komm schon, Walker. Möchtest du nicht gehen und den Fuß holen?«, ermunterte Arlene.

Da setzte er sich auf den Hosenboden, schüttelte den Kopf und legte seine Arme wie für ein »nicht mehr« energisch überkreuz. Arlene und ich erstarrten regelrecht, so groß war unsere Überraschung.

»Verstehen Sie, was das bedeutet?«, sagte sie.

»Dass er einmal sprechen kann?«, fragte ich.

»Er kann abstrahieren. Er kann verallgemeinern. Soeben hat er das Symbol einer Vorstellung aus dem Bereich des Essens in unser gemeinsames Spiel eingebracht. Das nenne ich raffiniert.«

»Aber glauben Sie, es bedeutet, dass er sprechen kann?«

Sie lächelte nur.

Das Schreckgespenst des Verlusts

Walker war ein schlaues Köpfchen. Wenn wir es nicht bei seiner Geste für »nicht mehr« in jenem Spiel gemerkt hätten, hätten uns die folgenden Wochen mit der Nase darauf gestoßen. Rund einen Monat, nachdem er die Gebärde für »mehr« gelernt hatte, ersetzte er sie durch das Wort, als ob er einer der Probanden in Acredolos und Goodwins Gesten-Untersuchung bei normalen Kindern gewesen wäre. Im November 1997, als er dreizehn Monate alt war und Amy seit zwei, REACH seit sechs Monaten mit ihm arbeitete, imitierte Walker unsere Sprache. Er sagte »auf« und »nicht mehr«. Bis zum Februar, vier Monate, nachdem Amy ihren Gesten-Unterricht begonnen hatte, benutzte Walker Worte von sich aus, viele Male, und abstrahierte. Die Gesten fielen weg wie Stützrädchen. Amy schrieb in ihre Aufzeichnungen: »Erstes neues NICHT-IMITIERTES Wort: ›Apfelmus‹, eine Woche darauf: ›Avocado‹. Eine Woche später elf Wörter: ›auf‹, ›fertig‹, ›bitte‹, ›Flasche‹, ›Spiel‹, ›Ball‹, ›runter‹, ›Hut‹, ›hopp‹, ›Augen‹ und ›Banane‹.« Im späten Winter 1998 berichtete sie mir aufgekratzt, Walker lerne vermutlich genauso schnell – also lawinenartig – Sprechen wie normale Kinder.

Amy stellte ihre Arbeit am Semesterende vor. Peter Pufall, der das Projekt betreute, erzählte mir, es habe sich um eines der aufregendsten Ereignisse der letzten Jahre am Smith College gehandelt.

Zu Greenspans »integriertem Programm« gehört ein Gedanke, der mich immer wieder faszinierte und verblüffte, die Vorstellung, dass zwischen einzelnen Fähigkeiten eine Übertragung stattfindet und ein Fortschritt auf der intellektuellen Ebene unweigerlich einen auf der körperlichen Ebene nach sich zieht. Amy notierte, dass Walkers Körper sich nicht mehr so versteifte, als er zu sprechen anfing. »Als er die Worte sagte«, schreibt sie, »stellte er Blickkontakt her.« Damals, als sie in den Winterferien sechs Wochen nach Mississippi zurückkehrte, wussten wir, dass Walker erstaunlich intelligent war, dass er sprechen würde, und zwar gut – dass er auch künftig Worte dazulernen würde. Im Grunde vermuteten wir eine außergewöhnliche Sprachbegabung.

Ob er diese Fähigkeit wieder einbüßen würde, blieb jedoch vorerst offen.

Aus der Forschungsliteratur und aus Dawns Mitteilungen war uns bekannt, dass sich bei einer bedeutenden Zahl Kinder mit einer Störung aus dem autistischen Spektrum die ersten Anzeichen erkennbar sind, wenn sie mit rund achtzehn Monaten bereits erworbene Fähigkeiten wieder verlieren. Zu diesem regressiven Muster gehört auch der teilweise oder vollständige Verlust der Sprache. Die Wörter verschwinden auf rätselhafte Weise allmählich aus ihrem Wortschatz. Manchmal bleiben diese Kinder in sprachlicher Hinsicht mit leeren Händen zurück. Vielleicht werden sie eines Tages stumm oder büßen die einst mühelos erworbene Fähigkeit, gesprochene Sprache zu verstehen, wieder ein. Im Alltagsgeschehen – Arbeit, Fahrgemeinschaften, Fernsehen, Stimmen und Abstecher ins Einkaufszentrum – kann es eine Weile dauern, bis die Erwachsenen im Leben eines Kindes das bemerken.

Die Fachleute bei REACH bezeichneten diese Regression als »Verlust der Meilensteine«.

Hatte Walker damals eine zum autistischen Spektrum gehörende Störung? Greenspan zufolge ließ sich ein Baby nicht als autistisch beschreiben. Er deutete an, dass eine bestimmte Verfassung zu Autismus führen könne. Aber konnte man Autismus verhindern? Oder war er wie eine Mine in den Körper eingelassen? Keiner wusste das, auch wir nicht. Uns blieb nur, die Anzeichen zu lesen: Sah Walker wie ein autistisches Kind aus? Er plagte sich mit einem Körper herum, der nicht immer tat, wozu er ihn brauchen wollte. Seine Sinne funktionierten nach wie vor nicht gut. Er nahm immer noch mit dem peripheren Sehen wahr. (Beim peripheren Sehen funktioniert das Gehirn auf einem niedrigeren Niveau – es ist ein atavistisches Vermögen, einem Instinkt oder Reflex vergleichbar.) Gefühle, die gelegentlich auf seinem Gesicht aufblühten, konnten ebenso leicht wieder weichen und ihn ausdruckslos zurücklassen, auf dem Rückzug, Daumen lutschend und ohne uns zur Kenntnis zu nehmen.

Es war, wie wenn seine Emotionen urplötzlich von einem Vorhang verdeckt würden, wenngleich unsere tiefere Sorge der Frage galt, ob er sie überhaupt empfand. Angesichts dieser Mehrdeutigkeit und ungenutzten Augenblicke, wenn es zu einem Rückzug kam, fühlten wir uns vom Schreckgespenst des Verlusts der Meilensteine verfolgt. Dawn war überfragt und konnte nicht sagen, ob Walker zur Gruppe derer zählte, die regredieren und manchmal überhaupt nicht mehr in die Vorwärtsrichtung zurückfinden. So wenig war damals über den Autismus bei Kleinkindern bekannt. Die Regression, die Möglichkeit, dass Walker uns entglitt, war stets gegenwärtig, ein Wolf, der hinter den Hecken herumstrich.

Und vielleicht bekamen wir ihn hin und wieder zu Gesicht: Walkers Tage unterschieden sich so dramatisch voneinander. Den einen war er fidel, mobil, machte Gesten und plapperte seine Worterrungenschaften – den andern dann wieder blockiert, verfinstert; er war dann wieder unerreichbar für uns, lutschte am Daumen und lag auf dem Boden, als ob Schauen, Aufsitzen und Herumkrabbeln seine Kräfte überstiegen. In den Berichten bei REACH heißt es, dass Walker sieben Wochen nach seiner Begegnung mit Greenspan volle zwei Stunden aufmerksam und mit uns in Kontakt bleiben könne. Tags darauf habe sich diese Fähigkeit jedoch gewandelt. Da sei er ins Schattenreich zurückgekehrt, dem Ruf aus der Stille, aus seiner inneren Welt gefolgt.

Während der Bodenzeit-Sitzungen ließ er seinen Kopf immer seltener von Seite zu Seite schwingen, aber im Winter des Jahres 1998, als seine Muskeln zu Kräften gekommen waren, schlug er ihn mit wachsender Energie, Häufigkeit und Geschwindigkeit gegen die Rückenlehne des Hochstuhls.

Seltsam, seine Reaktionen wirkten weniger gedämpft und versteckt, eher hatten sie etwas Übertriebenes. Er hob seine Arme in die Luft und bewegte sie auf und nieder wie einer, der einer ganzen Fußballmannschaft zujubelt. Jetzt war die Welt fast immer spannend und er hatte seine wahre Freude an ihr, aber das ließ seinen Körper ein wenig verrückt spielen.

Was jetzt zum Vorschein kam und sogar zu glänzen begann, war eine Leidenschaft für alles, womit wir ihn zusammenbrachten, Freude und sogar Wissensdurst. Walker wurde stetig bewusster.

Bisweilen war er wie ein Schwamm, der einen ganzen See aufsaugt. Er nahm Sprache mit ungeheurer Geschwindigkeit auf – verständlich also, wenn er davon ein wenig angespannt war. Die Frage, auf die wir keine Antwort hatten, blieb jedoch bestehen: Bedeuteten das Anschlagen des Kopfes, das finstere Grübeln und Sichdistanzieren, dass er immer sonderbar agieren würde?

Nach den Winterferien kam Amy wieder zu uns, setzte sich zu Walker, fütterte ihn am frühen Abend und beobachtete, wie er seinen Kopf so heftig zurückwarf, dass es wehtun musste. Sie hielt oft ihre Hand hinter ihn, um den Schlag abzumildern. Sie äußerte sich nie dazu, aber ich konnte ihr die Beunruhigung an den Augen ablesen, in ihrem fast unmerklichen Zusammenzucken. Aus ihren eigenen Recherchen wusste sie, dass alle Kinder ihren Kopf anschlugen, aber exzessives Kopfanschlagen war bedenklich – wenn schon keines der formalen Kennzeichen des Autismus, so doch eines jener Warnsignale, bei denen man aufmerken musste. Es gehörte zu einem Katalog selbstverletzender Verhaltensweisen, denen sie früher an dem staatlichen Krankenhaus ihrer Heimatstadt in Mississippi begegnet war. Dort hatte sie Menschen gesehen, die sich gegen Wände warfen, als ob sie sich für ein nur ihnen selbst bekanntes Verbrechen bestrafen wollten.

Sie verriet mir erst Jahre später, wie sehr sie um Walker gebangt hatte.

Vielleicht war das gar nicht nötig, ich sah es ja und war ebenfalls in Sorge. Da stand so viel auf dem Spiel – war so viel zu verlieren – und doch erlebten wir auch viele Augenblicke des Triumphs in jenen frühen Monaten.

»Er machte die Geste für ›nicht mehr‹ zwei Mal heute«, sagt meine Stimme auf dem Tonband. »Vier Mal die Gebärde für

›mehr‹.« »Heute waren es sieben Male, dass er ›nicht mehr‹ gestikulierte.« »Er sagte vorhin ›ba-ba‹ für Fläschchen.« »Heute waren es gleich mehrere Wörter.« »Er stellt öfters Blickkontakt her.« »Hat mehr gelacht als sonst.« »Ein Tag, an dem er voller Freude ist.« »Er sagte heute ›cado‹ für Avocado.« »Jetzt sagt er die ganze Zeit ›Amburger!‹, ›Amburger!‹.«

Salate in allen Variationen

Die Erfolge waren fast unheimlich, kaum zu glauben: Der so genannte »hohe positive Affekt« (eine erregende emotionale Atmosphäre) steigerte tatsächlich Walkers Muskeltonus. Man konnte sehen, wie er in diesem reichen Geben und Nehmen immer lebhafter wurde, wie sein Rücken sich aufrichtete, einem Pflanzenstängel nach dem Gießen vergleichbar. Der Rücken verlängerte und festigte sich, die Arme ragten in die Höhe. Walker war gestiefelt und gespornt für das Vergnügen.

Als Amys Semester zu Ende ging, betreute uns REACH bereits seit neun Monaten.

Walkers Blickkontakt war vollkommen. Auf seinem ernsten, nachdenklichen Gesicht war allmählich Sinn für Humor zu erkennen. Vielleicht würde er eines Tages lachen. Elizabeth, Cliff und ich klatschten, wenn ihm etwas glückte. Wir klatschten, wenn er mit uns interagierte. Wir stachelten ihn an, wenn er die Hindernisstrecken in Angriff nahm, die wir nach wir vor für ihn bauten – manchmal mit Tunnels aus Kühlschrankboxen, die den ganzen Wohnzimmerboden bedeckten. Wir klatschten und jubelten, wenn er die gestapelten Behälter ansteuerte, um sie umzuwerfen. Wir applaudierten, wenn er Gegenstände von Kissen herunter- oder unter dem Tisch hervorholte. Wir lernten, uns dumm zu stellen und zu erwarten, dass er so viel wie möglich selbst erledigte, trotzdem wusste er, dass wir für ihn da waren. Er drehte sich nach uns um, wenn er seine Kunststücke vollführte, und mochte es sichtlich, wenn wir sie zu schätzen wussten.

Unser Erleben war sonderbar paradox: Selbst wenn wir uns grämten, wenn wir ein paar der schlimmsten Aussichten in Erwägung zogen, wenn wir über Walkers stürmisches Verdauungssystem sprachen und ihn Tag für Tag stundenlang fütterten – fühlten wir uns bisweilen wie in den besten Zeiten. Mag sein, dass es beinah etwas Romantisches hatte. Cliff und ich waren oft in Hochstimmung, lebendig, ganz aufgekratzt. Es war, als ob ein frischer Wind durch die Alltäglichkeit unseres Lebens gezogen wäre und alles Trübe weggeblasen hätte. Ich sehe Cliff auf dem Boden sitzen, auf allen vieren Walker hinterherjagen, sehe ihn lachen, Becher aufeinander stapeln und Holzbauklötzchen türmen. Ich sehe, wie Elizabeth die ersten Male mit Walker lacht und es gelegentlich schafft, ihn zu füttern oder ihn neckt. Über den Augenblicken, in denen er etwas entdeckte, lag ein Schimmer. Walker hätte sich nur noch ein klein wenig bessern müssen und schon hätten wir Grund zum Feiern gehabt.

Es war eine Zeit, in der wir alte Vorstellungen über Bord warfen. Sie fielen von uns ab. Durch Greenspans Bodenzeit erschlossen sich mir die Bedeutung der neuen Entdeckungen im Bereich der Hirnentwicklung und die eigentlichen Grundlagen der Intelligenz. An der Universität hatte ich die westliche Kultur studiert und irrtümlicherweise geglaubt, der Körper stehe hinter dem Geist zurück. Doch als ich mir Greenspans entwicklungspsychologischen Ansatz zu Eigen machte, begriff ich rasch, dass das Gehirn, was die Bandbreite des dort gespeicherten Wissens angeht, auf den Körper angewiesen ist. Wenn wir uns durch den Raum bewegen, gliedern wir uns ein in die Welt, und dadurch, dass wir uns zu einem Geschöpf in ihr erklären, werden wir mit ihr vertraut und dürfen uns intelligente Wesen nennen. Bewegung regt die Hirnfunktion an. Wieder und wieder setzte Arlene direkt am Körper und seiner Motorik an und half die Nervenimpulse auszulösen, die ihrerseits mentale Bahnungsprozesse unterstützen. Wenn Walker sich zum Beispiel Spielsachen schnappte, ermutigte ihn Arlene, die Hand nicht nur auf gerader Linie auszustrecken, sondern quer – »die Mittelachse kreuzen«, nannte sie es.

»Was ist am Kreuzen der Mittelachse so wichtig?«, fragte ich.

»Auf diese Weise kommen die beiden Gehirnhälften, die linke und die rechte, zusammen. Wenn er vor seinem Körper quer hinübergreift, wird er sich einmal eine abgewinkelte Linie oder ein Dreieck besser vorstellen oder eines Tages ein X zeichnen können, weil er schon einmal eines gezeichnet hat, und zwar mit seinem Körper.«

Wendungen wie die folgende gab es freilich auch: Abende oftmals, an denen ich, bevor Cliff die Treppe hochkam, im Bett lag und es in meinem Körper noch surrte vor lauter nervöser Reibungselektrizität vom stundenlangen rasenden Gestikulieren, Bewegen, Berühren und Reden, vom endlosen, endlosen Reden und Berühren – von den Stunden voller »rascher Wechsel«, wie Greenspan es nannte. Etwas direkt unter meiner Haut, ja selbst die summende Stille, überwältigte mich offenbar, tyrannisierte mich und ging mir auf die Nerven. Ich dachte, es würde nie aufhören, obwohl ich mir um den Schlaf keine Gedanken zu machen brauchte – er würde kommen. Was mich indes beunruhigte – die zehn oder mehr Monate, seit wir mit Walker arbeiteten –, war Cliff. Mir war bang davor, dass er nach oben kam. In solchen Momenten bebte ich vor Widerwillen beim Gedanken an menschliche Berührung. Ich vermisste Cliff, vermisste all die Dinge, die uns verbunden hatten: Humor, Debatten, Geplauder, dem andern den Rücken kratzen – das Köstliche und Explosive, das der Intimität eigen ist. Aber ich konnte mich nicht darauf einlassen, konnte den Gedanken, berührt, selbst durch Worte berührt zu werden, nicht ertragen. Ich war wie mein alter Kater aus Kindertagen, der an seiner kranken Leber starb. Als er dahinsiechte, verspürte er einen immensen Hunger, beim Anblick seines Fressens wurde ihm jedoch schlecht. Manchmal ertappte ich mich bei einem Stoßgebet, Cliff möge besser nicht nach oben kommen. *Oh! Eine ganze Nacht lang nur vom großen Nichts umgeben sein!*

Als ob mein Gebet erhört worden sei, blieb Cliff oft weg.

Eines Nachts wurde mein Anlehnungsbedürfnis übergroß. Ich ging hinunter zu Cliff, der auf dem Sofa saß, und bat ihn, mich in den Arm zu nehmen.

Er tat es nicht. Eine Wand lag zwischen uns. Erst nach Monaten, vielleicht sogar Jahren, konnte ich verstehen, was mit uns los war. Ich hatte lange Zeit angenommen, Cliff weise mich zurück, verschanze sich hinter seiner Arbeit und verstecke sich. Er war mir distanziert vorgekommen, ausweichend. Wie sehr er mir in Wirklichkeit glich, merkte ich nicht.

Jetzt erst erkenne ich, auf wie viele Weisen Cliff mit Walker aktiv war. Lenores Rat interessierte ihn ganz besonders. Er folgte Walker durchs Haus und begradigte seine Füße, als er krabbeln lernte; er sorgte dafür, dass Walker sich nicht nach hinten wölbte, wann immer er konnte; und er besänftigte ihn mit seiner ruhigen, bedächtigen, tiefen Stimme. Wie wir alle lernte er Walker zu füttern, ließ ihn das Auswählspiel spielen und hielt ihn stundenlang jede Woche fest in seinen Armen. Warum bloß hatte ich all seine Bemühungen nicht wahrgenommen? Seine Konzentration aufs Geld, aufs Umziehen und die bloße Tatsache, dass er zehn Stunden täglich zur Arbeit außer Haus war – all das empfand ich als einen Affront gegen mich, eine Art Flucht. Heute gibt er zu, dass er sich ab und zu verbergen wollte. Dass auch ich mich, auf meine Art, versteckte, fiel mir erst kürzlich auf, fünf Jahre danach. Ich hatte Cliff abgewiesen, mich Monate zuvor schon von ihm zurückgezogen und eine Leere hinterlassen. *Doch selbst wenn ich plötzlich etwas aufbringen und ihm hätte schenken können, war ihm denn noch etwas übrig geblieben für mich?*

Eines Tages schrie uns unsere Nachbarin wegen des Sperrmülls an, der sich auf unserer rückwärtigen Veranda stapelte.

»Was macht sie denn so wütend?«, sagte ich zu Arlene.

»Hinter Wut verbirgt sich oft Traurigkeit«, antwortete Arlene.

Im Frühjahr 1998, als Walker ein Jahr und drei Monate alt war, schloss Amy ihr Projekt mit ihm ab; ihre Doktorarbeit stand an und so bewarb sie sich um ein Promotionsstudium. »Ich merke, dass ich mit Walker gewachsen bin«, sagte sie mit vor Begeisterung feuchten Augen. Sie wolle sich für die Promotion an verschiedenen Universitäten im Fach Kindesentwicklung bewerben und selbst Untersuchungen mit Kleinkindern durchführen. Wir hatten Verständnis dafür, dass sie immer seltener kam, wussten aber nicht, wie wir Walkers intensiven Stundenplan bewältigen sollten.

Dawn und Greenspan fanden beide, dass sich Walker dank der ausgiebigen Beschäftigung mit ihm gebessert habe. Damit aufzuhören liefe womöglich auf Verlust, auf Regression hinaus.

Greenspan betonte hartnäckig, dass wir erst am Anfang stünden.

Uns blieb also nichts anderes übrig, als einen Brief an die Leiterein von REACH zu schreiben, der unsere Nöte schilderte. Cliff und ich waren einmal recht lange wach und setzten das Schreiben auf. Anderntags, als ich es verbesserte und ausdruckte, waren zufällig gleichzeitig vier Mitarbeiterinnen von REACH im Haus, um mit Walker zu arbeiten oder ihn zu beobachten: Dawn, Arlene, Vicki, die Ernährungsberaterin, und eine Beschäftigungstherapeutin, die nur zu Gast war. Ich bat sie, den Brief zu lesen.

»Gut gemacht!«, »Sehr schön, Pat!«, »Elegant argumentiert!«. Sie ermunterten mich, die Tür zu öffnen, wie wenn es eine Startmaschine wäre, hinauszugehen und den Brief per E-Mail abzuschicken. Aber ich glaube nicht, dass auch nur eine von ihnen überrascht war, als ich eine Absage zur Antwort erhielt: REACH könne Walker keine zusätzlichen Leistungen anbieten. Er bekomme schon mehr, als REACH je einem andern Kind gewährt hätte.

Obwohl sich Dawn Mühe gab, es zu verbergen, merkte ich ihr die Wut und Frustration an. Wir hatten eine Chance, eine große sogar, Walker zu erreichen. Sie wusste, dass Greenspans Anordnungen, so unzumutbar sie auch scheinen mochten, genau die richtigen waren. Acht bis zehn tägliche Sitzungen waren unsere einzige Chance. Sie wusste außerdem aus der Forschung, dass eine Intensivtherapie mit bis zu zehn Wochenstunden meist unwirksam bleibt und die Kinder in einem Zustand belässt, als hätten sie keinerlei Behandlung erhalten.

»Wir brauchen eine Diagnose, nicht wahr, Dawn?«, sagte ich. »Eine Mutter hat mir erzählt, dass nur so der Staat für die Therapie aufkommt.«

Sie stimmte zu.

»Aber können wir denn eine bekommen?«, fragte ich.

»Ich habe keine Ahnung, wer bei einem so kleinen Kind wie Walker eine Diagnose stellt.«

Wir waren uns einig, dass es schwierig sein dürfte, Greenspan so weit zu bringen. Es fehlte ihm zwar nicht an Mut, aber er nahm die Kinder auf bewunderungswürdige Art lieber als Individuen wahr, als sie mit einem Etikett zu versehen – nicht weil Etiketten einer Verurteilung gleichkamen, sondern weil sie nicht genau genug und in der Klinik unbrauchbar waren. Greenspans Beurteilung auf das Wort »Autismus« zu reduzieren würde auf dasselbe hinauslaufen, als ob Cliff hätte sagen sollen: »Es ist doch bloß ein Gebäude. Alle Gebäude sind gleich.«

Walker war in Greenspans Augen ein komplexes menschliches Wesen, wie wir alle, mit einem Gewebe aus auditiven, visuellen, taktilen und vestibulären Stärken und Schwächen.

Arlene blieb dabei, dass Autismus ein »Abfalleimer«-Wort sei. Es war ein Behälter, in den man alles Mögliche, eine Menge Mysteriöses hineinsteckte.

An einem Mittwoch rief ich in Greenspans Praxis an. Seine Assistentin meinte, ich solle ihn in der kommenden Nacht um Mitternacht anrufen.

»Um Mitternacht?«

»Ja«, sagte sie heiter. »Er bleibt oft bis vier Uhr morgens auf.«

Bis ich Greenspan am Telefon erreichte, war es fast ein Uhr. Trotzdem war er großzügig mit seiner Zeit, war geduldig und sprach sehr ausführlich mit mir. Er wiederholte, ihm sei bei solchen Worten nicht wohl zumute, aber REACH müsse es nun einmal verstehen. Er meinte, dass man bei Walker, der noch so jung sei, von »präautistischen Tendenzen« sprechen müsse. Kaum einer stelle bei Babys eine Diagnose.

Am nächsten Tag sandte er ein Fax an REACH.

Darleen Corbett berief eine Versammlung ein, die in unserem Wohnzimmer stattfinden sollte. Dawn, Arlene, Darleen und Claire, die klinische Leiterin von REACH, Cliff und ich saßen auf Stühlen im Kreis. Darleen hatte einen Notizblock auf ihrem Schoß und sagte: »Wir haben auf der Grundlage von Dr. Greenspans Beurteilung beschlossen, Walkers Therapiestundenzahl zu erhöhen. Er erhält künftig – Dawn und Arlene zusammengenommen – acht Stunden Therapie.« Cliff und ich sahen einander an und lächelten. Auf das, was nun folgte, waren wir überhaupt nicht vorbereitet. REACH hatte eine noch nie da gewesene Entscheidung gefällt und vom Massachusetts Department of Public Health die notwendigen Geldmittel zugesagt bekommen. Sie dienten der Bezahlung einer Privaterzieherin für Walker, die zehn Stunden in der Woche zu uns kommen und mit ihm arbeiten sollte.

REACH schickte eine neue Sozialarbeiterin: Debbie Roth-Howe. Sie hatte alle Telefonate aufgelistet, die sie geführt hatte, um die Finanzierung einer Hilfskraft sicher zu stellen, die uns ein paar Bodenzeit-Sitzungen abnehmen könnte. Zurück im Büro von REACH, setzte sie sich wieder lange ans Telefon und sprach mit Ärzten und den kommunalen Sozialdiensten. Einmal, als Walker gerade schlief, saß Debbie am Küchentisch. Ich sagte ihr, ich wisse nicht mehr, wie ich es schaffen sollte, Elizabeth vom Kindergarten abzuholen. Walkers Termine kamen dazwischen. Ohne es zu merken, belegte ich Termine doppelt. Ich hatte Freunde, hatte Ärzte versetzt. Ich war unter einer Lawine begraben, hatte viel zu viel um die Ohren. Sie schlug vor, ich solle ein paar Nachbarn anrufen. Ich wandte mich ab, um meine Rührung zu verbergen, und als ich mich wieder umdrehte, waren Debbies Augen geschwollen. Sie nahm die Tasse Tee, die ich ihr reichte, sagte, es sei doch nicht nötig gewesen, Tee für sie zu kochen, und erzählte mir die Geschichte ihres eigenen Sturzes in die Schlangengrube: ein unvermuteter Anruf aus der Grundschule, ihr Sohn könne sich in der Mittagspause nicht mehr aufrecht halten und zur Cafeteria gehen. Er gebe wirres Zeug von sich, erkenne seine Lehrerin nicht mehr. Dann der Rollstuhl, die Notfallambulanz und die Nachricht von seinem Hirntumor; damals hätten die Nachbarn für sie gekocht.

»Geht es ihm gut?«

»Ja. Zurzeit. Im Moment«, sagte Debbie. »Aber hören Sie sich meinen Vorschlag an. Ich habe eine Tochter im Teenageralter, Leah. Sie muss ein Gemeindedienstprojekt machen.« Sie und Leah könnten sonntags hierher kommen. »Leah könnte mit Elizabeth spielen und ich solange Bodenzeit mit Walker machen.«

»Sonntags? Sie möchten Ihren Sonntag opfern? Das kommt überhaupt nicht in Frage.«

»Doch. Wie gesagt, könnte es Leah zu ihrem Gemeindedienstprojekt machen.«

Ich wandte mich ab und nahm das Handtuch vom Herd.

Debbie füllte die Stille mit ihrem Reden. Sie wollte, dass Cliff und ich ein bisschen Zeit für uns allein hätten, wollte mit meinem Einverständnis die Unitarische Gemeinde fragen, ob sie uns mit Mahlzeiten helfen könne. Ich schüttelte verneinend den Kopf, mein Gesicht war im Handtuch vergraben. Debbie sagte: »Sie müssen lernen, Hilfe anzunehmen. Schließlich ist es Ihre Zeit.«

Als ich wieder aufsah, waren ihre Augen nass, aber sie lächelte.

Zwei Abende darauf traf ich mich wie geplant mit einer Freundin zum Abendessen. Ich war schon lange nicht mehr aus gewesen. Cliff kam zeitig nach Hause, um auf die Kinder aufzupassen. Meine Freundin, die ich Lauri nennen will, und ich trafen uns im Café Amanouz, einem Restaurant für Spezialitäten aus dem Mittleren Osten. Wir bestellten den »Königsschmaus« mit Humus, Falafel, Tabouli und marinierter Aubergine, und ich berichtete ihr vom Vorschlag der Sozialarbeiterin, Mahlzeiten von der Unitarischen Gemeinde anzunehmen. Wir hatten uns angeregt unterhalten, von Angesicht zu Angesicht, schaufelten Humus mit Pita-Brotdreiecken wie Leute bei einer Cocktailparty, als sie ein schiefes Gesicht machte, das Ekel verriet. »Ich würde nie und nimmer Mahlzeiten von anderen Leuten annehmen«, sagte sie. Ich versuchte ihr die Not dahinter zu erklären. Natürlich waren wir keine armen Leute, aber wir litten unter Zeitarmut.

»Meine Nachbarin findet auch, dass ich es bleiben lassen sollte«, sagte ich. »Sie meint, ein Stück Fisch zu grillen dauert nicht länger als zehn Minuten, aber dabei übersieht sie, wie viel Zeit es braucht, bis dieser Fisch endlich auf dem Tisch steht – mit allem andern auf dem Tisch steht.« Sie hatte das Gemüse und die Kartoffeln, das Einkaufen, Planen, Kochen, Grillen, Servieren und Abwaschen nicht mitgezählt. Die Frage, was es bei der nächsten Mahlzeit geben sollte. Wenn man bedenkt, wie oft wir aßen und wie unterschiedlich unsere Bedürfnisse waren – manchmal bereitete ich drei verschiedene Mahlzeiten zu –, kostete es mich im Durchschnitt zwei Stunden täglich, wenn ich meine Familie mit Mahlzeiten versorgen wollte, vielleicht sogar mehr (also vier Bodenzeit-Sitzungen am Tag). Wenn man noch hinzurechnet, dass ich Telefonate führen, Elizabeths Spielverabredungen ausmachen, mich ihr widmen, das Haus putzen, Recherchen über Walkers Problem anstellen, Ärzte anrufen und Termine einhalten musste – wäre schon der ganze Tag verbucht. Wie also den Weg freischaufeln?

»Was ist mit den Großeltern? Können sie dir nichts abnehmen?«

»Meine Eltern leben in Kalifornien, Cliffs Eltern möchten gern helfen, aber die Bodenzeit ist eine sportliche Angelegenheit. Ich weiß, dass sie helfen, so gut sie können – mit ein paar Mahlzeiten. Aber um wie viele können wir sie bitten? Sag mir, Lauri, würdest du selbst wirklich kein Essen annehmen?«, fragte ich. »Ich meine in einer Krise.«

Lauri blieb bei ihrem »Nein«. Das käme überhaupt nicht in Frage.

Als wir uns verabschiedeten, umarmte sie mich und erkundigte sich, was sie für uns tun könne. Ich konnte mir nichts anderes denken, als mir die Sozialarbeiterin geraten hatte. »Das Einzige, was mir einfällt …« Aber nein, ich erinnerte mich an ihren Ekel. Ich konnte in ihrem Gesicht ablesen, wie sie die Möglichkeit erwog, Mahlzeiten für uns zuzubereiten. Konnte sie denn überhaupt mit der Logistik umgehen – eine beschäftigte Mutter mit einer Teilzeitarbeit und zwei fordernden Kindern, einem Haus? … Nein, bestimmt hielt sie es für ein Ding der Unmöglichkeit. Ich wusste ja selbst, dass ich es nicht geschafft hätte, noch für jemand anderen mitzukochen.

Dieses Treffen war vorerst das letzte, es sollte über ein Jahr dauern, bis ich Lauri wiedersah.

Da kamen sie also, die Mahlzeiten. Zweimal in der Woche klingelte es an der Tür. Frauen standen davor – Hausfrauen mit Töpfen, Frauen in Röcken und Mänteln, die auf ihrem Heimweg von der Arbeit vorbeischauten und etwas ablieferten, das sie zubereitet und tiefgefroren hatten, sie standen im Eingang und erklärten, wie man es erhitzen musste. Wir erhielten vegetarische Eintöpfe und Quiches. Man brachte uns Baguettes, Bauernbrote, Brötchen zum Aufbacken, Hühnerbrust, gefüllte Muscheln, Tabouli- und Makkaroni-Salate. Manchmal fehlte die Zeit zum Reden und Schwatzen (eine Unterhaltung hätte eine halbe Bodenzeit oder das Zusammensein mit Elizabeth gekostet oder ich steckte gerade mitten in einem offiziellen Telefonat). Trotzdem trafen die Mahlzeiten ein. Frauen in Lederjacken erschienen. Frauen mit Ringen in der Nase. Frauen in Mänteln, die auf dem Weg zur Schule, wo sie ihre Kinder absetzen wollten, kurz anhielten. Frauen in Jeans. Frauen mit Kindern, die sich an ihre Knie lehnten. Elizabeth und mich faszinierten die vielen verschiedenen Möglichkeiten, wie man Salate servieren konnte, wir bekamen Salate mit Mandeln, Salate mit Orangen, Salat mit Tomaten und extra verpackten Croutons. Ein Paket enthielt sogar eine Flasche mit Dressing.

Eine Frau hielt mit einem Kleinlieferwagen an. Sie war groß, hatte gefärbtes blondes Haar im Stachellook, etliche Nasenringe und trug eine Motorradjacke. Sie stützte eine große Schachtel auf ihrer Hüfte ab und übergab sie mir beiläufig. Bestimmt wollte sie vermeiden, dass ich in Verlegenheit geriet. Nicht ein Wort. Als ich die Schachtel aufmachte, entdeckte ich darin ein teures Mahl aus einem Restaurant zum Mitnehmen für vier Personen, zwei Kerzen und ein Päckchen Streichhölzer.

Die Entwicklungsleiter

Jedes Mal, wenn wir dachten, wir hätten den richtigen Dreh bei der Bodenzeit herausgefunden, änderte sich alles wieder. Aber das musste so sein. Schließlich ging es darum, zu wachsen und auf der Entwicklungsleiter emporzusteigen. Eine Sprosse nach der andern sollte erklommen werden. Cliff und ich wussten so gut wie überhaupt nichts über Kindesentwicklung. Nicht auszudenken, was wir getan hätten, wenn Dawn und Arlene uns nicht zur Seite gestanden und uns die jeweils nächste Ebene verständlich gemacht hätten.

Arlene und Dawn begriffen beide Greenspans Konzepte weitaus besser als Cliff und ich. Sie recherchierten fortwährend, besuchten Tagungen und hielten sich über die neuen Entwicklungen im Bereich der Kindesentwicklung auf dem Laufenden. Aber ein Fremder, der einen Blick durchs Esszimmerfenster geworfen hätte, wäre niemals auf die Idee gekommen, dass es ihnen noch um etwas anderes ging, als sich mit einem Baby zu vergnügen. Das hieß freilich nicht, dass es ein reines Kinderspiel war.

Dawn sagte, sie richte sich bei ihrer Arbeit nach einem Modell von Greenspan, nach seiner Karte der emotionalen Entwicklung bei Kindern, die er »die Entwicklungsleiter« nannte. Sie verfügt über einzelne Sprungbretter oder, wie es bei ihm heißt, »die sechs Meilensteine«.

Sie erklärte, dass jeder dieser Meilensteine auf seinen Vorgängern aufbaue. Ein menschliches Wesen muss jeden von ihnen voll und ganz meistern müssen, bevor es erfolgreich zur nächsten Phase übergehen kann. Es handelt sich um die Aufgabe, zu einem emotional gesunden Individuum heranzuwachsen. Dawn riss ein Blatt aus ihrem Notizbuch heraus und reichte es mir. Ich brachte es in meiner Küche an, wo es jahrelang hing, bis ich es abnahm, um dieses Buch zu schreiben. Hier folgt meine abgekürzte Version von Greenspans Entwicklungsleiter:

Meilenstein 1: Selbstregulierung und Interesse an der Welt

Mitten im Tumult der wirbelnden, sich drehenden, lärmenden Welt muss ein Kind lernen, ruhig zu bleiben und aufmerksam zu sein.

Meilenstein 2: Intimität

Das Baby ist verliebt. In seiner Welt gibt es nichts Wichtigeres als seine Lieblingspflegepersonen.

Meilenstein 3: Wechselseitige Kommunikation

Das Baby merkt, dass es »darauf ankommt, was ich tue«. Es eröffnet und schließt jetzt Kommunikationskreise und erfreut sich an den Reaktionen seiner Pflegepersonen.

Meilenstein 4: Komplexe Kommunikation

Das Baby lernt, dass es mit Gesten Gefühle ausdrücken und mit der Welt interagieren kann, damit diese seine Bedürfnisse und Wünsche erfüllt.

Meilenstein 5: Emotionale Vorstellungen

Das Kind denkt sich fiktive Welten aus. Der Beginn des Spiels. Es könnte beispielsweise ein Baby mit dem Fläschchen füttern oder einen kleinen Dialog führen.

Meilenstein 6: Emotionales Denken

Das Kind spielt jetzt ganze Geschichten. Seine Gesten, Bewegungen und Worte sind nicht länger isoliert, sondern werden komplexer, in Geschichten, Szenarios, Welten eingebaut. So kann das Kind beispielsweise ein Spiel für ein Plüschtier oder eine lange Rettungsszene inszenieren. Das ist der Anfang aller Denkprozesse höherer Ordnung.

Dawn sagte, dass »man Walkers Stimulierung, wenn er mit nur einer Person interagiert, in Grenzen hält und ihm doch ein Maximum an Aufmerksamkeit und emotionalem Engagement entgegenbringt«, aber dieser erste Meilenstein – bei Stimulierung ruhig zu bleiben – war, selbst wenn wir ihn erreicht hatten, allenfalls eine schwache Sprosse der Entwicklungsleiter. Nach wie vor zeigte Walkers Verlangen ihm und uns, wozu er bereit war und wozu nicht.

Vielleicht ist Folgendes eine grundlegende Wahrheit aller menschlichen Entwicklung und aller Entscheidungsfindung:

dass uns ein inneres Gefühl verrät, was das Richtige für uns ist.

Im Januar – im achten Monat mit REACH – war Amy zu Hause in Mississippi und besuchte uns nach ihrer Rückkehr nur noch ein oder zwei Mal in der Woche. Walker hatte inzwischen die Gebärden für »fertig« und »mehr« hinter sich gelassen. Die Worte kamen so schnell, dass er die Gesten nicht mehr brauchte.

Trotzdem krabbelte Walker bloß und lernte eben erst, sich selbst, ohne unsere Unterstützung, in den Stand hochzuziehen, während seine Altersgenossen bereits in der Wohnung herumwatschelten und -liefen. Berührt- und Gehaltenwerden hatten immer noch den Verlust der Orientierung zur Folge, und obwohl es ihn sehr danach verlangte, sich auf Andere einzulassen, war er dazu noch nicht richtig in der Lage. Er mochte andere Menschen, aber ich machte mir immer noch Gedanken über Arlenes frühere Frage: »Bemerkt er einen Unterschied zwischen Ihnen und anderen Personen?« Dawn zufolge musste Walker jede Phase der Entwicklungsleiter meistern. Doch als wäre es sein Wesenskern, plagte er sich stets mit Ebene eins herum, nämlich ruhig zu bleiben – wie konnten da Unterschiede in der Wahrnehmung von Personen eine Rolle spielen?

REACH schickte uns Lisa LeBeau zehn Stunden in der Woche als Walkers Privaterzieherin. Lisa, eine herzliche und freundliche Frau mit dunkelbraunem Haar und einem durchdringenden Blick, war ausgebildete Sonderpädagogin. Da sie ihre Ganztagsstelle als Lehrerin an den Nagel gehängt hatte und damals gerade wieder begann, sich zu bewerben, willigte sie ein, an jedem Werktagnachmittag von vier bis sechs Uhr zu kommen, Walker zu füttern und sich mit ihm zu unterhalten; sie knüpfte da an, wo Amy aufgehört hatte.

Dawn gab Lisa eine Liste mit Zielen und Erziehungsstrategien mit auf den Weg:

Ziele für Walker

Er sollte
- emotional expressiver werden (lebhafter Gesichtsausdruck, ein größeres Gefühlsspektrum);
- komplexe nonverbale Problemlösungen an den Tag legen können (seinem Vater ein Buch bringen, es auf seinem Schoß ablegen und aussprechen, dass er ihm vorlesen soll);
- an Interaktionen mit raschen Wechseln teilnehmen können;
- geistige Vorstellungen (emotionale Symbole) bilden, Als-ob-Spiele spielen oder Worte benutzen können, die eine emotionale Bedeutung vermitteln;
- Worte und Laute imitieren;
- zwischen emotionalen Ideen Brücken bauen (ich bin sauer, weil du gehst).

Lisa führte eine Liste mit Erziehungsstrategien auf der Rückseite ihrer täglichen Berichtsblätter bei sich. Sie lauteten:

Strategien

- Bau auf Walkers natürlichem Interesse auf, verlagere das Spielzeug sozusagen in dich hinein, so dass die Kontaktaufnahme und weniger das Spielzeug selbst im Vordergrund steht.
- Zeige einen lebhaften Gesichtsausdruck, Begeisterung und Verspieltheit.
- Schule Walkers Initiative, vermeide zu viel Anleitung.
- Lass ab und zu Musik im Hintergrund spielen (damit er lernt, auch in Anwesenheit ablenkender Eindrücke zu interagieren).
- Interagiere mit ihm in einem ununterbrochenen Fluss.
- Biete Walker verlockende Gelegenheiten, damit er seine motorischen Fertigkeiten schult (wie sich hochziehen in den Stand).

Vom Januar bis ins Frühjahr hinein saß Lisa, Abend für Abend, fünf Tage die Woche, in der Küche und fütterte Walker Avocados, Apfelmus, Hühnchen und Hamburger. Oft war ich zugegen und lauschte, wie sie und Walker schwatzten, spielten und aßen – oder es zumindest versuchten –, briet Zwiebeln, schnippelte Gemüse und machte Salate an. Wir versuchten Elizabeth und Walker räumlich zu trennen, besonders wenn er aß. Sie war übermütig, glücklich, immer zum Spielen aufgelegt und wie aufgedreht angesichts Walkers neuer Fähigkeit, auf sie zu reagieren, war aufgekratzt, weil er ihr etwas zu geben hatte. Er geriet so aus dem Häuschen, wenn er mit ihr zusammen war, dass er sein Essen nicht mehr bei sich behalten konnte.

Eines der Klischees über die frühe Kindheit besagt, dass kleine Kinder ihre Mahlzeiten weniger essen, als damit zu malen. Sie sind durchweg aufstrebende abstrakte Expressionisten. Walkers Gewohnheiten lagen jedoch jenseits von Kunst und Selbstausdruck. Wenn er malte, glich er eher einem Anstreicher, der mit ausdauernder Gründlichkeit Oberflächen tüncht. Aß er zum Beispiel Avocado, überzog der grüne Schleim Gesicht und Arme. Pappiges schmierte er über die ganze Platte und Einfassung seiner großen Ablage, Schleimiges ließ er auf die Hochstuhlbeine tropfen und alles Klumpige verteilte sich schließlich in kleinen Bröckchen auf dem ganzen Boden. Arlene scherzte, wir sollten uns einen Hund zulegen, damit der Boden sauber bleibe. Lisa trug bei ihrer Arbeit bald nur noch Jeans und Sweatshirts. Walker war nicht unbedingt aus freien Stücken so unordentlich, es lag vielmehr an seiner rudimentären motorischen Geschicklichkeit. Aber auch unter sensorischen Aspekten gab es eine Erklärung: Walker konnte das Essen auf seinen Wangen nicht spüren. In dieser Hinsicht war er hyposensibel, unterempfindlich.

Doch was Walker vielleicht an Manieren fehlte, das machte er im freudigen Interagieren wieder wett. Manchmal brauchte er zwei Stunden zum Essen. Lisa war in ihren Sitzungen mit Walker sanft, begeistert, liebevoll, zärtlich – lauter Eigenschaften, die man sich bei einem Menschen wünscht, der in einem Baby die Neigung zum Lieben wecken sollte. Walker ging ihr unter die Haut und schaffte es sogar bis in ihre Träume hinein. Lisa erzählte mir einen solchen Traum, in dem sie selbst einen kleinen Sohn hatte. Oft lachten beide, dabei richtete er sein Gesicht auf ihre Augen; er lernte, lustig und charmant zu sein. Er lernte um Dinge zu bitten, die er haben wollte. Walker kletterte über Ebene zwei. Womöglich näherte er sich sogar Ebene drei.

Dawn kam wöchentlich, um Lisa zu kontrollieren, damit ihre Zielsetzungen mit Walkers Wachstum Schritt hielten. In jenem Winter fielen Dawn, Arlene, Lisa, Cliff und mir verschiedene Gefühle auf. Ende Januar verweigerte Dawn Walker einmal ein elektronisches Klavier in ihrer Tasche. Da wurde er wütend; Wut hatten wir noch nie zu Gesicht bekommen. Walker zeigte nicht mehr nur das »Positive« (wie Arlene einmal bemerkt hatte). Wir sahen, dass Walkers Gefühle mehr Charakter gewannen. Sein Lachen klang weiterhin freudiger, weniger irr. In Walkers Stimme kam Tonfall zum Vorschein, die faden Laute wurden flüssiger und ausdrucksvoller.

Als Lisa ungefähr einen Monat mit uns gearbeitet hatte, rief ich sie einmal an, um sie etwas zu fragen. Sobald Walker mitbekommen hatte, mit wem ich sprach, kam Leben in ihn, er krabbelte in die Küche und rief: »Sa!«, »Sa!«.

»Was höre ich denn da«, sagte Lisa. »Spricht er etwa meinen Namen aus?«

»Sieht ganz so aus! Mein Gott, Lisa«, sagte ich. »Er vermisst Sie.«

Hatte er je zuvor jemanden vermisst?

Im späten Februar registrierten wir weitere Gefühle: Überraschung, Traurigkeit, Ärger.

Walker lernte immer besser, sich selbst in den Stand hochzuziehen. Im März ließ er sich mit Lisas, Cliffs und meiner Unterstützung bereits an den Händen im Haus spazieren führen.

Auch bei dieser Errungenschaft erfreuten wir uns an der Lernkurve, die Amy aufgezeichnet hatte. Er hatte offenbar Ebene zwei gemeistert, die Intimität. Lisas Berichte mit den großen, quer über die Seite geschriebenen Worten klangen überschwänglich: »Er hat heute seine Sache toll gemacht!« »Sehr interaktiv.« »Er lernt so gut wie jedes Wort, das man ihm vorsagt!« »Lernt mit einem unheimlichen Tempo!«

Der Ausflug zum Paradies-Teich

Monatelang hatten wir Walker, wann immer wir es einrichten konnten, im Haus gelassen. Er begleitete mich, wenn ich Elizabeth aus dem Kindergarten heimholte, besuchte hin und wieder seine Großeltern, musste natürlich zu seinen Arztterminen außer Haus und ging mitunter mit mir auf einen Spaziergang rund ums Auto in der Auffahrt, aber ich hatte es nie gemocht, wenn wir unterwegs waren. Der Winter war kalt. Wer hätte sagen können, wie sich Minus-achtzehn-Grad-Wetter auf ein unreifes Nervensystem auswirkt, war es doch für mein eigenes schon aufreibend genug. Ich selbst ging unter solchen Umständen nicht oft ins Freie. Und es war immer eine beunruhigende Erfahrung, wenn wir zusammen das Haus verließen. Dann war zu spüren, wie er uns entglitt. Vergeudete Momente, wenn er sich einmal zu den Schatten weggeschlichen hatte. Im Auto schaute er ausdruckslos durch die Scheiben. Es lag auf der Hand, Walker war der Bewegung und all dem Licht noch immer nicht gewachsen.

Monate war es her, dass Arlene unseren ersten Spaziergang um den Wagen angeregt hatte. Ende Februar sagte sie es wieder: »Warum gehen wir nicht mit ihm spazieren?«

»Sie meinen draußen?«, fragte ich. »Sie meinen ums Auto?«

»Vielleicht weiter«, erwiderte sie. »Der Frühling steht vor der Tür. Draußen sind es bestimmt sieben Grad.«

»Denken Sie an etwas Längeres?«

»Ja«, sagte sie. »Vielleicht kommt er damit zurecht.«

Der Sportwagen rumpelte auf der Souterraintreppe, als ich ihn hochschaffte. Es war schon so lange her. Ich hatte nicht gedacht, dass ich ihn je wieder benutzen würde. Wir spazierten zum nahe gelegenen Campus, vorbei am Wohnhaus des College-Präsidenten, durch die Gärten, die im Februar sonst vollständig unter einer weißen Decke begraben lagen, jetzt aber zwischen den kleinen Schneehaufen Erdflecken und Krokusknospen freigaben, die sich hie und da schon öffnen wollten. Wir gingen weiter, jenseits der Gärten zum Hügelkamm, von dem man eine Aussicht auf den Paradies-Teich hatte. Sein Wasser war von einem hellen Grau, noch mit einer dünnen Eisschicht überzogen, doch von unten her schimmerte ein zarter, leuchtender Regenbogen hindurch. Die Wolken im Vordergrund waren strahlend weiß, während die schwarzen Sturmwolken dahinter eine purpurne Schattierung auf die Berge in der Ferne warfen. Ich sah zum Teich und hielt Walker in die Höhe. »Siehst du das Wasser, Walker? Das dort ist Eis. Und über uns sind Wolken. Und da drüben, ganz hinten – diese orangefarbene Linie, die aussieht, als drücke sie aufs Wasser: Das ist die japanische Brücke. Es gibt auch einen Wasserfall, aber den können wir jetzt nicht sehen.« Walker blickte hinaus auf den kleinen See, lächelte und bewegte lebhaft seine Arme. Aber was er dachte oder sah, entzog sich unserer Kenntnis.

Wieder zu Hause, fragte ich Arlene: »Was glauben Sie, was hat er wahrgenommen?«

»Vermutlich dasselbe wie wir«, sagte sie.

Der Spaziergang war ein Erfolg.

Seitdem ging Lisa mit Walker raus. Sie nahmen denselben Weg wie Arlene und ich, am Haus des College-Präsidenten vorbei. Sie blieben stehen, blickten auf die Gärten und den großen Teich, überquerten die Straße zu einem kleinen Froschteich voller Karpfen, der neben dem Gewächshaus angelegt war. »Fischteich« sagten sie zu ihm und Walker nannte Lisa »meine Lisa«.

Tee trinken spielen, Bauklötzchen verstecken, gemeinsam die Frühlingsblumen betrachten, Formen sortieren und ein Walker, der seine Blicke fest auf unser Gesicht heftete und sich begeistern konnte, ohne überempfindlich zu reagieren: Das war der Stoff, aus dem unser gemeinsames Arbeiten bestand – doch inzwischen war es eher Spielen und ich fand tatsächlich Geschmack an der Bodenzeit.

Im März nahmen wir einen Tag frei und fuhren mit Walker zu einem Arzttermin nach Vermont. Tags darauf kam Lisa vorbei, um mit ihm zu arbeiten. Als sie an jenem Nachmittag im

Türrahmen zum Esszimmer erschien, sah er zu ihr hin und weinte. »Mami, will zu Mami.«

Ich kam um die Ecke, und Lisa und ich starrten einander an, schauten hinüber zu Walker, dann wieder auf uns. Plötzlich lächelten wir beide und brachen schließlich in Lachen aus. Als Walker uns lachen sah, schrie er nur noch mehr. Aber wir ließen uns nicht beirren.

Walker war sechzehn Monate alt und hatte sein Lebtag noch nie nach mir gerufen. Es machte ihm jetzt etwas aus, wenn ich aus dem Zimmer ging.

Seit Walker mehr und mehr mit alltäglichen Ereignissen in Berührung blieb, fiel auf, dass er ungewollt mit dem Kopf an Tische stieß. Bei ihm waren Himmel und Hölle stets in ein und demselben Moment vereint; zur gleichen Zeit bewegte er sich vorwärts und rückwärts. Ging seine neue emotionale Bewusstheit mit einer Gegenreaktion – einem Ungleichgewicht – einher? Sein Erregungsniveau stieg, urplötzlich erweckte ein einst schläfriges Kleinkind den Eindruck, dass es sich nicht mehr beruhigen konnte. Er grapschte nach Gegenständen und warf sie zu Boden. Manchmal lachte er und immer häufiger schlug er mit dem Kopf gegen die Rückenlehne des Hochstuhls, der davon gefährlich schwankte.

Für uns war es schwierig, ihm auf dieser Ebene der Erregtheit zu begegnen, schwierig, ihn so weit zu verlangsamen, dass er wieder Blickkontakt herstellte und auf uns hörte. Er suchte dann krabbelnd das Weite oder nahm eine Hand voll Plastikbauklötzchen und warf mutwillig damit um sich. Versuchte er uns abzuschütteln? Mir kam es vor, als mache die erstarkte Intimität ihn empfindlicher. Einmal räumte ich in der Küche die Lebensmittel weg. Ich knüllte eine Plastiktüte zusammen. Da schrie er vor Schmerz auf, kam aber trotzdem in die Küche gekrabbelt, um sich von mir trösten zu lassen. *Was für ein seltsamer Instinkt! Den Raum aufzusuchen, aus dem das fürchterliche Geräusch gekommen war. Sollten wir uns erleichtert fühlen, weil er zu mir wollte? Oder betrübt, weil er diesem Geräusch gegenüber empfindlicher war denn je?*

An einem Märztag brachte Dawn schlechte Nachrichten: Ihre Vorgesetzten bei REACH hatten beschlossen, Lisas Dienst einzustellen. Außerdem planten sie, dass Dawn Walker einen Tag weniger betreuen sollte. Walker machte sich einfach zu gut.

Zwölf Stunden Hilfe pro Woche wollten sie uns entziehen. Ich lehnte mich an den Herd. Dawn stand mir gegenüber am Küchentisch, lächelte betreten, verlegen. »Damit habe ich nicht gerechnet«, gestand sie. Dawn war in einer Zwickmühle. Gäbe sie zu, dass sie den Plan schlecht fand, würde sie ihren Vorgesetzten einen Irrtum unterstellen. Ich weiß heute noch nicht, was ihr im Kopf herumging, jedenfalls war ihr bei dieser Entscheidung sichtlich nicht wohl.

»Begreifen Sie, was das heißt? Muss ich jetzt alles selbst machen?«, sagte ich und drehte mich weg.

Debbie Roth-Howe, unsere Sozialarbeiterin von REACH, kam und wir überlegten, wie ich Lisa behalten könnte. Sie wollte ein paar der hiesigen Sozialdienste anrufen und eine Finanzierungsmöglichkeit finden.

Am Ende gelang es ihr, uns Lisa noch kurze Zeit zu erhalten. REACH stellte Lisas Dienste ein. In den beiden folgenden Monaten kam sie an ein paar Tagen in der Woche noch und blieb dann weg.

»Hat man denn bei REACH kein Verständnis?«, sagte ich zu Debbie. »Nur weil es jemandem besser geht, nimmt man ihm doch nicht gleich die Medikamente weg.«

Wieder waren ihre Augen voller Tränen.

»Sagen Sie es mir bitte noch einmal: Warum mag er meinen Körper nicht?«, sagte ich zu Arlene. Walker befand sich am andern Zimmerende, lachte und sah mir direkt in die Augen, aber aus einer Entfernung, die zum Verrücktwerden war. Obwohl ich manches über Walkers sensorische Verarbeitung wusste, empfand ich eine quälende Angst, dass er eine Art angeborenen Widerwillen gegen mich hegen könnte, aber Arlenes Antwort war einfach. »Da ist nichts Rätselhaftes im Spiel. In einem Körper steckt einfach zu viel Unruhe. Denken Sie dran«, sagte sie. »Ein Auto ist berechenbar, es fährt vorwärts und rückwärts und ein paar Kurven. Keine Maschine, kein Gegenstand oder Spielzeug ist auch nur annähernd so unberechenbar wie ein menschliches Wesen. Ich meine damit nicht, dass es sich so oder so entscheiden kann. Es gibt nichts Unberechenbareres als den menschlichen Körper. Stellen Sie sich vor, Sie säßen neben jemandem. Sie wissen nicht, was dieser Jemand von der einen auf die andere Sekunde macht. Jede Bewegung ist anders – mal fliegen die Arme durch die Luft, um etwas auszudrücken, mal geraten die Beine in Bewegung. In mancherlei Hinsicht fällt es Walker leichter, seinen Geist mit diesem Spielzeug mit den Noppen zusammenzubringen, das unvorhersehbar vom Boden aufspringt, als mit einem menschlichen Körper.«

Arlene dachte einen Augenblick nach. »Er muss Ihren Körper kennen lernen«, fügte sie hinzu.

Ich saß völlig reglos mitten auf dem Teppich, befolgte Arlenes Anweisung, mich so wenig wie möglich zu rühren. Sie legte Walkers Beine um meine Taille, ich hielt derweil den Atem an und hoffte, er möge mich in diesem Zustand annehmbar finden und tolerieren.

Auf der Stelle wölbte er sich nach hinten, als befalle ihn ein tiefes Unbehagen.

»Diese Nähe zu Ihnen bringt ihn durcheinander«, sagte Arlene.

»Aber ich bewege mich doch nicht.«

»Sie atmen. Und Sie haben schließlich noch eine Haut.«

»Haut«, sagte ich zwischen den Zähnen hindurch. »Der stärkste Tobak fürs Berührungsempfinden, den die Menschheit kennt.«

Sie lachte.

An den kommenden Tagen hielt ich Walker, schaukelte ihn, ließ ihn mondsichelförmig in meinen Armen ruhen; scheinbar mochte er das. Ein andermal wand er sich nur und die Muskeln schienen alle in unterschiedliche Richtungen davonschießen zu wollen. Ich forderte ihn auf, verlockte ihn, zu mir herzukommen. Einmal, als ich es gerade übte, stand Arlene da und legte Walkers Beine um ihre Taille und seine Arme um ihren Hals. »Dieses Spiel habe ich mit Jenna, meiner Tochter, immer gespielt: Bei den Worten ›Sei mein kleiner Koalabär!‹ habe ich dann meine Arm geöffnet und sie wie ein Affenjunges an mir hängen lassen. Jenna klammerte so heftig, als ob sie mit Klettband an mir haften würde.« Arlene ließ Walker los. Er rutschte sofort, zum Klammern fehlte ihm entweder das Können oder der Wille. Sie fing ihn auf halbem Weg zum Boden wieder auf. Ich fragte mich, ob ihm vielleicht die Kraft fehlte, sein eigenes Gewicht zu halten (seine Muskeln wurden offenbar immer schlaffer), hatte aber auch den starken Eindruck, dass etwas anderes mit im Spiel war. Es war, als hätte Arlene den Stecker aus seiner Aufmerksamkeit gezogen.

Ich nahm ihn hoch, legte seine Beine um meine Taille, seine dünnen Ärmchen um meinen Hals. Sein Griff war nicht einmal das, was ich als schwach bezeichnet hätte; es war überhaupt kein Griff da.

»Er kann mit Ihrem Körper noch nichts anfangen.«

»Aber warum nicht?«

»Weil er seinen eigenen nicht versteht.«

Monate später ermunterte ich Walker, sich so fest an mich zu hängen, wie er nur konnte, seine Arme um mich zu legen, sich an mich zu klammern. Er gab sich solche Mühe, größere, als ich es je einem Kleinkind zugetraut hätte. Er strengte sich an, den Halt nicht zu verlieren, und schließlich festigte sich sein Griff. Mit der Zeit lernte er mit seinen Armen ein Weilchen in dieser Position zu verharren. Als wir ihn aufforderten, die Beine dazuzunehmen, ließen die Arme los. Aber schließlich klammerten Arme und Beine zugleich. Wir erinnerten uns an Arlenes Worte – dass das Unberechenbare Walkers motorisches System herausfordere – und flochten eigenartige Bewegungen ein, täuschten einen Sturz vor, stolperten vorwärts, lehnten uns gefährlich weit zurück, beschleunigten erst und verlangsamten dann. Wenn Menschen unberechenbar waren, musste Walker mit dieser Unberechenbarkeit direkt Bekanntschaft machen, um eines Tages andere Menschen kennen lernen und mit ihnen Kontakt anknüpfen zu können, und zwar gewandt, lebendig, verständnisvoll und flexibel. Die meisten Kleinkinder müssen lernen, wie sie angesichts dieses Unberechenbaren – wenn sich jemand auf unerwartete Weise bewegt – menschlich sein und durchhalten, wie sie lachen können, wenn sie um ein Haar gefallen wären, und wie man das Unvorhersehbare mit Energie und Freude annimmt.

Flexibilität ist eine Sache, die man sich mit den Knochen erwirbt. Walker indes konnte sie nicht von seinen Knochen lernen – oder von seinen Muskeln, so wie sie beschaffen waren. Das Gefühl seiner selbst im Raum war schwach und ermöglichte ihm keine Orientierung; die notwendige Anpassung musste langsam stattfinden. Doch wir wollten, dass er sie rasch vollziehen und jeden Tag seines Lebens Blitzentscheidungen fällen möge. Die brauchte er nämlich an seinem ersten Tag im Kindergarten, ebenso wenn er mit andern Kindern zusammenträfe, wenn der Lehrer vom Malen zum Lernspiel wechselte, wenn er sich mit Klassenkameraden auf dem Schulhof die Zeit vertriebe. Er brauchte sie, falls er einmal Fußball spielte, einem Mädchen hinterherliefe oder im Restaurant eine Bestellung aufgab. Ich konnte es nicht lassen, noch weiter zu projizieren: Flexibilität war nötig, wenn er jemals ein Auto auf der Straße steuern oder einen Baseball übers Spielfeld werfen sollte. Ich wagte es, noch weiter vorauszudenken: Er brauchte sie beim Bewerbungsgespräch für einen Job (wenn der künftige Chef ihn nicht aus den Augen ließ, um sich ein Bild von ihm zu machen und herauszufinden, ob er tatsächlich dieselbe Wellenlänge besaß). Walker käme nicht ohne Flexibilität aus, wenn er je ein Mädchen umwerben und mit ihm schlafen würde. Wie Stimme und Betonung, so spricht auch der Körper eine Sprache. So war uns, als wir »Koalabär« spielten, bewusst, dass wir Walker eine Sprache lehrten.

Exotische Gifte und ungewöhnliche Zusammenhänge

1996 wurde bei einem autistischen Kind mit gastrointestinalen Beschwerden eine Routineuntersuchung des Verdauungstrakts durchgeführt. Tage danach konnte das Kind, das zwei Jahre lang kein Wort von sich gegeben hatte, plötzlich sprechen. Die Eltern fanden heraus, dass es während der Untersuchung ein Hormon namens Sekretin erhalten hatte, das die Resorption aus dem Darm verbessern und so den diagnostischen Test katalysieren sollte. Sie kämpften darum, dass die Ärzte offiziell bestätigten, dass die Besserung ihres Sohnes tatsächlich diesem Hormon zu verdanken war. Nun verschrieb ein Arzt Sekretin zu dem Zweck, dass ihr Kind, das nur weggeblickt und sich monatelang in Schweigen gehüllt hatte, wieder hinschauen und sprechen konnte. So etwas hatte es noch nicht gegeben.

So erfuhren wir nach und nach, dass die Muster, die wir bei Walker beobachteten, auch bei anderen galten. Man war damals dabei, einen Zusammenhang zwischen gastrointestinalen Beschwerden und den Störungen des autistischen Spektrums festzustellen. Sidney Barker, ein Autismus-Spezialist, hatte bei Margaret Baumans Vortrag auf deren Aufforderung hin über die Beziehungen zwischen Erkrankungen des Verdauungssystems und neurologischen Störungen berichtet. Er sprach angeregt über die merkwürdigen Substanzen, die man im Urin autistischer Kinder nachweisen konnte. Eine davon war ein exotisches Gift, das man im Amazonasgebiet entdeckt hatte, und zwar an einer der sonderbarsten Fundstellen, nämlich in der Haut von Fröschen. Die Eingeborenen benutzten es als Pfeilgift. Eine andere Substanz entsprach Rückstanden in Weinfässern nach der Gärung. Einige vertraten die Theorie, der Körper dieser Kinder könne die aufgenommene Nahrung nicht richtig verstoffwechseln, so dass bestimmte chemische Verbindungen in die Blutbahn und als Opiate ins Gehirn gelangten. Als Ursache kämen möglicherweise Hefepilze in Betracht. »Der Verzicht auf Weizen- und Milchprodukte stellt vermutlich eine wirkungsvolle Behandlung dar«, sagte Baker.

Dawn interessierte sich für das Sekretin, blieb aber zurückhaltend. Sie warnte uns davor, an Wunderbehandlungen zu glauben, die von Zeit zu Zeit in diesem Bereich auftauchten, sich aber nicht selten als beschränkt erwiesen. Was mich jedoch faszinierte und zugleich erleichterte, als ich die Theorien über die mangelhafte Resorption studierte, war der darin postulierte Zusammenhang zwischen gastrointestinalen Beschwerden und den Störungen des autistischen Spektrums.

Die autistische Störung war dermaßen vielseitig, dass man schwerlich einen Experten fand, der einen in jeder Hinsicht beraten konnte. An mehreren Fronten wurde neues Gebiet erschlossen und so wie andere Eltern kämpften auch wir um Antworten. Allem Anschein nach kamen diese Antworten aus unterschiedlichen Lagern und einander widersprechenden Wissenschaften.

Kurz nachdem Walker zwei Jahre alt geworden war, suchten Cliff und ich mit ihm aufs Neue den Gastroenterologen auf. Wir warteten endlos im Wartezimmer, in derselben gespenstischen Stille, geduldeten uns wieder mit Walker weitere zwanzig Minuten im Untersuchungszimmer. Als der Arzt eintrat, überraschte es mich, dass er so fließend Englisch sprach. Aus irgendeinem Grund hatte ich einen starken Akzent in Erinnerung. Doch als er zu reden begann, merkte ich, wie ich darauf gekommen war. Unsere Worte schienen bloß vor ihm in der Luft zu schweben und verschwanden dann in der Versenkung. Einer Frage, die er nicht mochte, blieb er die Antwort schuldig oder nuschelte sie vage und abweisend vor sich hin. Als Cliff erwähnte, dass Weizen- und Milchprodukte für Personen mit einer Störung aus dem autistischen Spektrum vermutlich abträglich seien, war er sichtlich verärgert. Ich wies ihn auf ein Buch hin, das ich gerade las, mit dem Titel *Biological Treatments for Autism and PDD**, in dem der Nutzen eines Weizen- und Milch-

* Von William Shaw (A.d.Ü.)

produkteverzichts für Kinder wie Walker beschrieben wurde. Dazu bemerkte er: »Diese Vorstellung ist wissenschaftlich überhaupt nicht bewiesen. Sie sollten ihm besser nichts vorenthalten. Er ist zu klein und zerbrechlich, als dass Sie seine Ernährung einschränken dürften.«

»Aber gibt es nicht die Möglichkeit, dass Allergene an Walkers Schwäche, an seinem Verhalten und an seiner mangelhaften Resorption schuld sind?«, fragte Cliff.

Der Arzt blickte uns skeptisch an. »Wollen Sie mir sagen, ich soll ihm Dinge zu essen geben, auf die er, wie wir wissen, allergisch reagiert?«, fragte ich.

»Er reagiert nur minimal allergisch«, sagte er. »Geben Sie ihm, was immer Sie wollen. Er muss zunehmen.«

Cliff und ich nickten einander zu und gingen. Wir beschlossen, einen Allergologen zu konsultieren.

Als wir schließlich die Zeit für einen neuen Arzttermin fanden, warteten wir fünfundvierzig Minuten im Wartezimmer und weitere dreißig in einem Untersuchungsraum. Walker saß wieder einmal auf einem hohen Untersuchungstisch, zappelte und grapschte nach uns, wurde – wie jedes andere Kind in einer solchen Situation – ungehalten vor Langeweile. Aus dem Zimmer nebenan hörte man den Allergologen herzlich mit jemandem lachen und plaudern.

Schließlich kam er herein, hörte sich unsere Geschichte an, befasste sich mit Walkers Krankenakte, sah ihn an und hielt uns, sichtlich bestürzt, eine Strafpredigt.

»Dieses Kind ist zu schmächtig. Sie täten gut daran, seinen Speisezettel zu erweitern.«

»Wir haben ihm absichtlich keine Weizen- und Milchprodukte gegeben«, sagte Cliff.

»Sie bringen sein Leben in Gefahr«, sagte der Allergologe mit lauterer Stimme.

»Eine Sekunde«, sagte Cliff errötend. »Sie wissen so gut wie gar nichts über uns und unser Kind. Sie haben keine Ahnung, wie weit wir schon gekommen sind. Und jetzt stellen Sie sich hin und sagen uns, dass wir seine Gesundheit gefährden?« Ich hatte Angst, sie könnten handgreiflich werden.

Der Arzt hielt sich jedoch zurück und Cliff beruhigte sich wieder.

Auf dem Heimweg sagte er: »Das war eine Katastrophe.«

»Das kann man wohl sagen«, pflichtete ich ihm bei.

»Ich meine etwas anderes«, sagte er. Es klang abgehackt.

»Was denn?«

»Uns.«

»Uns?«

»Vielleicht hat der Arzt Recht. Wir sind dieses Ernährungsproblem einfach zu planlos angegangen.«

»Planlos! Das soll wohl ein Scherz sein! Ich habe viel darüber gelesen. Ich habe recherchiert. Wir dürfen ihm keine Weizen- und Milchprodukte geben. Oder irre ich mich da?«

»Wir müssen den Nahrungsmitteln eine faire Chance einräumen.«

»Das habe ich getan. Du glaubst also, ich hätte etwas falsch gemacht!«

»Wir gehen es einfach nicht wissenschaftlich genug an.«

»Also gut, dann probier du etwas aus!«

Wieder eine Tür in der Wand

Bei unserem zweiten Besuch in Greenspans Praxis war Walker, der mittlerweile zwanzig Monate zählte, in vielen Hinsichten ein anderes Kind. In den neun Monaten, die seit der ersten Zusammenkunft mit Greenspan vergangen waren, hatte Walkers Gesicht weichere Züge und Grübchen bekommen. Jetzt lächelte und lachte er oft und erweckte den Eindruck eines lebhaften, liebevollen und knuddeligen Kindes. Wir stellten fest, dass er neue Gefühlsqualitäten – Überraschung, Traurigkeit, Ärger – hinzugewonnen hatte. Er benutzte spontan viele Worte, fand die passenden Verben, wenn er Bilder betrachtete, und erkannte all seine Freunde und seine Familie auf Photos. Sein Muskeltonus und auch die Geschwindigkeit der Motorik hatten sich erhöht. Er kletterte auf Möbelstücke. Mit unserer Hilfe konnten die wackeligen Füße Walkers Körpergewicht tragen. Auf Spaziergängen war er nicht mehr so empfindlich und konnte besser fokussieren.

Doch auch mit einem Jahr und acht Monaten, einem Alter, in dem die meisten kleinen Kinder durchs ganze Haus sausen und mit allen möglichen Anschlägen fertig werden, die die Welt, wo auch immer, auf ihre Sinne verübt – seien es Zirkusdarbietungen, Partys, Menschenansammlungen oder Einkaufszentren –, war Walker nach wie vor ein recht empfindliches Kind, das, obschon er es gerade lernte, noch nicht laufen konnte. Er war immer noch schwach, wenn auch niemand genau zu erklären vermochte, woran dies lag. Mitten in einem Spiel geschah es bisweilen, dass er sich aus einem unerklärlichen Grund vor Erschöpfung hinlegte und impulsiv am Daumen lutschte. Seine krumme Sitzhaltung mit dem runden Rücken und den hängenden Schultern war Zeichen seines zu geringen Muskeltonus. Wenn wir uns nicht weiterhin ins Zeug gelegt hätten, um seine Aufmerksamkeit auf uns zu lenken, wäre er uns womöglich ausgewichen. Die Qualität seiner Aufmerksamkeit schwankte und hing oft von dem Geschick des Erwachsenen ab, der gerade mit ihm spielte, aber wir hofften, Greenspan würde den in der Zwischenzeit erzielten Fortschritt bemerken und REACHs Einschätzung teilen, dass Walker keine Intensivbetreuung mehr brauche. Jetzt, da Lisa nicht mehr kam, klammerte ich mich an diese Hoffnung.

Cliff ließ sich in Greenspans Praxis als Erster auf dem Boden nieder. Er nahm vor Walker Platz, wusste aber nicht recht weiter und konnte sich nicht ins Spiel »hinein«finden. Er wollte in den Verein aufgenommen werden, doch Walker erlaubte es nicht. Trotzdem gab Cliff sein Bestes, sprach dicht neben Walker, der mit Plastiktöpfen und -pfannen spielte, er redete ununterbrochen, aber seine Worte drangen nur hin und wieder durch. Cliff glich eher einem Erzähler, einem Sportkommentator, der über Walkers Spiel berichtete: »Oh, jetzt kochst du also. Bestimmt einen Hamburger«, äußerte er begeistert, als Walker so tat, als rühre er etwas in einer Spielzeugpfanne um.

Greenspan saß hinter der Kamera und beobachtete, minutenlang sprach er kein Wort.

»Was Sie tun müssen«, meldete sich die Stimme hinter der Kamera endlich, »ist Folgendes: Sie müssen an die Herausforderung denken. Ihr Spiel richtet sich im Augenblick an seinen schwächsten Zug statt an seine Stärken. Er muss sich mehr zur Geltung bringen, animieren Sie ihn also zum Reden, zum Schauen und Handeln, alles gleichzeitig.«

Greenspan wurde lebhafter und sagte in einer höheren Stimmlage: »Willst du das haben?«

Cliff machte kurz ein nachdenkliches Gesicht, »Herausforderung«, wiederholte er für sich. »Also muss ich etwas machen, damit er herkommt und es haben will?«

»Sorgen Sie dafür, dass er fortwährend redet und antwortet«, fügte Greenspan hinzu.

Walker hielt eine Puppe in der Hand. Cliff nahm sie ihm ab und sagte: »Was ist das?«

Walker sah zu Cliff auf und antwortete »Puppe«.

»Möchtest du sie?« Er ließ die Puppe in der Luft hüpfen, höher und höher, und auch seine Stimme eine Oktave höher klettern.

Es war wie eine Soloperformance, in der plötzlich ein ganzes Orchester auf die Bühne stürmte und sich Walker anschloss – nur dass die Spieler alle Walker selbst und seine Fähigkeiten waren. Dieser eine Wortwechsel genügte schon, um Walkers Tonfall und Gesichtsausdruck zu verändern. Nun hing er nicht mehr schlaff herum wie vom Boden angezogen, sein Rücken wurde fest, die Hände fuhren in die Höhe und schnappten sich die Puppe, Walker lächelte, sah Cliff in die Augen und sagte »Ja, ja, ja«, alles auf einmal.

»Sehen Sie«, sagte Greenspan, »was Sie davor gemacht haben, hat ihn *nicht gefordert*. Das war, wie wenn Sie jemanden bitten, hundert Blatt Papier zu photokopieren, statt ihn zu einer Debatte einzuladen.«

Cliff antwortete: »Und ich komme mir wie jemand ohne Arme vor, der Papiere kopieren soll.«

»Mit dieser Einstellung bringen Sie ihn nicht weiter.«

Nun war ich an der Reihe. Ich glitt auf den Orientteppich hinab; vor den Fäden, die Walker vor neun Monaten so betört hatten, fürchtete ich mich nicht mehr. Indessen brannte ich auf die Vorführung meiner Künste. Seit einem Jahr machte ich nun schon Bodenzeit, jeden Tag mehrere Stunden. Folglich glaubte ich zu wissen, wie man Walker bei der Stange hält, und war begierig, zu zeigen, was ich konnte. Ich drehte den Energiehahn auf, wurde lebhafter, brachte mich auf Hochtouren, so gut es ging, schlüpfte in das Mickeymaus-Falsett, nahm mir den Lastwagen und reichte ihn Walker.

»Warten Sie«, sagte die Stimme hinter der Kamera. »Mutter, warum haben Sie das gemacht?« (Vier Sekunden auf dem Boden und schon das erste Foul.) »Warum haben Sie ihm das Auto so dicht vor die Nase gehalten?« Greenspan war nachdenklich, aber beharrlich. Ich lächelte, ließ ein lässiges »In Ordnung« fallen, aber in Wirklichkeit war ich nervös. Mit einem Mal konnte ich dem musternden Blick nicht mehr standhalten.

Greenspan erläuterte freundlich, Cliff und ich müssten auf unsere Einstellungen achten. »Sehen Sie«, sagte er, »bei förderbedürftigen Kindern ist immer einer zur Stelle, der ihnen alles abnimmt. Sie müssen sich selbst beobachten. Denn Sie wollen ja, dass *er* die Arbeit macht. Sie wollen doch mir oder ihm nicht unterschwellig mitteilen, dass Sie ihn für unfähig halten. Er kann es. Stibitzen Sie das Fahrzeug«, wies er mich an. »Was ihm hier weiterhilft, ist Ihr Affekt.« Ich setzte das Fahrzeug zwischen uns auf dem Teppich ab. »Weiter weg!« rief er. »Fordern Sie ihn. Stellen Sie es in einer Garage unter!«

Ich fuhr das Auto geschwind rückwärts gegen einen Spielzeughaufen an der Wand und verstaute es unter einer Plastikbrücke, erhob mich blitzschnell auf die Knie und rief wie ein Marktschreier auf einem Bezirksjahrmarkt: »Hol dir den Lastwagen aus meiner Garage! Komm schon, nimm ihn aus meiner Garage raus!«

Walker hetzte durchs Zimmer und ergriff den Lastwagen, drehte sich um und legte ihn vor mir ab. Ich sah zu Greenspan auf. Walker war schneller und wendiger gekrabbelt, als ich es von ihm kannte. Ich war sprachlos und suchte aufs Neue das Gesicht hinter der Kamera, voller Stolz auf Walker, doch dann überfiel mich eine unerklärliche Erschöpfung. Vielleicht weil mir Greenspan in jenem Augenblick so viel abverlangt hatte, außerdem war ich angespannt, weil mich jemand beurteilte.

Aber die Stimme hinter der Kamera schaltete sich prompt wieder ein: »Nicht abreißen lassen. Das Auto muss zurück, lassen Sie es zurückfahren«, leitete er mich an und fügte dann lachend hinzu: »Das hier ist kein Kurs für ein Mal Reagieren und fertig! Sagen Sie ihm, dass das Lastauto zurückkommt!« Ich schubste das Fahrzeug zu Walker zurück, dreißig Zentimeter entfernt von ihm blieb es stehen. Aus Erfahrung wusste ich, dass Walker sich nicht zum Spielen hinreißen ließ, wenn sich das Spielzeug nicht direkt vor ihm befand. Er legte eine kleine Pause ein.

Greenspan ließ seine Stimme in einer höheren, verspielten Oktave erklingen und soufflierte mir: »Da ist das Auto, Kumpel, da ist es. Komm schon, schick's zu mir zurück.«

Ich folgte dem Beispiel. »Gib mir den Lastwagen. Gib ihn mir«, sprach ich energisch, drängend, wie eine Zeichentrickfigur, die verzweifelt eine Transportmöglichkeit braucht.

Walker flitzte zum Auto und warf es zu mir herüber.

Ich wäre gern nach Hause gefahren, aber Greenspan ließ noch nicht locker. Wir gaben eine Zugabe. »Warum verstecken Sie nicht mal ein Spielzeug und lassen ihn danach suchen?«, fragte er munter. Ich versteckte ein Auto, als Walker wegblickte, schob es in einen Schuh und ließ ihn unter dem Teppich verschwinden.

»Wo ist das Auto?«, fragte ich. »Kannst du es finden?« Walker sah sich im Zimmer um. Er krabbelte ein kleines Stück und hielt dann inne. »Kannst du's finden, ja?«, quiekste ich. Aber ich hatte seine Aufmerksamkeit bereits verloren. Walker saß jetzt ziemlich nah bei dem Hubbel unterm Teppich, einer beträchtlichen Erhebung. Aber er bemerkte nichts. *Arlene sagte, er sehe, was wir sehen, doch das tat er eindeutig nicht. Nicht ganz dasselbe wie wir*, dachte ich bei mir. Ich hatte keine Ahnung, was die Tatsache, dass Walker die Unebenheit übersah, in Greenspans Augen bedeutete, zumal er immer noch zu verstehen gab, wir sollten den Einsatz erhöhen.

»Warum lassen Sie ihn nicht ein Spielzeug vor Ihnen verstecken?«, schlug er vor.

»Was?«

Seine Stimme schwang sich wieder in die Mickymaus-Höhe empor. »Sagen Sie: Versteck das Auto vor Mami. Versteck das Auto vor Mami.« (*Wie konnte er von einem Anderthalbjährigen so ein Spiel erwarten? Warum nicht gleich das Schachbrett auspacken?*) Als Antwort auf mein unablässiges Bitten in den höchsten Tönen, er möge etwas vor mir verstecken und mich danach suchen lassen, kreiselte Walker schließlich in eine Ecke, er hatte die Orientierung verloren und schwankte.

»Übrigens würde sich jedes Kind in Walkers Alter mit der Vorstellung schwer tun, dass es das Auto irgendwo verstecken soll, wo Sie es nicht finden können«, sagte Greenspan.

Warum haben wir es dann überhaupt gemacht?, lag mir auf der Zunge. Aber als er über Walkers motorisches System sprach, klingelte es plötzlich bei mir. Ich begriff. Greenspan drängte weiter, immer weiter, forschte nach Stärken, trieb zu Interaktionen, stieß in Bereiche vor, die das, was ein Kind meistern konnte, überstiegen, *selbst das, was man normalerweise von einem Kind in Walkers Alter erwarten konnte.* Es ging stets um dieselbe Sache, die Grenzen hinauszuschieben, nach Stärken zu fahnden, sie ihren Teil beitragen zu lassen und noch mehr und an allen Fronten neue Standards aufzustellen. Greenspan war kein Tyrann (zumindest schikanierte er Walker nicht). Eher glich er dem unter Druck agierenden Trainer am vorderen Ende eines Floßes, das mit stürmischer Geschwindigkeit flussabwärts braust. Ein jedes müsste das Seine beisteuern. Die Stärken hätten eine doppelt so große Aufgabe zu bewältigen und die Schwächen müssten sich tüchtig ins Zeug legen und den Anschluss finden. Dass Walker fünfzehn Kommunikationskreise am Stück hinbekam, genügte nicht, Greenspan zufolge sollten es dreißig oder vierzig sein. Es reiche nicht, dass Walker in ein paar Hinsichten »aufgeweckt, vielleicht sogar begabt« sei; auch Walkers übrige Fähigkeiten müssten den Anforderungen entsprechen, weil sonst die Gefahr bestand, dass ein einziges System den ganzen Rest zu Fall brachte.

Es würde nicht genügen, wenn Walker sich in kognitiver Hinsicht als Titan entpuppte; sofern es uns nicht gelänge, seine räumliche Wahrnehmung zu verbessern, könnte sein begriffliches Vermögen leicht wieder schwinden.

Um Walkers Sprache mochte es ganz gut bestellt sein, aber womöglich könnten seine problematischen körperlichen Fähigkeiten sein räumliches Denken schwächen und sogar die Sprache selbst in Mitleidenschaft ziehen.

Greenspans Auftrag an uns deckte sich mit dem, was uns Lenore und Arlene Monate zuvor eingeschärft hatten: Immer kam es darauf an, das Handeln zu integrieren. »Wenn Sie ein System verbessern wollen, gehen Sie es über ein anderes an«, sagte er. »Wenn Walker ein Wort lernen soll, müssen Sie sich seines Körpers bedienen, wenn Sie es lehren.«

»Merken Sie sich Folgendes«, fuhr er fort. »Dadurch dass wir uns bewegen, verstehen wir schließlich den Raum. Begriffe versteht man dadurch, dass man gleichzeitig sieht und handelt, und nicht dadurch, dass man sie liest.«

Die Botschaft war eindeutig und schlug sich in der Zahl der

täglichen Bodenzeit-Sitzungen (acht bis zehn, genau wie vorher) und zusätzlichen Anweisungen – mehrere Spielverabredungen mit Gleichaltrigen in der Woche, vier, um genau zu sein – nieder. Greenspan legte die Latte nicht tiefer. Er legte sie höher.

Die Monate zwischen Juni 1998 und April 1999, also zwischen Walkers zwanzigstem und dreißigstem Lebensmonat (in dem wir Greenspan wieder besuchen sollten), gerieten für Walker zu einer Achterbahnfahrt mit vielen Höhen und Tiefen. Er konnte die raschen Wechsel ohne Pausen in unseren Spielen, die »Kommunikationskreise«, wie Dawn und Greenspan es nannten, besser ertragen und kam sogar von sich aus auf uns zu. Er hatte eine bezaubernde kleine Angewohnheit – wenn er jemanden ansprach, hängte er den Namen hinten dran (»Es ist ein Häschen, Dawn«). Dass er aus eigener Initiative unsere Nähe suchte, bedeutete Dawn zufolge, dass er sich Meilenstein drei näherte. Dennoch sorgte sie sich angesichts bestimmter Diskrepanzen. »Sein Vorstellungsvermögen ist seiner Körpermotorik und den Blickbewegungsfähigkeiten weit voraus.«

»Was?«

»Ich meine, er kann sich zwar vorstellen, wie er etwas macht, aber er würde sich schwer tun, wenn er es mit dem Körper ausführen oder es ganz konkret mit seinen visuellen Fähigkeiten von Anfang bis Ende registrieren müsste. Nehmen wir an, er denkt sich eine kleine Figur aus, die so tut, als lösche sie ein Feuer, aber das heißt noch lange nicht, dass er diese Schritte auch ausführen kann.«

Arlene wollte an einer besseren Einstellung von Walkers Sehsystem arbeiten. Sie sagte, damals als Physiotherapeutin, als sie noch nichts von Greenspan wusste, habe sie nicht begriffen, »wie sehr der Sehsinn das Bewegungssystem antreibt«. Früher sei es vorgekommen, dass sie sich hinter ein Kind stellte und die Position seiner Füße und Beine änderte, wenn sie es behandele, aber jetzt, da sie Greenspans Methode anwende, bleibe sie immer vor dem Kind – das gelte für alle ihr anvertrauten Fälle

– und motiviere es, verlocke seine Sinne, fordere es auf, Neugierde zu entwickeln, Herausforderungen anzunehmen und auf Erkundungsreise zu gehen.

Georgia DeGangi hatte auf dem Gebiet der sensorischen Integration bei Säuglingen und Kleinkindern, die gerade laufen lernten, Bahnbrechendes geleistet. Arlene bewunderte ihre Leistung, übernahm ihre Ideen und machte, wenn sie sie in ihrer Arbeit umsetzte, auch eigene Entdeckungen.

Wenn die visuellen Verarbeitungsprozesse die motorischen Fähigkeiten steuerten, dann wollte sie mit Licht den Anfang machen. Eines Tages erschien sie mit einer Taschenlampe, verminderte die Zimmerbeleuchtung und ermunterte Walker, dem Lichtschein an der Decke, auf dem Boden und auf dem Stuhl zu folgen. Um das Handeln mit Hilfe des Sehsinns weiter zu fördern, ließ Arlene, die sich dabei an Greenspan orientierte, Walker endlos Versteckspiele spielen. Sie verbarg die Puzzleteile im ganzen Zimmer, ließ Walker danach suchen und sie herbringen, um das Puzzle zu vervollständigen. Ich selbst spielte jeden Tag Stunde um Stunde solche Versteckspiele mit ihm. Zuerst nahmen wir uns ein hölzernes Puzzle aus fünf Teilen vor, die ich an relativ leicht auffindbaren Orten und jedes Mal voll sichtbar entweder auf der Tischplatte, in einer Ecke oder auf einem Stuhl deponierte. Wenn Walker nach den Puzzleteilen suchte, wurden gleichzeitig seine Blickbewegungen geschult; bewegte er sich im Zimmer herum, so war dies Arbeit an der Grobmotorik; wenn er immer wieder zu uns zurückkam, wurden die Gefühle beteiligt (wir lobten ihn und genossen seinen Erfolg); das Puzzlebrett selbst bestand auf der Kontinuität des Erlebens – wir spielten dasselbe Spiel. Die mit dem Puzzeln kombinierten Versteckspiele verbesserten Walkers Fähigkeit, zu fokussieren und sich zu konzentrieren. Binnen weniger Monate benutzten wir zwanzigteilige Puzzles, verbargen die Teile in Schubladen, unter Polstern, in Schachteln. Arlene legte die Latte bei jeder Gelegenheit höher. Sie postierte ein Schaukelbrett neben einem Tisch, so dass Walker über eine schaukelnde Oberfläche krabbeln musste, um das Teil zurückzuholen. Sie stellte ihm Rampen in den Weg, über die zu klettern unumgänglich war, wenn er ans Ziel kommen wollte. Mit Hilfe der Versteckspiele konnte Arlene auf Walkers Drehbewegungen, Aufstehen aus sitzender Position, Gleichgewicht und Rumpfkontrolle Einfluss nehmen.

Als Walker sich motorisch entwickelte, beobachteten wir einige psychische Veränderungen. Er begann uns auf eine ziemlich aggressive Art herumzustoßen. Wo er einmal übermäßig scheu gewesen war, zeigte er sich jetzt grob, bisweilen sogar zu grob. Er griff nach uns, kam auf uns zu, lachte, klatschte, wenn wir lächelten, ließ nicht locker, bis wir ihm etwas zu essen oder ein Spielzeug gaben.

Als er immer häufiger eine Beziehung zu uns aufnahm, sorgten wir für mehr Stimulierung und gaben ihm vibrierende Stifte und Spielsachen mit einem Massageeffekt. Er kletterte auf Keile, krabbelte unter Tische.

Trotzdem plagten mich immer noch die Bilder, die einige seiner Verhaltensweisen heraufbeschworen. Sein Kopf wirkte durchweg schwer, wie wenn er aus sehr dichter Materie bestünde, und schien andere feste Gegenstände zu suchen. Er prallte dauernd mit etwas zusammen, ab und zu wölbte er sich zurück und bewegte, wenn er erregt war, seine Arme auf und ab, auf und ab.

Das »Sensorische« ist das, was in den Organismus gelangt, das »Motorische« hingegen, was von ihm ausgeht. Sie sind Alpha und Omega des Nervensystems und nahezu jeder Buchstabe dazwischen. Einfach ausgedrückt, zusammengenommen machen sie den Großteil dessen aus, womit sich das Gehirn beschäftigt.

Wenn alles funktioniert, sind die sensorischen und motorischen Operationen Partner in einem Tanz. Doch sobald ein Partner eine Schwäche aufweist, dürfte der Tanz schwierig werden. Wie kann ich eine angemessene Antwort geben, wenn ich die Botschaft nicht verstehe?

Arlene war Sportlerin. An den Wochenenden jagte sie Fußbällen hinterher und trainierte die Mannschaft ihres Sohnes. Ihre Kraft und Gewandtheit gaben ihr Vertrauen in ihre Hände, in ihre dunklen Augen. An einem Junitag verkündete sie: »Heute spielen wir mit Bällen.« Da zog sie auch schon einen eigenartigen baseballgroßen Ball mit fruchteisfarbenen Plastiknoppen aus ihrer Tasche. »Sieh mal, Walker«, sagte sie. Sie betätigte einen Schalter und schon sprang der Ball unberechenbar im Zimmer herum, prallte von den Wänden ab und bewegte sich aus der Zimmermitte heraus.

Walker ging aus dem Weg, ihn hatte das Ganze fürchterlich erschreckt.

»Was ist los?«, fragte ich.

»Mit einer regungslosen Welt lässt es sich leichter umgehen als mit einer unruhigen«, sagte Arlene.

Jetzt holte sie eine Gummipuppe aus der Tasche und legte sie auf den Teppich. Sie zeigte auf die Puppe. Von allen Spielsachen ist das Spiel mit einer Puppe noch am einfachsten. Sie ist reglos und verlangt vom Spieler nur einen geringen Bewegungseinsatz. Walker riss die Puppe hoch und kaute auf ihr herum.

Dieses Mal deponierte sie die Puppe nicht mehr in Reichweite. »Auch das wird ihn belasten.« Mit dem Wort »Belastung« deutete Arlene an, dass jedes erschwerende Element Walkers Stress vergrößerte. »Es wird ihn Kraft kosten, denn er muss sich rühren.« Walker krabbelte zur Puppe hin.

Nun nahm Arlene ein kleines batteriebetriebenes Karussell aus ihrer Tasche und schaltete es an. »Wieder etwas Strapazierendes. Ein Gegenstand in Bewegung. Aber was jetzt kommt, beansprucht das Nervensystem am meisten.«

Sie zauberte einen kleinen Superball aus der Tasche hervor, bog ihre Hand zurück und schnippte den Ball mit den Fingern weg, der durch die Luft rotierte. Er beschleunigte sich Richtung Wand, prallte dort bodenwärts ab und flog dann wieder durchs halbe Zimmer.

»Hol ihn dir, Walker«, sagte sie.

Walker blickte um sich und schwankte beinah. Zum Ball sah er überhaupt nicht hin. Es war fast so, als ob er die Bewegung nicht mitbekommen hätte. Er hob die Puppe auf.

Am Abend desselben Tages tat ich etwas Ungewöhnliches. Ich schob die Videoaufzeichnung eines Footballspiels in den Videorekorder und studierte die auf dem Feld herumrennenden Spieler. Tausende jubelten ihnen von der Zuschauertribüne her zu. Football hatte mich nie interessiert, aber jetzt folgte ich gespannt dem Spielgeschehen und verstand, was die Leute auf der Zuschauertribüne schon immer begriffen hatten. Früher im Gymnasium hatten meine Freunde und ich dem Sport, dem Leben des Körpers, nichts abgewinnen können. In unseren Pausen setzten wir uns lieber im Kreis auf die Wiese und lasen oder unterhielten uns. Nur einer aus unserer Mitte trieb Sport, er war Läufer, sprach aber kaum darüber, vielleicht meinte er, es sei etwas, wofür er sich entschuldigen müsste. Doch jetzt kam mir, was Sportler machten, mit einem Mal wichtig vor. Walker würde dies lernen müssen. Außerdem ging es nicht um den Körper allein; es ging um nichts weniger als ein Training des Gehirns, damit seine Reaktionszeit stetig verkürzt wurde, neue synaptische Verbindungen rascher zustande kamen und seine elektrische Virtuosität ihre Grenzen immer wieder durchbrach und sich weiter steigerte.

Nun stürmte ein Spieler übers Feld. Er drehte sich um und sah nach dem Ball hoch über sich in der Luft. Es hatte den Anschein, als stimme dessen momentaner Aufenthaltsort genau mit der Stelle überein, die der Geist und die Vorstellungskraft des Spielers berechnet hatten. Er preschte weiter übers Feld, entwand sich den Händen, die ihn zu fassen versuchten, wich blitzschnell anderen sich bewegenden Körpern aus, vermied Zusammenstöße mit den Köpfen anderer, die mit Raketengeschwindigkeit auf ihn zuschossen. Trotzdem bewegte er sich die ganze Zeit über wie ein Pfeil in einer vorgestellten gemeinsamen Zielrichtung mit dem Ball. Erst im letzten Moment, als der Ball schon beinah auf den Boden niederging, wandte er sich um, streckte die Arme aus, in die der Ball fiel wie eine Billardkugel in ein Loch.

Der Sportler hatte wie ein Computer seine eigenen Bewegungen nicht nur hinsichtlich des einen bewegten Gegenstands, des Balls, berechnet, sondern auch bezüglich der andern umherschweifenden und sich unvorhersehbar fortbewegenden Objekte, der Verteidiger der gegnerischen Mannschaft. In seine Berechnungen gingen nicht nur die Raum-, sondern auch die Zeitdimensionen ein. Sein Gehirn musste verstehen oder irgendwie ermitteln, wie viel Zeit der Ball brauchte, um einen bestimmten, doch momentan noch unbekannten Punkt zu erreichen, und dabei die ganze Zeit über seine Motorik steuern, Anpassungen in der »Realzeit« vornehmen, während es zukünftige Zeit kalkulierte (an welcher Stelle der Spieler in einer Minute wäre oder wann der Ball den höchsten Punkt seiner bogenförmigen Flugbahn erreichen würde). Neuronale Pyrotechnik also.

Plötzlich konnte ich nachvollziehen, wie Kinder mit sensomotorischen Problemen eine gesunde Person wahrnehmen dürften.

Erweckten wir den Eindruck übermenschlicher Athleten, die Manöver berechnen und ausführen, die das, was das Kind je vollbringen zu können glaubte, weit überstieg? Lag es an dieser wenn auch etwas weniger schnellen und großartigen Feuerwerkerei als der des Fußballspielers, dass normale Personen auf Menschen mit einer Störung aus dem autistischen Spektrum so unerreichbar wirkten?

Der Vergleich funktioniert auch umgekehrt: War es womöglich die Langsamkeit des beeinträchtigten motorischen Systems, die autistischen Personen bisweilen den Anschein der Unerreichbarkeit verlieh?

Als wir mit Walker Versteckspiele spielten und er sich mehr und mehr durchs Esszimmer fortbewegte, unter Teppichen nachsah und unter Tische krabbelte, begann er seinen Raum und – indem er diesen motorisch durchmaß – auch seinen Körper schließlich zu meistern.

Am 18. Juni, genau zehn Tage nach unserem zweiten Besuch bei Greenspan, machte Walker selbstständig zwei Schritte ins Esszimmer hinein. Sieben Tage später waren es vier Schritte. Am 1. Juli konnte er längere Zeit freihändig auf einer Stelle stehen bleiben. Binnen zehn Tagen, mit einundzwanzig Monaten, lief er ohne Unterstützung.

Wir hatten eine Erfolgsserie und konnten das Ende förmlich riechen.

Es hüllte alles ein, dieses Hoch, wie ich noch keines erlebt hatte. Cliff und ich, Dawn und Arlene, wir alle hatten unsere wahre Freude an Walkers Fortschritten – seinen Fähigkeiten: Er konnte seinen Namen sagen, spontan Vier- und Fünfwortsätze aussprechen, zunehmend komplexere Anweisungen für die Suche nach Spielsachen befolgen (»Walker, sieh doch mal im Spielzeugauto unter der Decke nach«). Spielen war zu einem Vergnügen geworden. Es war offensichtlich, dass wir nicht in die Rückwärtsrichtung marschierten und Walker wahrscheinlich nicht regredieren würde (»Das Auto unter dem Tisch, Arlene«). Wir beschlossen, Walkers Geburtstag mit einer Feier zu begehen – einer großen Party –, besser als das letzte Mal, als wir um den Küchentisch saßen und ihm beim Hamburgeressen zusahen. Wir luden 75 Personen ein, Mitarbeiter von REACH, die mit Walker gearbeitet hatten, Freunde und die Familie. Die Gäste versammelten sich im Wohnzimmer, und Cliff und ich dankten allen, die geholfen hatten. Wir standen im Kreis um Cliffs Mutter, die ein Lied und ein Gedicht aus ihrer Feder vortrug, und unser Freund Ron spielte ein Stück für Solovioline von Bach. Walker saß zwischen Cliffs Armen und bewegte sich ausgelassen zu Rons Musik. Elizabeth, Cliff und ich tranken auf das Wohl unserer Familien und Freunde, die zu Walkers Genesung beigetragen hatten. Auf der Einladungskarte stand, dass Walker keine Geschenke wolle. Stattdessen baten wir um eine Spende für REACH. In unserer Heiterkeit streiften wir an Walkers Geburtstag den Gipfelpunkt der Welt. Da machte es fast nichts aus, dass er gegen Ende der Party des Ganzen überdrüssig wurde und sein Blick sich fortstahl.

Teil V

Vorstellungswelten

Cliff brachte mehr und mehr Zeit bei der Arbeit zu, machte sich vor acht Uhr auf und davon und kam manchmal nicht vor sieben Uhr abends nach Hause. Die Spannung zwischen uns knisterte. Wenn ich im Flur an ihm vorüberging, war mir, als würde sein Körper vor Wut geradezu kochen (oder spürte ich bloß meinen eigenen?). »Warum lässt du deine ganzen Bodenzeit-Sitzungen unter den Tisch fallen?«, wollte ich sagen. Einmal sprach ich es tatsächlich aus, aber es half nichts. »Warum siehst du mich nicht ab und zu mal an?«, wollte er wahrscheinlich fragen. Wir redeten nicht viel miteinander. Zuweilen konnten wir die tiefe Kluft zwischen uns überbrücken – dann wieder …

Debbie Roth-Howe meinte, wir sollten zusammen ausgehen. Ich rief Donna, unsere Kinderbetreuerin, an. Sie willigte ein, beide Kinder bei sich zu Hause von 18 bis 22 Uhr zu beaufsichtigen. Was ich mir von dieser »Verabredung« genau erhoffte, ist schwer zu sagen. Wir würden den Abend ganz für uns haben. Die Wut verflog und machte Aufgeregtheit Platz. Wir würden zusammensein, so wie früher. Ich wusch mir die Haare, als Arlene gekommen war (eigentlich hätte sie mir in der Zeit etwas beibringen müssen). Seit Monaten sah ich zum ersten Mal wieder in den Spiegel. Was ich da entdeckte, missfiel mir sehr. Meine Augen quollen hervor, beinah wie vor Schreck, und waren von einem grauen Schatten umrandet. Ich brauchte ein paar Minuten, um diese Schatten mit Abdeckstift zu übermalen, Wimperntusche aufzutragen, ein Kleid und hübsche Schuhe anzuziehen. Um 18 Uhr, als wir mit den Kindern schon bei Donna eintreffen sollten, hockte ich mit Walker und Elizabeth in der Küche und wartete darauf, dass Cliff nach Hause kam. Elizabeth scherzte, stupste Walker an, wandte ihm ihr Gesicht zu und schnitt Grimassen. Er lachte hysterisch und ließ sich von mir nicht mehr beruhigen. Ständig sah ich aus dem Fenster, starrte auf die Auffahrt, als ob das Hinausschauen Cliffs Heimkehr beschleunigen könnte. Mit fünfundzwanzigminütiger Verspätung trudelte er endlich ein. Meine Aufgeregtheit löste sich in Wut auf. *Er machte sich wirklich nichts aus uns, nicht wahr? Oder aus mir? Nur seine Arbeit hatte er im Kopf und das Spiel, das Berufstätige spielen – als ob die Welt mit dem Abfassen eines Berichts, dem Erfolg eines Geschäftstreffens anfange und ende.*

Er kam zur Tür herein. »Es tut mir Leid. Ich weiß, ich bin spät dran. Als ich gerade aufbrechen wollte, kam noch etwas dazwischen.« Er legte seinen Arm um mich, vergrub seinen Kopf in meinen Hals. Ich antwortete knapp und ohne die Umarmung zu erwidern.

Beim Abendessen blieb ich anfangs wortkarg. Cliff erzählte ein paar Geschichten von der Arbeit. Als ich schließlich weicher wurde, schnitt ich ein Problem von Walker an. Beklommenes Schweigen breitete sich aus. Nach dem Essen schlenderten wir durch die Stadt. Früher schwärmten wir in einer solchen Situation von einem Bummel, einem Meinungsaustausch, einem Nachtisch. Jetzt aber streiften wir ziellos umher.

»Wir hätten uns etwas vornehmen sollen«, sagte Cliff.

»Wir machen doch was«, gab ich zurück.

Als wir nach Hause kamen, war es 22.30 Uhr, und ich beförderte einen schlafenden Walker die Treppe hinauf und legte ihn auf seinem Wickeltisch ab. Obwohl er fast drei Jahre alt war, trug er immer noch Höschenwindeln, saugfähige Einmalunterwäsche. Arlene hatte mir ermutigend zugesprochen, Walker unter Aufsicht klettern zu lassen, und ich hatte ihm daraufhin beigebracht, wie er vom Wickeltisch heruntersteigen konnte. Da ich keine Windeln im Regal vorfand, ließ ich Walker allein auf dem Tisch und entfernte mich, um eine zu holen. Kaum dass ich den Rucksack durchwühlte, hörte ich einen Schlag.

Walker lag auf dem Boden und keuchte. Wie erstarrt lag er da und dann fing er an zu schreien. Ich brachte ihn in mein Schlafzimmer nebenan. Er zitterte und stieß heulend in abgehackten Silben hervor: »Wa' ab, wasch … es … ab.«

»Was abwaschen?«, fragte ich und suchte nach Blut.

»Kannst du dich rühren?«

Er gab keine Antwort. *Hatte er sich an der Halswirbelsäule verletzt?*

Der Arzt sagte, ich solle den Notruf wählen. Ich rief auf der Stelle an. Binnen weniger Minuten standen zwei riesige Männer in Sanitäteruniform in meinem Schlafzimmer. »Geh weg, geh weg.« Walker begann zu schreien.

Sie öffneten eine große Tasche und zogen einen Teddybären für Walker heraus. Er lächelte zwar nicht, packte ihn aber fest mit seinen Händen.

In wenigen Minuten umwickelten sie Walker samt dem Brett, auf dem er lag, mit einem weißen Band und transportierten ihn im Krankenwagen in die Klinik.

Dort stellte sich heraus, dass sein Schlüsselbein gebrochen war. Der Arzt meinte, es würde leicht wieder heilen. »Oft entnimmt man Knochenspäne aus dem Schlüsselbein, um woanders ein Stück fehlenden Knochen zu ersetzen; das Schlüsselbein wächst dann innerhalb der Knochenhaut vollständig nach.« Walker humpelte wochenlang mit einem Stützverband im Haus herum, und Elizabeth machte sich über ihn lustig, sie fand, er sehe wie »ein altes Männchen« aus.

Mit zweieinhalb Jahren hatte Walker Greenspans erste vier Meilensteine gemeistert. Er konnte ruhig genug bleiben, um sich für immer längere Zeitspannen auf eine Situation einzulassen (Meilenstein eins); er hing an Lisa, Dawn und Arlene und an Cliff, Elizabeth und mir (Meilenstein zwei); er interagierte mit seiner Welt, erkannte, dass er in ihr etwas bewirken konnte (Ebene drei); und er benutzte Gesten und Worte (Ebene vier). Außerdem gewöhnte er sich immer mehr an Bälle, die in wilder Nachahmung aller menschlichen und dinglichen Unberechenbarkeit herumsprangen und -wirbelten. Doch sein Spiel war immer noch sehr stark in der Darstellung einzelner Momente ohne Zusammenhang festgefahren.

Arlene wollte unbedingt mehr Als-ob-Spiel machen.

Ich war inzwischen auch so weit. Wenn wir Walker beibrächten, wie er seine Vorstellungskraft nutzen kann, würde er nicht bloß sich selbst verstehen lernen, sondern in demselben Maße die Fundamente alles höheren Denkens erwerben, so viel wusste ich.

Wenn er das Als-ob-Spiel meistern könnte, würde er nicht nur emotional wacher, sondern auch in kognitiver Hinsicht differenzierter. Das Vorstellungsvermögen, so behauptet Greenspans Theorie, ist die Leinwand, auf die der Geist Möglichkeiten jenseits dessen, was der Fall ist, projiziert.

Im Grunde war jede Beschäftigung mit meiner Auflistung der Entwicklungsmeilensteine nichts weiter als eine Trockenübung. Der Blick auf die Liste konnte mich unmöglich auf das vorbereiten, was ich später erleben sollte.

Wenn ich über die Anfangsgründe der Erziehung in der frühen Kindheit nachdachte, fiel mir natürlich an erster Stelle stets das Alphabet ein, das große Klischee von dem, was Kindererziehung zu leisten hatte. Ich hatte naiv geglaubt, dass in dem Moment, in dem ein Kind die Symbole des gesprochenen Lautes meistert und vielleicht noch die Jahreszeiten und Farben benennen kann, seine Erziehung eigentlich erst beginnt. Aber jetzt sagte mir Dawn, dass die Beherrschung des Alphabets bloß eine »Splitterbegabung« sei, wertlos, wenn man sie mit der Fähigkeit eines Kindes verglich, mit anderen Symbolen richtig umzugehen oder sich in der Welt der Phantasie zurechtzufinden. Walkers Erziehung habe zum Zeitpunkt seines Kindergarteneintritts längst begonnen; bevor er das erste Mal durch die Kindergartentür spaziere, müsse er ein ganzes Netzwerk komplexer Operationen beherrschen.

Das Phantasiespiel war das erste und wirkliche Schulhaus, die Bühne, auf der sich das abstrakte Denken selbst darstellte.

Das Zimmer, in dem wir mit Walker arbeiteten, war jetzt hell.

Er führte Gesten in seinem Als-ob-Spiel aus – etwa wie er ein Puppenbaby mit dem Fläschchen füttert, einen Zug auf den Gleisen fährt oder ein hölzernes Gemüse halbiert; immer wieder wechselte er die Spur. Er liebte es, zur Tür zu laufen und so zu tun, als gehe er aus. Dawn arbeitete daran, solche Spiele auszubauen. »Wo geht es denn hin?«, fragte sie dann. Er hielt inne und dachte nach.

»Einkaufen«, sagte er endlich. Sie stellte weitere Fragen, fügte weitere Schritte hinzu. Bald wurde es Dawn zur Gewohnheit, Walker ihre Schlüssel zu überlassen. Er nahm sie und rannte zur Tür, steckte einen davon in das Schlüsselloch und drehte ihn um. Im Schloss rührte sich nichts, aber darauf kam es ja auch nicht an – so zu tun als ob war so zu tun als ob. In Walkers Vorstellung funktionierte es. Er öffnete die Tür einen Spaltbreit und gab vor, hinauszugehen. Dawn steuerte sogleich die Requisiten bei: eine Einkaufstasche, Obst und Gemüse aus Plastik, Minipackungen mit Müsli. Schließlich schafften wir es bis nach draußen zu Elizabeths Einkaufswagen aus Plastik, und Walker, der den schwergewichtigen Wagen mit seinen Füßen in Bewegung setzte, schlurfte in Richtung Laden davon. Während er sich solche nicht existierenden Welten ausmalte, war dies ein erster Schritt zur Aneignung der euklidischen Geometrie.

Ich besuchte eine Tagung, die eine von Greenspans Mitarbeiterinnen, Serena Wieder, veranstaltete, die Mitautorin des Buches *Mein Kind lernt anders*.

»Aber er ist so gern Polizist und spricht von nichts anderem«, sagte eine Frau dort über ihren Jungen. Dass Kinder in obsessiven Beschäftigungen, in Feedbackschleifen hängen bleiben, war ein Risiko bei der autistischen Störung, das die komplexe Maschinerie der Gefühle, der Vorstellungen und des Planens zusammenhalten sollte. Serena Wieder sagte: »Zwanghafte Muster stellen für manche Kinder eine Lösung dar. Wenn ein Kind sich vor Veränderung fürchtet, kann es passieren, dass sich sein Verhalten im Kreis dreht. Sie müssen auf eine Möglichkeit sinnen, wie es diese Lösung hinter sich lassen kann. Vertiefen Sie die Handlung und schaffen Sie so neue Chancen.« Der Weg, der aus der obsessiven Beschäftigung herausführte, war der, sie weiterzuspinnen. »Lassen Sie ihn ruhig Polizist spielen. Anstatt nach einem Fluchtweg aus diesem Spiel zu suchen, begeben Sie sich mit hinein. Machen Sie sich seine Leidenschaft zunutze. Er mag nun einmal Polizisten. Also kaufen Sie ihm zehn Uniformen, jede in einem andern Stil. Mit Ihrer Hilfe soll er jeder eine andere Spielregel zuschreiben, eine andere Daseinsberechtigung. Spielen Sie Polizist bis zum Gehtnichtmehr, bis er selbst genug davon hat, aber erinnern Sie sich immer daran, dass Sie das Spiel als Chance nutzen müssen, um Variationen einzuführen, neue Themen, neue Überlegungen. Kleben Sie nicht an den alten Szenarios.«

Wenn Kinder in den immer gleichen Geschichten verharren, gilt dasselbe auch für ihren Geist, ihre Psyche. Zu Hause wie in der Schule dürfte ihre Flexibilität darunter leiden.

Zum Phantasiespiel gehören mehrere Entwicklungsstufen. Oder anders gesagt: Die kindliche Phantasie entfaltet sich, wie ich es verstand, ähnlich wie ein Baum, der in die Höhe wächst und in die Breite, sich verzweigt, Blätter treibt und Blüten hervorbringt. Die erste Ebene, wenn ein Kind sein Spielzeug als Requisit handhabt, ist noch recht einfach: Es nimmt eine Flasche in die Hand und füttert seine Puppe. Aber diese kleine Als-ob-Geste ist für das Kind mit einem tiefen Sinn erfüllt, denn es erforscht damit sein erstes emotionales Thema – Abhängigkeit und Genährt- und Umsorgtwerden. Das Vorstellungsvermögen macht hier natürlich noch nicht Halt. Später lernt das Kind mit nicht vorhandenen Requisiten spielen. Diese Fähigkeit ist höher zu veranschlagen, denn sie bedeutet, dass sich das Kind auf die Ebene der Abstraktion begeben hat: Marcel Marceau umklammert ein zylindrisches Gefäß aus Luft und trinkt es leer; das Kind projiziert etwas, das der Fall sein könnte, auf etwas, das nicht existiert, und setzt seinen Körper ein, um auszudrücken, was der Geist geschaffen hat. »Wenn ein Kind im Rollenspiel mit einem unsichtbaren Schlauch ein unsichtbares Feuer löscht, ist seine Phantasie in Fahrt gekommen«, sagte Serena Wieder.

Von einem bestimmten Punkt an, wenn das Kind diese und andere Fähigkeiten »näher auszuführen« trachtet, kommen Abwechslung und Spontaneität zum Zuge und sein Spiel geht von kurzen Sätzen zu längeren Episoden über. Zu einem Zweig des Phantasiewachstums gehört, dass das Kind vorgibt, das von ihm benutzte Ding sei ein anderes. Serena Wieder ermunterte die Eltern und Therapeuten auf der Tagung, Gegenstände ins Spiel zu bringen, die dem vorgestellten so unähnlich wie nur möglich sind, und so ihren Teil beizusteuern, dass sich die Phantasie ihres Kindes – mit der Puppe als Telefon, dem Stift als Ozean – weitet.

Einer der wichtigsten Aspekte der sich in immer neuen Verzweigungen manifestierenden Vorstellungskraft kommt zum Tragen, wenn ein Kind so tut, als sei es ein anderer. Es begibt sich in dessen Lage und erforscht mit Hilfe seines eigenen inneren Raumes, wie eine der wichtigsten Komponenten der Außenwelt funktioniert: der Geist einer andern Person.

Die Phantasie wächst exponenziell und dehnt sich immer weiter aus; Gefühle und Ideen kommen ins Spiel.

Ein weiterer wichtiger Schritt der Entwicklung ist erreicht, wenn das Kind seine eigene Identität auf Actionfiguren projiziert. Wenn es in der einen Minute Batman und in der nächsten Joker ist, kann es seine Wirklichkeit mit Hilfe dieser Figuren leichter gezielt beeinflussen. Als der kleine Gott, der sein Universum ganz neu erschafft, manipuliert es Begriffe, experimentiert, bewertet, denkt und fühlt.

Zuerst hatte Walker wie alle Kinder einem Puppenkind nur ein Fläschchen hinhalten und vorgeben können, dass es trank. Kurz vor seiner Schlüsselbeinfraktur war ein Stadium erreicht, in dem er sich Feuerwehrhelme aufsetzte, in einem vorgestellten Feuerwehrauto durchs Haus brauste, während er Elizabeths Einkaufswagen durch die Gegend schob. Trotzdem war sein Spiel noch kurzlebig und nicht besonders abwechslungsreich. Dawn wollte sich nun dafür einsetzen, dass es an Komplexität gewann. Sie hoffte auch, Walker würde den Umgang mit Actionfiguren lernen, um sich selbst zur Darstellung zu bringen. Serena Wieder zufolge projizierten Kinder ihr eigenes Selbst zunächst nur widerstrebend auf solche Figuren, um dieses begehrte Objekt nicht aufgeben zu müssen. Hieß dies, dass das Kind in dieser Phase zu phantasiearm war? Ich überlegte. Walker mag wohl einen andern Grund gehabt haben, weshalb er Actionfiguren mied – wenn sie sich auf der Vorstellungsebene schwierig handhaben ließen, waren sie es körperlich allemal.

Der Schlüsselbeinbruch wirkte sich stark auf Walkers Phantasiespiel aus. Es gewann dadurch an Tempo, Vielfalt, Komplexität und Leidenschaft. Ein Jahr lang brachten wir viele imaginäre Szenarios auf die Bühne. Wir waren zusammen Ärzte und Patienten und das Sofa unser Krankenwagen. Oft saß ich mitten darauf am Lenkrad. Oder Cliff zog Walker im Wäschekorb aus dem Ess- ins Wohnzimmer hinter sich her. Zuerst hatten wir abwechselnd unser Schlüsselbein gebrochen, bis schließlich andere Körperverletzungen hinzukamen – Beinbrüche, Kopfwunden, ein gebrochenes Herz.

Eines Tages zog Walker eine Actionfigur aus dem Spielzeugkorb und sagte: »Das bin ich.« Er warf den kleinen Mann auf den Boden: »Der hat sich jetzt sein Schlüsselbein gebrochen.« Er bildete immer neue Zweige in seinem Phantasiespiel aus. Es ging jetzt so weit, dass er am einen Pol in eine fremde Figur schlüpfen konnte und am andern sich selbst in eine solche projizierte – und wieder zurück. Nach jenem Tag schloss unser Spiel alle möglichen Spielarten ein. Wir taten so, als seien wir andere Menschen, oder wir spielten mit Symbolen von Menschen – wirkliche Personen waren Patienten, Actionfiguren vielleicht Ärzte. Sie kletterten in Schachteln, die Krankenwagen darstellten, und fuhren zur Klinik neben dem Sofa.

Und beinah hätte ich angerufen

Bis zum Dezember 1998, wenige Monate nach Walkers zweitem Geburtstag, waren Zärtlichkeit, Gesprächigkeit und reges Interagieren an der Tagesordnung, er ließ sich auf das Leben ein, war voller Vitalität, Freude und Lernbegier. »Ihr Sohn ist ein Charmeur«, sagten etliche Frauen bei unseren Ausflügen zum Markt. Dawn und Arlene waren ihm sehr verbunden und er ihnen. »Wie geht's meinem Lieblingsschützling?«, sagte Dawn bei einem ihrer Besuche. Er wurde immer kräftiger.

Cliff und ich kamen uns wie das Bildnis des Dorian Gray vor und machten einen Scherz daraus. Wir waren das alternde Porträt, Walker indessen Gray, der jeden Tag strahlender erschien.

Aber der Scherz wurde alt und bitter. Oder ich gemeinsam mit ihm wie das Bildnis.

Obwohl ich spürte, dass wir großes Glück hatten, und Dankbarkeit empfand, fiel ich öfters in ein schwarzes Loch, vielleicht lag es am Winter, vielleicht an meiner Überarbeitung. In jener Zeit bekamen wir kaum Hilfe – Amy war fort, ebenso Lisa, und uns stand noch so viel Arbeit bevor, auf die Greenspan größten Nachdruck legte (»Werfen Sie bloß nicht auf halbem Weg die Flinte ins Korn!«).

In meinen Augen befand sich Walker nach wie vor in einem Wettlauf mit der Zeit und so lief ich um die Wette; wir alle hetzten. Ich sagte bei mir, es sei bestimmt nichts von allzu langer Dauer, eher etwas wie ein Sprint. *Bloß ein paar weitere Wochen noch. Nur ein paar. Und dann werden wir uns alle für die verlorene Zeit entschädigen.*

Cliff und ich glichen mächtigen Landmassen, die sich in unterschiedliche Richtungen verschoben. Nach dem Abendessen verschwand er in Walkers, ich in Elizabeths Zimmer. Bisweilen bewegten sich diese Landmassen nebeneinander her in engen Formationen, die für Kontinuität und Stabilität sorgten – und ein Erdbeben verhinderten. Zu andern Zeiten drifteten sie wieder eisig auseinander.

Cliff half auf jede ihm mögliche Weise. Immer noch erledigte er den Großteil der Einkäufe, manchmal brachte er abends Fertiggerichte mit nach Hause und begleitete Walker zu den Arztterminen, bei denen Blut abgenommen wurde; ich schaffte das nicht. Abends las er ihm vor, oder sie unterhielten sich beide leise, wenn es Schlafenszeit war. An den Wochenenden aber wurde zusammen gerauft, obwohl dies grobe Spiel Walker manchmal dermaßen erregte, dass er sich oft nicht mehr beruhigen und nachts nicht einschlafen konnte. Wenn wir Cliffs Eltern besuchten, übernahm er ihn und reichte ihm das Essen. Ich starrte dann geradeaus oder unterhielt mich mit Cliffs Mutter und Vater, versuchte jedenfalls auszuspannen.

Meistens senkten Cliff und ich, wenn wir einander im Flur begegneten, die Augen – zu scheu, zu wütend oder zu beschäftigt für einen Blick. Ab und zu gingen wir an einem Samstagabend aus, aber zu einer Auseinandersetzung kam es so gut wie nie.

Ich sehnte mich wie eh und je nach mehr Zeit mit Elizabeth. Abends leistete ich ihr ein, zwei Stunden Gesellschaft, aber genug war das nicht. Ich knapste sogar eine Zeit eigens für sie ab, aber immer wieder wurden wir dabei gestört.

Ich bin viel zu wenig mit Elizabeth zusammen. Es ist uns beiden bewusst. Vielleicht bin ich in diesen Stunden auf eine Art für sie verschwunden wie andere Mütter, die mit einem Koffer einen Zug besteigen, obwohl ich mich doch bloß nebenan befinde und das Fläschchen-Lied singe. Weit weg von ihr, weil ich so oft mit Ärzten telefoniere.

Elizabeth lud nach dem Kindergarten oder an den Wochenenden Freunde zu sich ein. Wenn ich eine freie Minute, eine Pause hatte, beobachtete ich sie beim Spielen, obwohl ihnen das nicht immer willkommen war. Sie und ihre beste Freundin Emmi hatten ein geheimes Spiel. Sie bestanden darauf, dass ich ihnen nicht zuschauen dürfe. Elizabeth empfand sogar Scham bei dem Gedanken, dass ich es dennoch tun könnte. Ich guckte durchs Fenster, konnte einfach nicht anders, als sie zu beobachten.

Als ich das erste Mal nach draußen sah, trugen sie und Emmi größere Äste zusammen, die von unserem Ahornbaum heruntergebrochen waren, Äste von der Größe eines Spazierstocks. Nach einer halben Stunde spähte ich wieder durchs Fenster und sah Emmi mit einem Stock als Krücke unter der Achsel über den Hinterhof humpeln. Sie hinkte auf den Baum zu. Jetzt kam Elizabeth angelaufen und half ihr, den Baum zu erreichen. Wieder und wieder sah ich den beiden draußen zu (noch heute habe ich das Bild vor Augen), wie sie, auf den Spazierstock aufgestützt, über den Hinterhof lahmten. Elizabeth tauschte hin und wieder die Rolle mit Emmi; dann war sie die Patientin mit dem Krückstock, unterwegs über den Hof, die das Kostüm der Versehrtheit, der Krankheit anprobierte.

Meine Mutter verbrachte Weihnachten bei uns. Wir frühstückten vor dem Kaminfeuer im Esszimmer, die Kinder lagerten auf Decken in Kaminnähe, ich hingegen war nicht mehr zu halten – ich eilte von hier nach dort, kochte, verpackte, verlor mich in Rezepte, von dem Verlangen getrieben, Träume in Erfüllung gehen zu lassen.

Am Neujahrstag lag Walker im Krankenhaus, er war an Darmgrippe erkrankt und dehydriert. Keiner wusste, warum es ihn so erwischt hatte. Der Arzt sagte, daran sei bloß die Darmgrippe schuld, weil sie ihm so viel Flüssigkeit entzogen habe, aber es war unheimlich, mit anzusehen, wie ein ohnehin zerbrechliches Kind weiter schrumpfte, im Kranksein versank, das Trinken verweigerte. Der Arzt, zu dem wir ihn zuerst gebracht hatten, wollte Walker in seiner Praxis intravenös Flüssigkeit zuführen, aber niemand konnte die Kanüle bei ihm legen; seine Venen waren viel zu dünn. Also schickten sie uns ins Krankenhaus.

Ich brachte anderthalb Stunden mit ihm im Wartezimmer zu, dann wurden wir in ein geräumiges Zimmer mit einem großen metallenen Kinderbett hineingeführt, das fast wie ein Tierkäfig aussah. Ich sprach in abgehackten Sätzen zu der hinzugekommenen Ärztin, die mich zu unserem Problem befragte. Was sollte ich ihr erzählen. Autismus? War die Bezeichnung denn noch wichtig? Reizempfindlich? Sie kritzelte die Worte auf ihr Kurvenblatt.

Ich streckte mich auf dem schmuddeligen Polster eines Liegestuhls aus. Es hing fast bis zum Boden durch.

Meine eigene Kindheit ging mir durch den Kopf und wie ich, insbesonders um die Weihnachtszeit, in solche Krankheiten gestürzt war. Weihnachten – die durcheinander wirbelnden Farben und das klingelnde Telefon und all die Lieben, die etwas von mir wollten, oder ich, voller Wünsche und Hoffen. Die Aufregung und mein Gefühlsleben gaben mir jedes Mal den Rest. Oft war ich sehr krank; einmal landete ich sogar im Hospital mit – wie seltsam – denselben Symptomen wie Walker an jenem Tag – mit einer Darmerkrankung, die mich ebenfalls dehydrierte. Die Krankheit schaffte es, dass die Welt sich auf und davon machte, alles scheinbar Gestalt und Form wechselte, die Gerüche zunahmen und die Zeit schrumpfte, so dass Stunden mir wie Sekunden vorkamen und Träume wie andere Planeten, andere Welten. Dann verließ das Selbst den Körper und streunte in andern Gefilden herum.

Ich beobachtete den eingenickten Walker mit dem intravenösen Zugang, der mit Pflaster an seinem Ärmchen befestigt war, das gelegentlich zwischen den Stäben des Kinderbetts hindurchfiel. In der Nacht schob ich es mehrmals auf die Matratze zurück. Die ganze Zeit über wurde Flüssigkeit in seine Venen gepumpt. Gegen Morgen war er hellwach und scheinbar wohlauf. Um sieben Uhr schickte man uns wieder heim.

Hatte ihn die Anspannung durch das Drunter und Drüber zu Hause geschwächt? War Walker deshalb krank geworden? Ich überlegte. Weil die Krankheit selbst ein Ausweg war? Oder griff die Überreizung auf eine uns unverständliche Weise das Immunsystem an?

Der Winter erschien mir durch den Stress und die Einsamkeit noch düsterer. Ich war äußerst gereizt, bin mir aber nicht sicher, ob es die anderen damals bemerkten.

Eines Abends – am Tag, bevor Cliff und ich uns wegen Walkers persönlichen Betreuungsplans bei REACH einfinden sollten

– nahm ich an einem Elterntreffen teil, auf dem mir ein Ehepaar über den Weg lief, das ich von REACH kannte.

»Sie sehen müde aus«, sagte die Frau.

»Das bin ich auch.«

»Warum?«

»Ich habe täglich jede Menge Bodenzeit durchzuführen«, sagte ich.

»Unserem Sohn stellt man dafür eine Privaterzieherin«, sagte die Mutter.

»Vor einiger Zeit haben wir auch eine gehabt«, sagte ich und sah mich im Raum um. Das Neonlicht stach mir in die Augen. Ich konnte kaum einen klaren Gedanken fassen.

»Vor einiger Zeit?«

»Wahrscheinlich glaubt man, er brauche jetzt keine mehr.«

Ihr Gesicht errötete und ihre Nasenlöcher weiteten sich vor Empörung. »Wollen Sie damit sagen, dass Ihnen überhaupt niemand hilft?«

»Nun ja, Dawn und Arlene.«

»Dawn und Arlene? Uns hat man zwanzig Stunden Bodenzeit für unseren Sohn bewilligt.«

»Zwanzig Stunden in der Woche?«

»Vier am Tag«, sagte die Mutter. »Ja«, fügte sie hinzu, »solange ich im Haushalt beschäftigt bin.«

Diese Zahl ging mir nicht mehr aus dem Kopf – *zwanzig?* Ich wusste, Walker war das erste Kind, dem eine Privaterzieherin für die Bodenzeit bezahlt worden war. Er hatte so gut darauf angesprochen, dass man dieses Programm bei etlichen anderen Klienten ausprobierte. Aber zwanzig? Wir hatten damals keine zwanzig Stunden bekommen. Auch nicht in Walkers schlechtesten Zeiten. Da stand nun diese Mutter mit zwanzig Wochenstunden Hilfe neben mir und ich ging leer aus. Angst, mir könne schlecht werden, befiel mich. Warum?

Bis vier Uhr morgens blieb ich auf und stellte zusammen, was mir bei Walker Sorgen bereitete. Ich fertigte eine Liste an. Unterdessen fiel draußen leise Schnee, er hüllte die Veranden und die Auffahrt ein und häufte sich über dreißig Zentimeter hoch auf dem Hof. Ich trug Argumente zusammen, warum Walker eine Privaterzieherin benötigte.

Am Morgen rief mich Darleen Corbett an, weil Arlene, die auf dem Land lebte, eingeschneit war. Ob wir denn zum Treffen kommen könnten?

»Ja«, sagte ich. »Wir kommen.«

Dawn, Darleen, Claire (REACHs klinische Leiterin), Cliff und ich hatten uns auf Sofas in einem kleinen Raum niedergelassen. Die Leiterin nahm sich meine Liste vor und ging meine Anliegen durch. Walkers Sprechmotorik sollte angeregt werden. Er musste das Treppensteigen üben. »Pat, das können Sie doch tun, oder?« In diesem Stil ging es weiter von oben bis unten, bis ich die Beherrschung verlor und in Tränen ausbrach. »Nein«, sagte ich schließlich unter Schluchzen und kaum imstande zu sprechen, »das kann ich nicht. Ich habe nichts mehr zu geben.«

»Nun warte mal, Pat«, sagte Cliff. »Ein paar von diesen Dingen auf der Liste können wir in Angriff nehmen.«

»Wer kann es?«, erwiderte ich, als ich mich zu ihm umdrehte. »Du etwa?«

»Ja«, sagte Cliff.

Darleen sah sich die Liste mit den Punkten an, die Greenspan für unabdingbar hielt. »Auf ein paar davon können Sie später zurückkommen«, sagte sie.

»Abwarten kommt für uns nicht in Frage«, erwiderte ich.

So ging es noch eine ganze Weile hin und her – ich weinte und Darleen stellte sich vor, welche von den Maßnahmen, die Walker brauchte, erst einmal auf die Warteliste konnten.

»Immer noch nicht fertig?«, fragte Darleen.

Ich schüttelte den Kopf. Ich wollte nicht aufhören. Wir brauchten Hilfe. Ich konnte es nicht auf die lange Bank schieben.

»Pat, vielleicht ist es besser, wenn wir gehen.« Cliff schien meinetwegen verlegen, aber als ich mich weigerte aufzubrechen, las er in seinem Exemplar der Liste. »Vier Spieltermine in der Woche. Wie könnten wir das angehen, Pat?«

»Verstehst du denn nicht? Ich kann nicht noch mehr übernehmen. Allein schon mich aufraffen und jemanden anrufen ...«

»Ich rufe Therese an«, sagte Cliff. »Ich arrangiere eine Spielverabredung.«

Ich konnte meine Worte nicht mehr im Zaum halten, sie wären gallig ausgefallen. *Du machst die Verabredung aus und wer ist der Gastgeber?*

Der Rest des Treffens zog sich ähnlich hin, die Gruppe sann über Mittel und Wege nach, wie wir sämtlichen Bedürfnissen von Walker ohne zusätzliche Hilfe gerecht werden könnten. Ihrer Strategie zufolge konnte Cliff das eine oder andere tun, ein paar Dinge konnten warten und ich sollte mehr Verantwortung übernehmen.

Wieder beharrte ich unter Tränen, dass wir uns in einer Notlage befänden.

Das Problem lag klar zutage. REACH sah bei Walker keinerlei Anzeichen für eine autistische Störung. Er machte Fortschritte, beachtliche Fortschritte. Und so lange wir das Unsere dazu beitrugen und ihn am Stillstand hinderten, so lange würde er sich auch künftig bessern.

Da ich mich mit ihrer Weigerung nicht abfand, kniete sich Darleen vor mich hin, hielt meine Hand und sagte: »Wir gewähren Ihnen keine Intensivbetreuung. Wir glauben nicht, dass Ihr Sohn autistisch ist. Greenspan hielt ihn zu einem bestimmten Zeitpunkt für präautistisch, aber jetzt macht Walker sich gut. Vielleicht ist er nie autistisch gewesen.« Dann schlug auch bei ihr etwas Gefühlsbetontes durch: »Ich kann mir denken, wie Ihnen zumute ist … ich weiß, wie es ist, wenn einem die Ärzte aufzählen, was man alles für sein Kind tun soll, aber wir können dafür nicht aufkommen.«

Ich schaute sie nicht an. Es machte mich fertig, dass sie nicht bereit war, die Diagnose bei Walker gelten zu lassen. Hatte man eine Diagnose, floss die Hilfe. Hatte man keine, ging man leer aus. Da gab es kein Dazwischen, keine Grauzone, in der anerkannt wurde, dass Autismus verhinderbar war, doch nur, wenn sich eine Familie bis zur Erschöpfung dafür einsetzte. Wie sollte ich sie davon überzeugen, dass Walker alles von Dr. Greenspan Verordnete brauchte, ich allein es aber nicht leisten konnte?

Die Versammlung wurde beendet. Als wir hinausgingen, legte

Cliff seine Hand auf meine Schulter und sagte: »Vielleicht ist es Pat, die jetzt Hilfe benötigt.« Heute verstehe ich, dass er Sympathie für mich empfand, doch damals fühlte es sich wie Verrat an. Es war der endgültige Verrat, der die andern scheinbar ins Recht setzte.

Ein paar Tage darauf saß Debbie Roth-Howe wieder an meinem Küchentisch und versuchte mich zu überzeugen, dass es sinnvoll für mich wäre, mich in die psychiatrische Abteilung eines Krankenhauses zu begeben.

»Da haben Sie also beschlossen, ich sei verrückt?«, sagte ich.

»Nun ja, was sich bei dem Treffen abgespielt hat, hat sie vermutlich beunruhigt. Aber sprechen wir über Sie.«

Debbie befasste sich mit unserem Fall schon eine Weile nicht mehr. Damals, als Lisa weggegangen war, hatte es so gut um Walker gestanden, dass es anscheinend keinen weiteren Bedarf mehr gab. Sie schüttelte den Kopf und sagte: »Ich hätte das kommen sehen müssen.«

»Wie hätte das einer voraussehen können? Mit Walker sah es doch gut aus.«

Ich gab den Dorian-Gray-Witz zum Besten. Er taugte immer für ein Lachen.

»Im Ernst, Pat. *Haben* Sie sich den Klinikaufenthalt durch den Kopf gehen lassen? Man zieht sich dorthin zurück und ruht sich aus, tankt neue Kräfte, wenn einem das Leben mal zu sehr zusetzt.«

»Welches, McLean? Das psychiatrische Krankenhaus?«

»Nein«, sagte Debbie. »Die hiesigen Hospitäler haben ebenfalls psychiatrische Abteilungen. Sie gehen hin, bleiben ein paar Tage und spannen aus. Das wird Ihnen bestimmt gut tun.«

»Man hält das Ganze also allein für mein Problem, nicht wahr?«

»Bleiben wir doch bei dem, was Sie im Augenblick brauchen.« Debbie setzte ihre Schilderung, was es mit so einer Psychiatrie-Station auf sich habe, fort. Ich malte mir aus, *wie ich in einem weichen Bett liege, in den Schlaf schwebe und wieder heraus*. Der Gedanke, dort hinzugehen, klang verboten … *aber Schlaf? Und jemand, der für einen kocht?* … Ich ertappte mich bei der Phantasie, dass sie mir sogar Medikamente geben könnten – irgendein nettes Rauschmittel, damit meine Aufmerksamkeit in einem tiefen Gewässer zu Grund sänke und sich mein Bewusstsein selbst im Sand vergrübe. Doch unversehens fiel mir ein, dass ich mit Cliff nicht zusammen sein könnte, wenn ich ins Krankenhaus ging.

Plötzlich wünschte ich mir nichts mehr, als dass wir beieinander wären. Das würde mich vermutlich einzig wirklich trösten – Zeit mit meinem Mann zu verbringen, meinem engsten Freund. Ein Krankenhausaufenthalt wäre wahrscheinlich nichts, gemessen an der Zweisamkeit mit ihm.

Ich war überrascht, meine Gedanken aus einer solchen Richtung zu vernehmen. War ich denn nicht auf Cliff wütend? In der Tat hatte ich mir hin und wieder eine Scheidung vorgestellt, so kühl war es zwischen uns geworden. Ich hatte fast vergessen, wer er war. Wer ich war. Doch jetzt eilte mein Geist zu den Tagen zurück, als wir in Restaurants und Cafés, Parks und Museen in Cambridge und Boston stundenlang Gespräche führten. Große, mandelförmige, neugierige braune Augen, die mit mir eine Begegnung suchten. Wir unterhielten uns über Religion, über Bücher, über Philosophie. Wir sprachen über den Tod. Es ging um den Sinn und um die Bedeutung von Sinn. Einmal beugten wir uns hinunter und sahen ein paar Kindern, die mit Stöcken am Ufer des kleinen Sees im Boston Public Garden spielten, zu, und ich sagte, ich würde gern einmal Kinder haben. Damals küsste er mich aufs Haar. Ich dachte an Cliff in den ersten Tagen von Walkers … wie soll ich sagen? … Krankheit? zurück – erinnerte mich, wie er all das befolgte, was uns Lenore empfohlen hatte. Noch immer war er dabei. Stundenlang hatte er mir zugehört, wenn ich ohne Pause über sensorische Verarbeitung, über Autismus und über Synapsenüberproduktion schwafelte. Cliff hatte sich meine Obsession, die da Bodenzeit heißt, nicht zu Eigen gemacht, und jetzt sah ich deutlich, dass er es auch nicht konnte. Er beschützte uns und sorgte für einen Ausgleich. Er war wie der Kerl in einem Fußballspiel, der vor dem mit dem Ball herläuft, damit ihn keiner angreifen kann. Warum er sich so in die Idee des Hausverkaufs vertiefte, verstand ich jedoch immer noch nicht ganz. Aber plötzlich hatte ich ein großes Mitgefühl für Cliff. Er hatte lange nicht mehr Golf gespielt und nicht mehr ferngesehen. Wir beide verlangten uns das Äußerste ab. Die Sorge ums Geld war wichtig für uns. Einer musste sich darum kümmern. Ich wusste, er sehnte sich nach Frieden, nach einer Verschnaufpause. Und die wollte ich mir zusammen mit ihm gönnen.

Als Debbie und Leah ihre Sonntage noch bei uns verbrachten, damit wir die Zeit für uns nutzen könnten, versuchten Cliff und ich so oft zusammenzukommen, aber es war wie in den Ferien, die wir einmal in Avila Beach zugebracht hatten. Wir wollten ein Feuer anzünden, hatten aber nur einen Scheit und kein Streichholz und konnten es nicht entfachen.

Es machte mich froh, als ich mich selbst bei dem Gedanken belauschte, dass ich einen weiteren Versuch wagen und es wieder entzünden wollte.

Ich rief Cliff an. Es war ein folgenreicher Augenblick für mich. Der Moment der Wahrheit. Cliff konnte mich entweder ernst nehmen und mich dort treffen, wo ich mich befand, oder er konnte mich stehen und ins Krankenhaus gehen lassen.

Nach dem Gespräch legte Cliff auf und brachte zu meiner Überraschung die Kinder bei unserer Kinderfrau Donna unter. Wir fuhren aus der Stadt, hinauf in die Berkshire-Mountains, und wanderten kilometerweit über verschneite Hügel. Wir kamen an eisbedeckten Felsenformationen vorbei, die sich neun Meter hoch über den Boden erhoben. Auf den zerklüfteten Berggesichtern schwitzten die riesigen Eiszapfen, wie pfeifenförmig geblasenes Glas, im Sonnenschein vor sich hin. Wir rasteten in einem Gasthof in Lee ganz in der Nähe von Edith Whartons Haus in Lenox. Cliff reservierte das beste Zimmer mit einem Queen-Size-Bett mit dicken Nackenrollen, das vor dem Kamin stand, und einem großen Schiebefenster mit Blick aufs Ufer eines zugefrorenen Sees. Ich packte meinen *New Yorker* und *Atlantic Monthly* aus – beide hatte ich … wie lange bloß? … nicht mehr gelesen. Wir hüpften ins Bett, schmökerten die nächsten zwei Stunden Seite an Seite vor dem Feuer und schauten hin und wieder den Männern beim Angeln auf dem Eis zu. Zum

Abendessen gingen wir den Flur entlang ins Restaurant, ebenfalls mit Seeblick, aßen mit Curry zubereitete Suppe, frischgebackenes Brot, Lachs mit Nusskruste und tranken Wein. Cliff bestellte Champagner und sagte: »Auf uns. Wie gut es doch tut, mit dir zusammen zu sein.« Das ging mir durch Mark und Bein.

Kaum vierundzwanzig Stunden waren vergangen, als wir die Kinder bei Donna abholten. Ich hätte nie gedacht, dass eine kurze Zeit wie diese zwei Menschen so grundlegend verändern kann. Wenn ich an diesen Ausflug zurückdenke, begreife ich, dass es in der Tat ein Scheideweg war. Es stand auf der Kippe, ob Cliff und ich für immer jeder in seiner Welt leben und uns scheiden lassen oder ob wir vereint am selben Strang ziehen würden. So manches Mal hatte ich das Gefühl, dass er meine Bemühungen nicht unterstützte. Vielleicht war es eine Prüfung. Mit dieser einen Entscheidung, diesen Reservierungen, rettete Cliff unsere Ehe. Als wir zurückkehrten, telefonierte er mit der Leiterin von REACH und klärte seinen Standpunkt. Er vertrat nicht die Ansicht, dass Walkers Bedürfnisse nicht wichtig seien, stimmte nicht der Annahme zu, dass alles allein an meiner Anspannung liege. Es war ein Wendepunkt für uns. Von diesem Wochenende an hielten wir zusammen.

Ein paar Tage darauf kam Darleen Corbett bei REACH auf mich zu. Sie kniete sich neben mich und Walker, der auf dem Boden spielte, und erklärte, dass sie unsere Bitte um eine Privaterzieherin an ihre Vorgesetzten im Department of Mental Health weiterleiten werde. Ich wusste, dass es sich um eine Proforma-Geste handelte. Walkers Fortschritte waren die Gewähr, dass wir keine Hilfe erhielten. Wen kümmerte es, dass wir immer noch acht bis zehn Mal Bodenzeit am Tag mit ihm durchführen sollten. Wen interessierte, dass er vier Mal in der Woche mit anderen Kindern spielen sollte. Unwichtig, dass selbst Greenspan wahrscheinlich nicht nachvollziehen konnte, wie schwer so ein Stundenplan umzusetzen war. Und was besagt das schon, dass es Stunden kosten würde, den Kontakt zu einer andern Mutter zu schmieden. Ich wusste, was wir brauchten: eine Diagnose.

Ich rief in Greenspans Praxis an, und wir trafen Vorkehrungen für eine offizielle Diagnose, ungeachtet der Tatsache, dass Greenspan sie nicht gerne stellte. Er wollte sich Walkers Krankenakte durchsehen, und ich sollte zurückrufen und eine Faxnummer hinterlassen, an die er die Diagnose schicken könnte.

Ein einziger Anruf und wir hätten ein Anrecht auf eine Privaterzieherin für mehrere Stunden. Doch augenblicklich, als das Gespräch mit der Praxis noch im Gange war, überkam mich ein seltsames, Schwindel erregendes Gefühl, wie wenn ich einen Fehler beginge.

Cliff, der den Nachmittag krank zu Hause verbrachte, stand hinter mir, als ich auflegte.

»Mit wem hast du gesprochen? Was meinst du mit *Diagnose?*«

»Wir brauchen eine für Walker, um in den Genuss von Dienstleistungen zu kommen.«

»Pat, meinst du nicht, dass das unethisch wäre? Möchtest du das Walker antun? Ihm ein Etikett verpassen?«

»Cliff, das tue ich nicht, aber … begreifst du denn, was so eine Diagnose hieße? Welche Hilfe wir bekommen würden?«

»Und du, begreifst du, was dieses Etikett bedeutet – was das für Walkers Unterlagen heißt?«

Ich wusste, worauf Cliff hinauswollte. Ihm ging es darum, dass Worte Gedanken formen und Gedanken das Handeln, und alles, was ins Handeln fließt, formt das Kind. Ich wollte Walker kein Etikett anheften – jedenfalls nicht, wenn ich einen Weg gesehen hätte, wie wir es hätten umgehen können. Cliff wurde in jener Woche sehr krank, und so fiel es mir leicht, mich vom Süppchen- und Teekochen und Einkaufen ganz in Beschlag nehmen zu lassen. Mein Rückruf unterblieb.

Eines Sommermorgens, als Walker zwei Jahre und neun Monate alt war, erschien ein Photograph bei uns, der ihn für eine Broschüre für die Elternorganisation von REACH aufnehmen wollte. Die Verfasserin des Artikels hatte uns bereits ein paar Tage zuvor ihren Besuch abgestattet und sich unsere Geschichte angehört und notiert. Man wollte Walker zusammen mit drei anderen Familien, mit denen diese Organisation arbeitete, in der Broschüre vorstellen. Mir blieb nicht viel Zeit für Gedanken über den Phototermin. Am Vorabend bügelte ich eines von Walkers marineblauen T-Shirts und dazu passende Shorts und räumte etliche Spielsachen im Esszimmer weg. Am Morgen klingelte es eher als erwartet an der Tür. Eine Geschäftsfrau im Kostüm stand im Türrahmen; sie wollte die Aufnahmen überwachen. Diese Frau in Aufsichtsmission nahm in einem Sessel Platz, während ich mit gekreuzten Beinen neben Walker auf dem Boden saß. Ich kam mir deplatziert vor. Walkers T-Shirt wie auch die dazu passenden Shorts missfielen ihr, so glatt gebügelt sie auch waren.

Wozu sollte Walker je einen Anzug brauchen? Woher die Zeit nehmen, so etwas zu kaufen? Der Photograph traf ein, ein freundlicher, sensibler Mann, der auch für *National Geographic* arbeitete. Er baute auf. In dem gleißenden Licht seines Scheinwerfers lag eine solche Ironie; die Frau beobachtete ihn beim Aufbau. Wir sollten für all die Höhepunkte, die diese Organisation der Menschheit bescherte, Werbung machen. Ich tat das gern. Wo wären wir ohne REACH geblieben? Sie waren Helden. Ihre Elternorganisation war eine großartige Institution. Aber hier und jetzt hatte diese Geschäftsfrau allem Anschein nach recht wenig Ahnung von unserem Leben. Sie verstand nicht, dass wir nach wie vor jeden Tag kämpften, dass uns jede Sekunde wertvoll war, dass wir mit Walker zwar weit gekommen waren, aber die Schlacht noch nicht gewonnen hatten, noch nicht. Wenn Walker an den Spielgruppen teilnahm, ließ ihn seine Orientierungsfähigkeit im Stich, so dass er hin und wieder sogar erbrach. *Was für ein Schüler würde er werden, wenn seine Erregung so in die Höhe schnellte, dass er sich nicht mehr konzentrieren konnte?*

Ich ging nach oben und suchte nach einem andern »Kostüm« für Walker, etwas, das bei der Frau in Beaufsichtigungsmission Anklang fände. Ich steckte ihn schnell in einen Overall, den uns irgendjemand hatte zukommen lassen, mit bunten Abbildungen von Werkzeugen in den Grundfarben. Er war ihm zwar immer noch viel zu groß, aber wirklich die hübscheste Kinderkleidung, die ich hatte. (*Wofür kleidete ich ihn eigentlich an? Wo gingen wir hin? Ins Disneyland? Auf den Jahrmarkt? In ein Restaurant?*) Falls ihr mein Aufzug nicht behagen sollte, würde ich nochmals oben verschwinden und auch mich umkleiden.

REACH fand eine Freiwillige namens Catherine, die mir rund zwei bis vier Stunden in der Woche zur Seite stehen wollte. Sie trug einen Ring durch die Nase, schwarze Röcke und Hemdblusen und unterhielt sich gern. Wir saßen im Esszimmer und plauderten. Ab und zu brachte sie Walker Geschenke mit – Bücher oder Spielsachen. Ich freute mich auf ihre Besuche und hörte mir gern ihre Geschichten an. Einmal standen Catherine und ich über Walkers Kinderbett gebeugt und sahen ihm zu, wie er schlief, und da gestand sie, dass sie ein neurologisches Leiden habe.

»Die Gegenstände rasen dann urplötzlich auf meine Augen zu, als ob alles sich beschleunigen und mit Lichtgeschwindigkeit auf mich zukäme.« Ich fragte mich, ob Walker ebenfalls solche Erfahrungen machte. Erlebte er möglicherweise Geschwindigkeit anders? Zeit anders?

Auch andere College-Studenten halfen uns, freiwillig oder gegen ein Entgelt. Wir hatten Putzpersonal – aus Bulgarien, aus Rumänien, aus Pakistan. Mehrere Amerikaner. Irgendwie drifteten sie alle wieder ab wie Studenten in der Abschlussprüfungszeit, oder sie verspürten den Sog der Heimat, die Zugkraft der Politik.

Spielkameraden

Endlich haben wir es geschafft. Haben uns in der »Nahrungskette« nach oben gearbeitet. Wir gehören dazu. Wir finden uns in Gruppen zurecht.

Walker konnte mit der Zeit mehr aushalten. Er profitierte jetzt von den Spielgruppen bei REACH. Die Kinder spielten in einem großen Raum voller Sandkästen, Puzzles und Spielzeugautogaragen und ihre Eltern am Boden machten mit. Dieser Kreis war der köstlichste, der schönste Moment meiner Woche. Am ersten Tag sagte die für die Gruppe zuständige Erzieherin, die Kinder sollten sich nach der ersten Stunde um einen Tisch versammeln und einen Imbiss zu sich nehmen und die Erwachsenen hinausgehen und mit der Sozialarbeiterin konferieren.

Ich erkannte den Namen der Sozialarbeiterin wieder, die ich damals abgewiesen hatte, und wurde nervös. *Vielleicht hatte sie etwas gegen mich.* Als das Ende der Spielstunde näher rückte, wuchsen meine Aufregung und mein Selbstvertrauen zugleich. Die Kinder versammelten sich jetzt zu dem Imbiss. Die Sozialarbeiterin erschien am Eingang und blieb dort stehen. Ob sie mich gleich schneiden würde? Sollte ich mich entschuldigen? Ich spielte mit dem Gedanken, Blickkontakt zu vermeiden, hielt es dann aber für besser, hinzusehen. Und sie tat etwas Überraschendes und schaute mir warmherzig ins Gesicht. In diesem Augenblick fiel es mir wie Schuppen von den Augen: Es war ihr nie um etwas anderes zu tun gewesen als um mein Wohl; ihr Auftrag an mich lautete, ich müsse mich auch um mich selbst kümmern. Für diese Botschaft war ich jetzt bereit.

Sie geleitete die Eltern in ein kleines, gemütliches Zimmer mit weißen Sofas, schaltete das Neonlicht aus und die Tischlampen an und lud uns freundlich ein, über uns selbst zu sprechen.

Eigentlich waren wir alle zu REACH gekommen, damit unsere Kinder im Sozialisationsprozess, der sich im angrenzenden

Raum entfaltete, Fähigkeiten des Umgangs miteinander erwarben, aber in Wahrheit war die Sozialisation, die mir im Zimmer neben Walker zuteil wurde, viel wichtiger für mich. Insgesamt waren wir fünf oder sechs Frauen und trafen uns von da an wöchentlich. Wir teilten unsere Erlebnisse, als eine Frau bekannte, dass ihr Mann die Behinderung ihres Kindes nicht ernst nehme. Eine neue Familie stieß zu uns, deren Kind Amputationen erlitten hatte. Eine Mutter eröffnete uns, dass sie soeben den herzlosen Arztbrief eines Neurologen erhalten hatte, mit der Prognose, dass ihr Kind sein drittes Lebensjahr nicht mehr erleben würde.

Wenn es um die Frage ging, wie man Spielverabredungen und den Sozialisationsprozess vorantreibende Gelegenheiten zugleich schaffen könnte, hatte Arlene immer ein offenes Ohr. Sie legte dann ihre Termine zusammen, um mit drei Kindern auf einmal zu arbeiten. So bot sie eine Sitzung für Walker und zwei weitere Jungen an, die ich hier Allen und Steven nennen möchte. Sie baute ein Ball-Bad (das heißt, sie füllte ein Kinderplanschbecken mit Plastikbällen auf), brachte Tunnels, Rampen und Leitern in Stellung. Walker und seine Spielkameraden rannten einander nach, glitten Rutschbahnen hinunter, stießen ihre Körper an den Bällen an, lachten, warfen die Bälle in die Luft, spielten Schatzsuche, saßen auf andern Bällen im Kreis, balancierten und sangen – alles zugleich. Arlene knipste das Licht aus, drückte jedem der Jungs eine Taschenlampe in die Hand und ließ sie damit die Lichtflecken berühren, die die anderen an die Decke warfen. Ein Spiel wie dieses schulte ihre Augenfolgebewegungen und verknüpfte sprachliche und körperliche Fähigkeiten miteinander. Dass sie die Erwachsenen im Zimmer ebenfalls im Auge behalten mussten, forderte die Kinder obendrein. Sie ließ sie Musik hören, im Gänsemarsch Treppen steigen, zusammen Dreirad fahren und einander in einem Leiterwagen herumziehen.

So viel Stimulierung trieb Walker nicht selten in einen Erschöpfungszustand. Mitten in einer Stunde legte er sich dann hin, lutschte am Daumen und stand nicht mehr auf. Stevens Mutter fragte: »Hat er einen Herzfehler?«

»Nein«, antwortete ich. »Wenigstens glaube ich das nicht.«

»Warum ist er so müde?«

Ich sah Arlene an. Sie schüttelte den Kopf.

Zwei Jahre später rief ich sie einmal an, als ich Informationen für einen Artikel suchte, den ich über Walker schrieb. Arlene war gerade nach Hause gekommen. Sie sagte, sie müsse ein Bad nehmen, sie habe einen schweren Tag hinter sich. Steven war gestorben. Sein geplagtes Herz hatte ihm den Dienst versagt.

Ein Suchscheinwerfer

Soweit ich verstanden hatte, kam es darauf an, dass Walker durch unsere Unterweisung mit der Welt so vertraut wurde wie mit dem, was in seinem Kopf vor sich ging, und umgekehrt. Der eigenen Wünsche bewusst zu sein heißt, verlässlich die eigene Welt zu kennen; und dies wiederum bedeutet, zu wissen, was man sich von ihr wünscht.

Dawn, Arlene und Greenspan bestanden darauf, dass wir Fragen stellten.

Fragen lenkten Walkers Aufmerksamkeit fortwährend nach außen in die weite Welt hinaus, die so verwicklungsreich mit dem verknüpft war, was er einmal werden würde. Fragen veranlassten ihn auch hin und wieder, seine eigene Logik zu untersuchen, in Frage zu stellen, zu überdenken und zu verstehen. Ganz egal ob er nun seine Aufmerksamkeit nach außen oder nach innen richtete, der springende Punkt war immer die »Verbindung« – die Vereinigung seines Bewusstseins mit dem Prozess des intellektuellen Interagierens mit der Welt. Reflexion, Analyse, Entscheidungsfindung, Kommunikation. Ich hatte bisher überhaupt keinen Begriff davon gehabt, was eine einfache Frage alles vermag.

Greenspans Absicht war wie gewohnt zweifach, dreifach, vierfach. Walker brauchte nicht nur eine Möglichkeit, die Welt und sich selbst im Verhältnis zu ihr kennen zu lernen, nicht nur eine Sprache, um dieses Wissen aussprechen zu können, nicht nur ein Zeit- und Raumbewusstsein (Wann möchtest du es? Wo willst du es haben?). Er musste auch den Rhythmus des Kommunizierens lernen, musste imstande sein, rasch zu antworten, den Ball so schnell zu retournieren, wie er auf ihn zugeschossen kam. Schaffte er es nicht, würde er das Spiel der sozialen Interaktion nicht spielen können. Greenspan wollte nicht, dass er auf der Zuschauertribüne blieb.

Unsere Fragen konnten dazu beitragen, dass Walker sein Verlangen kennen lernte, seinen Platz in diesem irdischen Irrgarten überschaute.

Und so stellten wir Fragen über Fragen. Im Auto und beim Abendessen, beim Spielen und beim Baden. Und fragten vor dem Schlafengehen.

Indem ich Walker Fragen stellte – so kommt es mir heute oft vor –, händigte ich ihm eine Fahrkarte aus, ein Problem, das er nur durch eine Phantasiereise lösen konnte. Ich stellte mir einen Suchscheinwerfer vor, der dorthin schwenkte, wo die Entscheidung liegen musste, zu der die Phantasiereise ihn führen konnte. Wenn ich Walker fragte: »Was willst du gern essen?«, beobachtete ich ihn, ich beobachtete, wie er konzentriert nachdachte, und malte mir aus, dass es sich folgendermaßen abspielte.

Der Suchscheinwerfer tritt zuerst aus Walkers Körper aus, in rascher Drehung sucht er sich seine Bahn nach oben und nach außen in die Welt und geht dann, wohin er gehen muss, um die Frage zu beantworten.

Mag sein, dass sein Strahl durchs Haus schießt, hinaus zum Markt oder zu einem andern Ort, der Anhaltspunkte dafür bietet, was Walker sich von der Welt wünschen könnte. Gleichzeitig durchsucht der Scheinwerfer seinen Körper. Er bewegt sich zügig durch seine Organe, durch sein Herz, seine Beine, seine Eingeweide, immer auf der Suche nach der richtigen Antwort. Was möchte *ich* gerne essen?

Während Walker Fragen beantworten lernt, überlege ich mir, ob das Nervensystem tatsächlich mit Sinnesinformation an derjenigen Körperstelle aufwartet, die eine bestimmte Empfindung hat. *Was sagt Walkers Brust über das Hungergefühl? Was wissen die Eingeweide und die Kehle über seine Vorliebe für Fruchteis, Hamburger oder Reisnudeln?* Schließlich hat der Suchscheinwerfer das ganze Rohmaterial für eine Antwort gesammelt und kehrt nun damit in Walkers Gehirn zurück.

Zunächst antwortete Walker nur langsam auf eine Frage wie »Was hättest du gern zum Essen?«. Ich stelle mir vor, wie der Suchscheinwerfer die Küche, den Supermarkt, die Stände auf dem Bauernmarkt durchkämmt. Nach einem Weilchen antwortet er gewöhnlich: »Ich will eine Banane.«

Dann muss ich den Einsatz erhöhen: »Warum?«, frage ich.

Vielleicht reagiert er jetzt nicht sofort. Hängt der Suchscheinwerfer irgendwo fest? Sieht er zu viel?

Ich warte auf eine Antwort. »Weil …«, sage ich schließlich vor.

»Weil.« Er hält inne.

Seine Antwort hat letzten Endes nichts mit dem Essen zu tun.

»Ich möchte rausgehen.« (Ob ihn die enormen Informationsmengen, die er erwogen und durchsucht hatte, entgleisen ließen, zu stark an andere Dinge in der Welt erinnerten?)

»Warum?«

Schweigen.

Überlegt er sich gerade die erste oder die zweite Frage? Ich bin mir nicht einmal sicher, ob er überhaupt noch über eine von beiden nachdenkt. Dennoch ist er konzentriert. Der Suchscheinwerfer scheint ins Innere zurückzukehren und diesmal Worte zusammenzuklauben.

»Es ist kalt.«

»Du meinst, du möchtest gern rausgehen?«

»Ja.«

Wieder eine Einsatzerhöhung. »Warum? Warum möchtest du dich in der Kälte aufhalten?«

Pause.

»… Weil …«

»Weil …« Wieder eine Pause. »Ich mag Kälte.«

Jetzt kommen wir der Sache schon näher, aber Dawn, Arlene oder Greenspan genügt das, wie ich weiß, noch nicht.

»Warum magst du die Kälte?«

»Weil ich's tue.«

Jetzt mogle ich, denn ich kann mittlerweile nicht mehr an mich halten. Ich möchte ihm ein paar Anregungen geben. »Fühlt es sich auf der Haut gut an?« »Magst du den Wind?« Wieder bewegt sich der Suchscheinwerfer in die Welt hinaus, vielleicht in die Brise.

»Tut gut auf meinem Gesicht«, sagt er.

Wenn ich Fragen über Fragen stellte, wenn ich den Suchscheinwerfer zu ständiger Bewegung zwang, kam ich mir bisweilen vor, als verlangte ich Walker zu viel ab. Man überfordert jedes Kind in seinem Alter, wenn es über alle seine Launen Rechenschaft ablegen soll.

Mir ist aufgefallen, dass die meisten Kinder scheinbar von Natur aus Warum-Fragen gar nicht schätzen. Sie leben irgendwo außerhalb des Warum. Vielleicht möchten sie wie ihre Eltern sein und es bei einem »Weil ich es so gesagt habe« bewenden lassen. Vermutlich mögen Kinder den ewig gegenwärtigen Moment des Fühlens und Verlangens lieber, als analysieren zu müssen. Vielleicht greift die kindliche Spontaneität die Happen, die das Leben bietet, einfach auf und verschlingt sie mit Haut und Haaren. Waren Walker die Erklärungen wichtig – warum er zum Beispiel mich, Cliff und Elizabeth lieb hatte, warum er uns in die Augen sehen und scheinbar über die ganze Farce des Lebens und der Liebe lachen wollte?

Nein, das war nicht wichtig.

Wo ist Daddy? Wann soll ich es dir wiedergeben? Was ist dir am liebsten? Was ist daran so gut? Wie früh sollten wir losgehen? Was ist schlecht daran? Warum hast du das gesagt? Warum hast du das da ausgewählt? Welches von beiden ist hübscher? Warum glaubst du dieses? Warum spürst du jenes? Was möchtest du? Wann willst du es? Wie kommt es, dass du …?

Nach einem Jahr unablässigen Fragens hätte Walker seine Sache in jeder Talkshow vertreten können.

Noch einmal die Sinne

Der Neurologe Antonio Damasio stieß zu Beginn seiner Ausbildung auf einen Patienten mit einer »refraktären Trigeminusneuralgie«. Bei diesem Leiden reagieren die Gesichtsnerven so empfindlich, dass bereits ein leichter Windstoß entsetzlichen Schmerz auslösen kann. Da keine Hilfe in Aussicht stand und auch Medikamente die Beschwerden des Patienten nicht lindern konnten, hatte Damasios Mentor, der Neurochirurg Almeida Lima, als letzten Ausweg operiert und in einem Teil des Stirnlappens des Gehirns kleine Schnitte ausgeführt (man wusste, dass bei solchen Läsionen Schmerzlinderung eintrat). Wie Damasio berichtet, war der Patient am Tag vor dem Eingriff fast erstarrt, er vermied ängstlich jede, auch die kleinste Bewegung, doch danach bekam er einen Mann zu Gesicht, der scheinbar wie durch ein Wunder genesen war und mit einem anderen Patienten fröhlich Karten spielte.

Man fragte den Patienten, ob der Schmerz verschwunden sei.

Bemerkenswerterweise verneinte er. Er nahm den Schmerz nach wie vor wahr, allerdings war er mit keiner spürbaren Gemütsbewegung mehr verbunden. Es stellte sich kein Leidenszustand ein, weil die emotionale Reaktion auf den Schmerz unterblieb, obgleich die Schmerzempfindung als solche weiterhin existierte. Damasio nennt dies eine »Dissoziation zwischen ›Schmerzempfindung‹ und ›Schmerzaffekt‹«.

Diese Geschichte faszinierte mich, weil sie die geheimnisvolle und starke Verkettung zwischen den Sinneswahrnehmungen und den Gefühlen unterstreicht. Damasio erläutert anhand dieses Beispiels indessen die Trennung zwischen Emotion (emotion) und Empfindung (feeling). Beide seien auseinander zu halten, betont er. Aber ich vertrete einen andern Standpunkt: Wie gesondert können Emotion und Empfindung denn sein, wenn es einer Operation bedarf, um sie zu trennen? Unsere

Körperwahrnehmungen sind mit dem, was uns unsere Emotionen fühlen lassen, eng verknüpft. Durch Walker habe ich gelernt, dass die Emotionen stärker mit den Empfindungen, stärker mit der Art, wie das Nervensystem Information verarbeitet, verbunden sind, als wir dachten.

Im Sommer 1999 (Walker zählte damals zweieinhalb Jahre) besuchten wir meine Eltern in Los Angeles. Eines Morgens spazierte ich ins Schlafzimmer meiner Mutter, die sich gerade herrichtete. Während ich ein paar Plauderminuten lang am Türpfosten lehnte, sah ich mich in den Bücherregalen im Zimmer um. Dort, unter ihren Büchern aus den 1960er-Jahren, standen *Das andere Geschlecht, Der Weiblichkeitswahn oder die Selbstbefreiung der Frau, Human Sexuality.* Ich entdeckte auch Bruno Bettelheims *Die Geburt des Selbst: erfolgreiche Therapie autistischer Kinder.* Zwei Jahre waren vergangen, seit ich zum ersten Mal auf etliche Schmähungen in diesem Buch gestoßen war und den Drang verspürt hatte, es zuzuklappen und nicht weiter darin zu lesen. Es war fast so lange her, wie ich wusste, dass er ein Betrüger war. Obwohl viele seines Fachs ihn ablehnten, hatte ich die Idee, er könnte, als er sich mit dem Autismus befasste, an den von ihm behandelten Kindern etwas beobachtet haben, das auf eine Überempfindlichkeit ihrer Sinne hindeutete. Jetzt zog ich das Buch aus dem Regal, dieses Mal mit der Absicht, es nach Informationen über das sensorische System zu überfliegen. Mir war bekannt, dass *Die Geburt des Selbst* fast ein Jahrzehnt, bevor Jean Ayres den Ausdruck »sensorische Integration« geprägt hatte, entstanden war. Doch Ayres fasste meiner Ansicht nach bloß in Worte, was andere beobachtet haben mussten. Ich las mir die Formulierungen durch, die den tief empfundenen einzigartigen Moment wiedergaben, wenn ein Kind eine Brust in den Mund nimmt. Ich blätterte weiter, fand aber kaum etwas zur Sensibilität. Kurzum, Bettelheim bemerkte zwar die sonderbare, beinah mystische Fähigkeit autistischer Patienten, ein Loch im Zahn zu entdecken, noch bevor es für den Zahnarzt sichtbar wurde, aber er stellte zwischen dieser körperlichen Empfindlichkeit und den Schwierigkeiten, denen sich diese Kinder gegenübersahen, so gut wie keinen Zusammenhang her.

Bettelheim hatte den Anschluss an das Thema der sensorischen Abwehr und des emotionalen Rückzugs seiner Patienten verpasst, wie seine Kritiker bereits festgestellt hatten. Trotzdem interessierte ich mich jetzt für ihn, weil er eine Kultfigur seiner Zeit gewesen war. Was hatte ihm zu solcher Popularität verholfen, und warum hatte er, wie so viele in seinem Lager, die Reizempfindlichkeit seiner Patienten übersehen?

Nach Hause zurückgekehrt, recherchierte ich, wann immer ich Zeit dazu fand, zum Thema Sensibilität, das mich schon länger in seinen Klauen hielt. Dawn überließ mir Bänder mit aufgezeichneten Vorträgen – einer stammte von G. Gordon Williamson, einem Professor für Beschäftigungstherapie an der Columbia University, zwei weitere von Autisten, die über ihre persönlichen Erfahrungen berichteten.

Ich belegte mit Beschlag, wen immer ich konnte, las, was immer mir in die Finger kam, und nahm mir erneut Temple Grandins *Ich bin die Anthropologin auf dem Mars: mein Leben als Autistin* vor. Als ich in Grandins Arbeit nach Informationen über die Sinne suchte, musste ich mich nicht mit Oberflächlichem begnügen; sie steckt voller Eindrücke und Gedanken über die Gründe, warum die Sinne so lange ignoriert worden sind. Grandin zufolge stellten viele wichtige Persönlichkeiten im Kreis derer, die sich mit dem Autismus beschäftigten, sogar noch Mitte der 1980er-Jahre in Abrede, dass die Sensibilität im Verhalten von Autisten von Bedeutung sei. Selbst Ivar Lovaas, der zögernd einräumte, dass sensorische Verarbeitungsprobleme bei den Störungen des autistischen Spektrums eine wichtige Rolle spielen, leugnete ihre Tragweite bis in die ausgehenden 1990er-Jahre hinein, wie ein Teilnehmer einer Tagung, auf der er sprach, bezeugt.

Woher rührt die Schwierigkeit, diese einfachen Beobachtungen anzuerkennen und sie ins Verständnis des Verhaltens autistischer Personen zu integrieren? Temple Grandin behauptet, der Blick auf die sensorischen Verarbeitungsschwierigkeiten sei mit dem verhaltenstherapeutischen Ansatz unvereinbar, der Verhaltensänderungen ohne Ursachenanalyse den Vorzug gibt. Dieser Ansatz, der auf die Arbeit B. F. Skinners und seiner Anhänger zurückgeht, erfreute sich in den 1980er- und 1990er-Jahren wachsender Beliebtheit.

Bei mir regte sich der Verdacht, dass dieses Problem, die Vernachlässigung der sensorischen Integration und Verarbeitung als Erklärung des autistischen Verhaltens, in Wirklichkeit viel weiter zurückreichen könnte – bis zu den Wurzeln unserer Kultur, die dem Intellekt den Vorrang gibt.

In Greenspans Auffassung spielen der Körper und das Nervensystem bei einem Phänomen, das wir gewöhnlich für einen rein psychischen Trieb halten, bekanntlich eine wichtige Rolle. Unnachgiebig besteht er darauf, dass der Muskeltonus und der Gebrauch oder Nichtgebrauch bestimmter Muskeln großen Einfluss darauf haben, wie sich ein Mensch anderen gegenüber zur Geltung bringt. Ich selbst nahm diese Wahrheiten nur widerstrebend an.

Aufgrund meiner täglichen Beschäftigung mit diesem Thema, sei es durch Lesen, sei es durch Nachdenken (wenn ich zwischen den Therapiestunden Elizabeth aus dem Tanzunterricht abholte, zum YMCA unterwegs war oder was auch immer), gewann ich ein klareres Bild, wie unsere Kultur lange Zeit die Entwicklung hoch individualisierter Nervensysteme (über die wir alle verfügen müssen) verleugnet hat.

Freuds therapeutisches Modell wie auch andere Erklärungsmodelle des menschlichen Verhaltens, die wir uns allesamt zu Eigen gemacht haben, beruhen weitgehend auf der Idee, dass die Dynamik, die sich in den prägenden Jahren zwischen dem Kind und seinen Eltern entwickelt, letztlich sein Selbst und seine Identität gestaltet. Diese Auffassung – dass das Erleben uns formt und uns als Individuen bestimmt – ist so tief in unserer Lebensanschauung verwurzelt, dass wir viele ihrer Annahmen als selbstverständlich hinnehmen. Oftmals erklären wir uns unsere Persönlichkeit so, als ob sie die Gesamtsumme der lebensgeschichtlichen Ereignisse sei. So lag für Bettelheim, einen Freudianer, wenn er Kinder sich buchstäblich selbst verprügeln sah, die Antwort auf der Hand: Da musste die »Mutter« dahinter stecken.

Die Theorie der sensorischen Integration wie auch die zahlreichen Erkenntnisse über die unterschiedlichen Funktionen bei der Verarbeitung von Sinnesempfindungen legen nahe, dass die Ausstattungen, mit denen wir geboren werden – zum Beispiel das Vermögen, Sinneseindrücke und Sprache zu verarbeiten, sowie die Fähigkeit der Bewegungsplanung –, wichtige Faktoren sind, die das Schicksal eines Kindes beeinflussen und auch später wirksam bleiben, wenn es zum Erwachsenen heranwächst.

Weist die Fähigkeit, Sinneswahrnehmungen zu verarbeiten, Abweichungen auf, so folgen uns diese ins Erwachsenenleben hinein, insbesondere wenn sie nicht richtig verstanden oder behandelt werden. Aus diesem Grund »bestimmt« jeder von uns – so unterschiedlich verschaltet wir auf neuronaler Ebene auch sein mögen – ironischerweise seine eigene Umgebung oder hat zumindest weitgehend seine Hand dabei im Spiel. Greenspan gibt folgende Erklärung: Wenn ich als Baby meiner Mutter ein Stirnrunzeln zeige, weil mich etwas aufgewühlt hat, runzelt auch sie ihre Stirn – diese Zyklen, in denen ich meine Welt »erschaffe« und sie mich, setzen sich endlos fort.

Durch den Besuch von Vorträgen über sensorische Verarbeitung wurde ich mit einer Idee vertraut, die im Kreis der Beschäftigungstherapeuten weithin akzeptiert wird. Sie besagt, dass die meisten von uns nicht notwendig auf äußere Quellen zurückgreifen müssen, wenn sie begreifen wollen, wie sich sensorische Integrations- oder Verarbeitungsstörungen anfühlen. Wenn ein durchschnittlicher Mensch erkrankt, fällt es dem Gehirn und dem sensorischen System, die vom Selbstheilungsprozess und vom Umgang mit dem Schmerz in Anspruch genommen werden, schwer, ein »normales« Maß an Stimulierung zu tolerieren. Der Körper und das Nervensystem, die bereits durch die Krankheit überlastet sind und wie ein Computer in viel zu rascher Folge mit zu viel Information gespeist werden, die zur Verarbeitung drängt, müssen dann dringend ein paar Systeme schließen. Deshalb ist es für Menschen mit extremer Übelkeit zum Beispiel unerträglich, wenn sie angefasst werden. Wenn uns schlecht ist, erleben wir Helligkeit zuweilen als schmerzhaft. (Sind Sie schon einmal so krank gewesen, dass Sie nicht merkten, wie die Zeit verstrich, obwohl Sie wach waren?) Sensorische

Integrations- und Verarbeitungsstörungen verzerren die Wahrnehmungen.

Wir erfahren aus der Theorie der sensorischen Integration, dass die Summe der Empfindungen, die wir verarbeiten, oftmals darüber bestimmt, wie wir uns in unserem Körper fühlen. Die Sinne können den Grad an Wohlergehen, Angst, Furcht, ja selbst an Aggression festlegen. Was wir von uns selbst und von andern Menschen halten, könnte somit einfach eine Übersetzung der Vorgänge auf der sensorischen Ebene sein. Die sensorische Verarbeitung durchdringt vermutlich die Art, wie wir lernen und auch wie wir uns konzentrieren, ob wir furchtsam sind oder gelassen und wie wir uns bewegen.

Wie viele von uns leiden unter sensorischen Problemen?

Ich fand meine Antwort, als Walker drei Jahre alt war. Damals sah ich mir eine Videoaufnahme von Patricia Wilbarger an. Mit ihrer Hilfe hatte ein Junge mit der Diagnose Aufmerksamkeitsdefizit- und sensorische Integrationsstörung sein Verhalten und seine Funktionsniveaus auffallend geändert. Sie veranlasste die Mutter des Jungen, ihn einmal alle zwei Stunden mit einer Bürste, wie sie bei der chirurgischen Handewäsche verwendet wird, kräftig abzubürsten und Druck auf seine Gelenke auszuüben – das war alles.

Wilbarger schätzt, dass 15 Prozent der Gesamtbevölkerung unter taktiler Abwehr leiden. »Taktile Abwehr« ist eine Sammelbezeichnung für sensorische Probleme aller Art. »Das bedeutet, dass 15 Prozent der Menschen in einem ›schmerzlichen Unruhezustand‹ durch die Straßen irren. Sie wissen nicht, wie sie Ruhe bewahren können.« Sie leben in einem Zustand dauernder Überreizung. Als die Kamera sich auf sie richtet, appelliert Wilbarger an alle, die einen Heilberuf ausüben, sie mögen die sensorische Integrationsstörung ausschließen, bevor sie eine Diagnose stellen, die sich im Nachhinein als unzutreffend erweisen könnte. Von solchen fehldiagnostizierten oder nicht erkannten Fällen sagt sie: Diese Individuen »leiden ihr ganzes Leben lang, wenn sie durch die Straßen irren und sich nicht erklären können, was ihnen fehlt. Einige greifen zu Drogen und Alkohol, um mit der taktilen Abwehr zurechtzukommen, andere müssen joggen oder fühlen sich erst nach einer Handgreiflichkeit erleichtert. Und sie werden nie dahinter kommen, warum das so ist.«

Andere Schätzungen zur Häufigkeit sensorischer Integrationsprobleme in der Gesamtbevölkerung belaufen sich sogar auf bis zu 30 Prozent.

Die neueren Entdeckungen zur sensorischen Verarbeitung legen nahe, dass nicht nur diejenigen, die nachweislich eine Störung haben, sondern jeder von uns seine Sinne anders erlebt, je nachdem natürlich, wie empfindlich oder unempfindlich die einzelnen Sinne reagieren. Die Kombinationen von Empfindlichkeit und Unempfindlichkeit variieren in der menschlichen Bevölkerung wie Gestalt und Farbe in der Natur. Manche können zum Beispiel laute Musik nicht ertragen; andere sehnen sich heftig danach. Manche wollen nicht berührt werden. Wieder andere brauchen es. Wenn jemand – irgendjemand – berührt oder nicht berührt werden will, sollte man daraus nicht zwangsläufig darauf schließen, dass er als Kind körperlich vernachlässigt oder missbraucht wurden, oder ihn oder sie für gefühlskalt halten – darin spiegelt sich vielleicht ein bestimmter Zustand des Nervensystems wider. Jedes Nervensystem ist einzigartig.

Als Walker aus seiner isolierten inneren Landschaft auftauchte und den ganzen Tag über an allem Anteil nahm, überlegte ich mir, was genau wir miteinander teilten. Außerdem fragte ich mich, welches Erleben Cliff, Elizabeth und mir gemeinsam war. Wenn zutrifft, dass wir alle die Welt der sensorischen Stimulierung und Überstimulierung in je unterschiedlichem Maß, Tempo und in voneinander abweichenden Mustern erfahren, dann leben nicht nur hypersensible oder hyposensible Individuen »in anderen Welten«. Wir alle erleben wohl unser Leben – fast unmerklich oder auffällig – ganz unterschiedlich, auch wenn wir es gemeinsam verbringen.

Eines der Kennzeichen einer gravierenden sensorischen Integrationsstörung ist das »Stimming« – das Bedürfnis eines Individuums, Verhaltensweisen zu wiederholen, die es beruhigen sollen. So drehen sich autistische Menschen im Kreis oder flattern mit ihren Armen wie mit Flügeln auf und ab, um ihren Gleichgewichtssinn zu stimulieren. Sie drehen Teller oder bewegen die Hände vor ihren Augen und reizen sich damit visuell. Sie schlagen ihren Kopf an, damit ihre Tiefensensibilität erregt wird, vielleicht um in der Tiefe eine Druckempfindung zu erzeugen. Jede dieser Stimulierungsweisen stellt einen Versuch dar, ein angespanntes Nervensystem zu beruhigen oder eines, das nach Sinneserregung verlangt, zu reizen. Ich erfuhr, dass keiner von uns gänzlich frei von »Stimming« ist. Wir alle wiederholen bestimmte Betätigungen, um unser Nervensystem zu besänftigen. Wer Fingernägel kaut, betreibt »Stimming«, ebenso wie jemand, der am Bleistift knabbert, Kaugummi kaut oder fortgesetzt kleine Gegenstände in der Hand bearbeitet (eine Büroklammer verbiegt oder unnötig mit einem Füller herumspielt). Vielleicht unterscheiden sich Menschen mit ernsten sensorischen Integrationsproblemen vom Rest bloß durch die Dringlichkeit, mit der sie »Stimming«, Selbststimulierung, betreiben müssen und hinsichtlich der gesellschaftlichen Annehmbarkeit der jeweils gewählten Betätigung. Viele dieser Aktivitäten, auf die normale Individuen zurückgreifen, um ihr Nervensystem zu beruhigen, sind in Wirklichkeit destruktiver, als es das Flattern mit den Armen sein könnte, wenn auch nicht so selbstzerstörerisch wie bei jemandem, der seinen Kopf anschlägt oder Zigaretten raucht, Alkohol konsumiert, zu viel Kaffee trinkt und zwanghaft isst. Das Kauen stellt eine Form der propriozeptiven Sinneserregung für den (in der Mittelachse gelegenen) Kiefer dar. Der Mund als Pforte, durch die wir die Welt zuerst erleben, ist ein mächtiger Brennpunkt für das Nervensystem, und als solcher versorgt er es mit einem starken Zustrom beruhigender Empfindungen. Vermutlich ist einem Menschen mit einer ernsten sensorischen Integrationsstörung Sicherheit nicht allzu wichtig. Aber kann man von uns anderen sagen, dass wir bei den Ritualen zur Beruhigung unseres übermäßig strapazierten Nervensystems auf unsere Gesundheit Rücksicht nehmen?

Diejenigen, die die sensorische Integration erforschen, postulieren, dass alles, was die Sinne aufnehmen, »Information« sei. Licht ist Information. Farbe ist Information. Stimmen sind Information. Sich bewegende Bilder sind Information. Information ist Information. Je mehr Einzelheiten, umso mehr Information.

Vergegenwärtigen Sie sich einmal folgende Erfahrung: Sie stehen in der Gemüseabteilung des Supermarkts und überlegen, wie viel Champignons Sie für eine Quiche benötigen. Ganz in Ihrer Nähe telefoniert ein Mann mit einem Mobiltelefon. »Ich komme nach Hause, muss dann aber noch mal weg«, sagt er. In der flüchtigen Pause machen Sie Champignons im Sonderangebot ausfindig, doch gleich hören Sie ihn schreien: »Was willst du damit sagen?« Jetzt wollen Sie zuhören, sind fest entschlossen herauszufinden, warum er so aufgebracht ist, aber da ertönt plötzlich im Lautsprecher ein Ansager: »Verehrte Kunden, uns hier im Shopper's Square liegt es am Herzen, Ihnen zu sagen, dass wir Ihr Vertrauen über alles zu schätzen wissen. Wir hoffen, dass wir Ihren Einkauf so erfreulich wie möglich gestalten. Sollte es etwas geben …« Die Ansage wird jetzt abgeschnitten und eine laute Frauenstimme meldet sich: »Der zweijährige Nathan ist verloren gegangen. Wir bitten, ihn zum Kundendienstschalter zu bringen.« Kaum hat sie den Lautsprecher abgestellt, spielt vom Tonband Reklame für herbstliche Blumenarrangements, die im Blumenladen, zwei zum Preis für eines, zu haben sind. Eine Frau geht an Ihnen vorbei und drückt Ihnen einen Zettel in die Hand, der auf eine Autowaschaktion zur Spendenbeschaffung aufmerksam macht. Der Mann am Telefon sagt: »Dieses Mal mach ich's ja, aber hör auf, mich zu drängen.«

Die wissenschaftliche Untersuchung des Autismus und der sensorischen Funktionsstörung hat ergeben, dass der Mensch über eine logische Reaktion auf Reizüberflutung verfügt: Wir treten dann den Rückzug in unsere Innenwelt an. Das Informationszeitalter, als Kultur verstanden, beschert uns vermutlich folgendes einzigartige Problem des autistischen Menschen – dass wir isoliert und zugleich von Reizen überflutet sind. Wie autistische Individuen werden auch wir oft von Information überschwemmt, mit der unser Nervensystem, das daran nicht angepasst ist, mehr schlecht als recht umgeht. Enorme Informationsmengen, die nicht ausreichend mit gesunden emotionalen Interaktionen integriert sind, wirken sich nämlich auf ein gesundes Nervensystem zerstörerisch aus. Außerdem wäre denkbar, dass die »älteren«, atavistischen Teile unseres Gehirns auf massive Reizung einfach nicht vorbereitet sind. Wenn dies zutrifft, dann können die Theorie der sensorischen Integration und andere Theorien, die die Geheimnisse des sensorischen Systems untersuchen, wichtige Aufschlüsse zum Umgang mit Stress geben, der uns in einer reizüberflutenden Umgebung stark für Angst anfällig macht.

In einem Zeitalter, in dem Autismus vielleicht zur Metapher wird für unser aller Lebensweise, klären uns diese Theorien darüber auf, wie wir unsere Anspannung abbauen und ein ruhigeres, erfüllteres Leben führen können.

Im Augenblick sitze ich im Kellergeschoss eines Kaffeehauses. Die Sofas sind weich gepolstert, die Beleuchtung trübe, als sei es als Saloon gedacht. Stattdessen wurde es so entworfen, dass die Besucher an den kleinen Tischen für sich bleiben, ins Internet gehen oder ihre eigenen Laptops einstöpseln können. Mir gegenüber arbeitet ein Mann an seinem Laptop. Ich spreche ihn nicht an und werde es wahrscheinlich auch nicht tun. Er beißt auf den Längsseiten seiner Finger herum. Neben mir befindet sich ein weiterer Mann. Er spielt mit seinem Bart und starrt auf einen Bildschirm, der meinem Blick entzogen ist. Ich zupfe ein bisschen an meinen Lippen und schaue auf diese Worte hier. Wir alle machen uns an unserer Information zu schaffen und geben unser Bestes im Parallelspiel. Es könnte der Saal mit den autistischen Schülern einer Sonderschule sein.

Genauso wie unser Erleben bei extremer Reizüberflutung uns nachvollziehen lässt, was Autismus bedeutet, so öffnet uns umgekehrt unser Verständnis des Autismus die Augen für die Tatsache, dass die Überbetonung der »Information« und der Umgang mit Information in unserer Kultur ungesund für uns werden und uns auf eine Bahn führen könnten, auf der wir uns von einer gesunden sozialen Interaktivität immer weiter entfernen.

Arlene hielt sich bei Walker auf dem Boden auf, während ich auf dem Sofa vor mich hinträumte und über etwas nachdachte, das in der vorausgegangenen Nacht geschehen war.

Da ich nicht schlafen konnte, trat ich vor das Bücherregal, in dem ich meine Lieblingsbücher aufbewahrte. Dort, auf dem mittleren Regalbrett, standen zwei Bände von Walker Percy. Ich starrte sie lange an, bevor ich sie herausnahm, ein altes zerlesenes Taschenbuchexemplar des *Kinogehers*, seines ersten Romans, und eine Sammlung von Essays, *Das Loch im Kosmos*, eine der wenigen gebundenen Ausgaben, für die ich mich in meiner Universitätszeit in Unkosten gestürzt hatte. Ich spürte eine altvertraute Erregung beim Anblick des Titels auf dem Buchrücken: *Der Kinogeher*. Schon seit Monaten fehlte mir die Zeit zum Schmökern. Seit Jahren. Fast drei Jahre war es her, dass ich zuletzt ein Buch gelesen hatte, das nicht von medizinischen Themen oder Sinneswahrnehmung handelte.

Ich zog sie also aus dem Regal. Dabei fiel ein Werbephoto von Percy heraus. Da stand er – der Kerl, nach dem wir unseren Sohn benannt hatten – und lächelte im Fischgrät-Sakko, einer Krawatte und einer schwarzen Strickweste in die Kamera, grinsend, wie wenn er sagen wollte: *Gibt es denn etwas, das wirklich zählt?* Warum haben wir diesen Mann zu Walkers Namensvetter auserkoren? Was für einen Sohn haben wir uns erhofft?, fragte ich mich. Ich erinnerte mich natürlich lebhaft an alle möglichen Bilder, die mir früher in den Sinn kamen, wenn ich an Walker Percy dachte. Ein Mediziner. Ein Schriftsteller. Ein Denker. Ich stellte mir einen Mann um die Zwanzig vor, der in einer ärmellosen Strickweste durch den Park schlendert, der, mit seiner Freundin oder seinem besten Freund ins Gespräch vertieft, hin und wieder mit den Schlüsseln in seiner Hosentasche spielt und mit ernsthafter Miene, trocken und geistreich einen Witz zum Besten gibt.

Jetzt sah ich mir nochmals das Photo von Percy an. War diese Person wirklich Percy? *»Da haben Sie Ihren Sohn also nach mir benannt?«*, schien er sagen zu wollen. *»Wissen Sie denn überhaupt, wer ich bin? Um es gleich zu sagen: Ich bin tot. Sie haben Ihrem Sohn den Namen eines Verstorbenen gegeben. Eine recht traditionelle Gepflogenheit, zumindest in einigen Glaubensrichtungen wie der Ihres Mannes. Das gefällt mir. Mich selbst halte ich für einen Juden, ehrenhalber – einen spirituellen Wanderer. In der Tradition Ihres Mannes benennt man die Kinder jedoch nach den Verwandten. Aber ich glaube Ihren Grund zu kennen: Ich bin Ihnen auf die Schliche gekommen. Sie suchten an weit abgelegenen Orten nach einer Bestätigung. Wollten sich der Alltäglichkeit, dem faden Geruch so vieler sonntäglicher Abendessen entziehen. Oder sind Sie wie ich und hegen bloß eine Abneigung gegen alles, was mit Ihnen selbst zusammenhängt? So haben Sie also Ihr Unbehagen bekämpft, sich ein Anrecht auf etwas zu sichern versucht, sich gegen die alten Herren aufgelehnt.«*

Wahrscheinlich hatte er Recht. Was hatte Walker mit Walker Percy zu schaffen, einem Mann, der bloß einer meiner Lieblingsautoren war? Aber gab es da nicht eine bestimmte Stelle im *Kinogeher*? Die Szene, in der dieser Binx (eine nur dürftig verhüllte Version des Autors, vermute ich) ins Licht oder aus dem Fenster starrt.

Ich blätterte und entdeckte Folgendes:

»Die Gegenwart des Gebäudes verzauberte mich: Minutenlang konnte ich auf dem Fußboden sitzen und das Steigen und Fallen der Stäubchen im Sonnenlicht betrachten.«*

… und dies …

»Nicht in tausend Jahren könnte ich das Onkel Jules erklären. Für mich bedeutet es ein gewaltiges Unternehmen, nachts viele Meilen in eine Fremde zu fahren, wo die Luft anders schmeckt und die Leute sich anders verhalten. Für ihn ist das unwichtig,

---

* Walker Percy, *Der Kinogeher*. Deutsch von Peter Handke. Frankfurt am Main: Suhrkamp, 1986, S. 56.

nicht aber für mich. … Wie wird es sein, die Michigan Avenue hinabzutreiben, umgeben von fünf Millionen Fremden, von denen jeder seine höchstpersönlichen Strahlen entsendet?«*

Ich dachte über den Zusammenhang zwischen Künstler und Sensibilität nach. So viele Künstler und Schriftsteller, über die ich etwas gelesen hatte, schienen sich des Lichts, der Gerüche und stofflichen Beschaffenheiten in hohem Maße bewusst zu sein. Bisweilen waren sie zu empfindlich, um ein bequemes Leben führen zu können. W. H. Auden benötigte offenbar einen hohen Grad an Druckempfindung, um sich zu beruhigen; ich hatte einmal gelesen, dass er die Teppiche vom Fußboden hochzog und seinen Körper damit bedeckte, um schlafen zu können (wie autistische Kinder, die sich nachts zwischen Matratzen zwängen). Hatte nicht auch Thomas Merton ein paar visuelle Empfindlichkeiten? Hatte ich nicht einmal gehört, dass er, als er noch recht jung war, einen »tiefen und ernsten Drang verspürte, das Gaslicht in der Küche über alles zu lieben, mit«, wie er sagte, »nicht geringer ritueller Verehrung«?

Aber er war ein Mystiker. Gab es neben dem Zusammenhang zwischen dem künstlerischen Leben und der Sensibilität ebenfalls einen zwischen Spiritualität und Sensibilität? Suchten die Mystiker auch aus biologischen und nicht nur aus spirituellen Gründen ein Einsiedlerleben?

Jetzt, wie ich so in Arlenes Nähe saß, überlegte ich, wie viel von der religiösen Erfahrung wohl sensorisches Erleben sein mochte. Was wäre die Bedeutung eines Symbols, wenn der Körper nicht teilweise ein Wissen um sie besäße? *Weihrauch, Duft des Göttlichen. Musik, der Laut Gottes, menschliches Fühlen, in Hörbarkeit übersetzt. Gebete, Hände, in der Mittelachse zusammengeführt, vor dem am stärksten zentrierenden Teil des Körpers, dem Mund; Finger, die Lippen berühren, ein Gefühl berühren, Klang berühren, das Geflüster der Wünsche.*

»Vielleicht möchten Sie einmal über sich selbst nachdenken.«

»Was?«, sagte ich. Plötzlich war ich aus meiner Träumerei erwacht und merkte, dass Arlene, die Walker auf dem Boden sanft

* Ebd., S. 99f.

in einer untertassenförmigen Scheibe drehte, mich ansprach. Es war im Sommer 1999, als Walkers dritter Geburtstag und seine endgültige Beurteilung durch REACH näher rückten. Arlenes Hände ruhten auf Walker, ihr Kopf indes drehte sich jetzt um 180 Grad von Walker weg in meine Richtung.

»Vielleicht möchten Sie sich Ihre eigene Empfindlichkeit betrachten?«

»Meine eigene?«

»Ja«, sagte sie. »Sie kommen mir zerstreut vor.«

Sicher hatte sie Recht. Ich hatte ihre Arbeit mit Walker nicht verfolgt. *Aber verstand Arlene nicht, dass ich den ganzen Morgen mit Walker gearbeitet hatte? Jeder Mensch braucht eine Zuflucht.*

»Ich glaube«, sagte Arlene, »dass Sie gegen Ende einer Stunde manchmal kaum noch auf Walkers Bedürfnisse achten.«

»Walkers Bedürfnisse?« *Dachte ich denn nicht die ganze Zeit an Walkers Bedürfnisse?*

»Welcher Art?«

»Im Augenblick braucht er ein wenig Führung. Wir müssen herausbekommen, ob er hungrig oder müde ist.«

»Sie meinen also, ich trete zu oft geistig weg?«

»Ab und zu ziehen Sie sich zurück. Das ist mir aufgefallen, immer häufiger aufgefallen.«

Empfindlichkeiten … Sie meinte also, ich selbst hätte auch welche?

»Wir sagen den Eltern oft, dass es nicht schlecht wäre, wenn sie sich selbst einmal prüfen«, sagte Arlene. »Mitunter sind die Kinder, mit denen wir arbeiten, bloß eine ausgeprägtere Version ihrer Eltern.«

Dammbruch. Die Ufer überflutet. Ich hatte die halbe Strecke flussabwärts schon zurückgelegt – es war Walkers Fluss, Walkers Erleben –, aber ich muss es gewusst haben, muss es immer gewusst haben, dass es auch mein Fluss war …

Anfangs hatte es im Grunde kaum eine Rolle gespielt, woher Walkers Probleme kamen. Wenn die Möglichkeit bestand, etwas dagegen zu tun, mussten wir unsere Energien mit einfließen lassen. Doch jetzt war hin und wieder Zeit, um tiefer einzutauchen, in die Vergangenheit zurückzugehen und Fragen nach den Ursachen zu stellen. Täglich schossen neue Erkenntnisse über den Autismus aus dem Boden, viele davon im Bereich der Genetik, und so ist es bis heute geblieben.

Zwanzig Jahre früher, in den ausgehenden 1970ern und frühen 1980ern, versuchten Dawn und ihre Kollegen mit Neurologen und anderen Forschern über die Frage der genetischen Faktoren bei den Störungen des autistischen Spektrums zu diskutieren, doch die Neurologen blieben dabei, einen solchen Zusammenhang gebe es nicht. Dawn selbst war perplex angesichts dieser Behauptung, denn sie war in vielen Fällen auf eine familiäre Veranlagung für die Eigenarten ihrer Klienten gestoßen. Ein Vater, den sie vor Jahren aufgesucht hatte, war derart rigide und zwanghaft, dass er eines Nachmittags, an dem sie sich verspätet hatte, über nichts anderes mehr reden konnte. »Er ließ mich mit Müh und Not mit seinem Sohn allein.« In ihren Augen konnte nichts an der Gewissheit rütteln, dass es sich bei dieser Rigidität und den »perseverierenden« Neigungen des Sohnes tatsächlich um ein und dasselbe Phänomen handelte. Das Kind würde infolge dieser Störung zwanghaft handeln, sich festfahren, dasselbe Erleben oder dieselbe Gemütsverfassung immer wieder durchlaufen und schließlich darin verharren. Der Vater von Dawns Schützling legte eine ähnliche Tendenz zur Zwanghaftigkeit an den Tag, wenn er auch besser in der Welt funktionieren mochte.

Bekanntlich bewahrheitete sich Dawns Verdacht später; die Genetik war tatsächlich ein entscheidender Faktor bei dem Störungsbild. (Bei Eltern mit einem autistischen Kind erhöht sich die Wahrscheinlichkeit, ein zweites mit dieser Störung zu bekommen, von 1:500 auf 1:20.)

Die Grenze zwischen Pathologie und Normalität ist in der Welt des »Spektrums« verschwommen. Wo beginnt, wo endet sie?

Als die Humangenetiker den Autismus untersuchten, entdeckten sie, dass er nicht nur von Menschen mit einer einschlägigen Diagnose weitergegeben wird, sondern auch von Eltern, auf die nur ein paar Charakteristika der autistischen Störung zutreffen. Die Genetiker sprechen in Fällen, in denen nicht alle diagnostischen Kriterien erfüllt sind, vom »erweiterten Phänotyp«.

In meinen Gesprächen mit Müttern autistischer Kinder kam eine Geschichte mehrfach vor. Ich hörte sie zweimal nahezu identisch aus dem Mund zweier Frauen, die sich nicht kannten. Kurz nachdem ihr Kind eine Diagnose erhalten hat, hört sich das Ehepaar einen Vortrag über Autismus an oder sucht einen Therapeuten auf. Es erfährt, dass autistische Kinder über einen systematisch denkenden Geist verfügen und es mögen, wenn Dinge eine ganz bestimmte Ordnung einhalten; dass sie bei einer Veränderung in Schwierigkeiten geraten; dass autistische Menschen nicht gesellig sind; und dass sie gut in Mathematik und Musik sein können oder in hohem Maße visuell veranlagt sind. Beim Verlassen des Vortragssaals oder der Praxis sagt dann der Ehemann: »Mein Gott, diese Beschreibung passt ja genau auf mich.«

Es ist möglich, dass bei beiden Elternteilen die mit der autistischen Störung assoziierten Stärken vorliegen. Die Boulevardpresse vertritt gelegentlich die Theorie, dass so manche für ihr technisch-abstraktes Genie gerühmte Persönlichkeit, der es jedoch an den maßgeblichen sozialen Kompetenzen fehlt, zum Spektrum gehören dürfte: Bill Gates, Albert Einstein und sogar Thomas Jefferson zählen dazu.

Neueren Studien zufolge erweisen sich Menschen im autistischen Spektrum als geistig überlegen, wenn es um das Verständnis von Systemen geht. Aus diesem Grund trifft man eine große Zahl von Kindern mit dem Asperger-Syndrom (dem High-functioning Autismus) wie auch anderen Spielarten des Autismus in Kaliforniens Silicon Valley an, wo viele Eltern als Programmierer arbeiten. Simon Baron-Cohen, ein klinischer Psychologe an der Cambridge University, der über autistische Individuen und ihre Familien forscht, entdeckte, dass die Eltern nicht selten einige ihrer Begabungen mit ihren autistischen Kindern teilen, insbesondere ihre visuellen Stärken. Bei diesen Begabungen handelt es sich oftmals um die so genannten Eckpfeiler, die mit der Störung assoziierten Talente. Baron-Cohen sagt, dass Eltern und ihre Kinder mit High-functioning Autismus in vielen Fällen so gut beim Embedded Figures Test abschneiden (das sind Tests, bei denen bestimmte geometrische, in einem komplexen Bild »eingebettete«, versteckte Suchfiguren identifiziert werden müssen), dass »man kaum das Testmaterial auf dem Tisch richtig ausgebreitet hat, da haben sie das Gesuchte auch schon ausfindig gemacht«. Baron-Cohen hat eine »signifikante Überrepräsentation des Ingenieurberufs bei Vätern und Großvätern von autistischen Kindern (12 Prozent gegenüber 5 Prozent von Ingenieuren in der übrigen Bevölkerung)« festgestellt.

Cliff passt in mancher Hinsicht zum erweiterten Phänotyp. Er besitzt ein bedeutendes Talent auf so manchem Gebiet. Er ist Architekt, verfügt über eine außergewöhnlich hohe mathematische Begabung und ein scharfes visuelles Bewusstsein. Wie Walker löst er Puzzles mühelos, hat eine Gabe für das Erkennen von Mustern und vom Naturell her ist er introvertiert. (Ist es ein Zufall, dass die letzten beiden Bücher über Autismus, die ich gelesen habe, von Müttern autistischer Kinder geschrieben wurden, deren Ehemänner Architekten waren?)

Mag sein, dass solche Besonderheiten belanglos sind. Doch Walker hatte augenscheinlich einige stark ausgeprägte Begabungen und Eigenheiten, die auch wir, Cliff und ich, besaßen.

Arlenes Worte waren eine Offenbarung für mich – sie schickten mich in meine Vergangenheit zurück, wo ich meine eigenen Schwierigkeiten mit der sensorischen Verarbeitung zu untersuchen und zu überdenken begann. Ich revidierte die Frage, wer ich bin, unterzog sie einer neuen Betrachtung, erinnerte mich, durchsuchte, forschte – aber jetzt, mit einem Mal, war es ein Erinnern mit meinem Körper.

Den Erinnerungsbildern meiner Kindheit im Süden Kaliforniens hat ein flutendes, Kopfschmerzen verursachendes Licht ihre Schärfe geraubt. In meiner Erinnerung vermischt sich das Licht mit Traurigkeit, mit einem Gefühl der Ohnmacht. Überall war Licht: Es sprang aus Autos auf der Straße heraus, es strahlte vom Rückspiegel aus, und wenn wir abends auf dem Hollywood Freeway nach Hause fuhren, kam es vom Sonnenuntergang, dessen

Orange der orangesten meiner Migräneattacken glich, die mir je in die Stirn hineinexplodierte. An den Nachmittagen drang das Sonnenlicht ins Badezimmer und machte das Baden zu einer beinah Übelkeit erregenden Prozedur – mit einem Zuviel an Sinnesempfindung, einem Zuviel an Wärme.

Ich erinnerte mich an Sinnesempfindungen, nach denen ich mich als kleines Mädchen heftig sehnte. Einmal, in einer Nacht, lag ich im Bett und hätte so gern eine mit Schorf überzogene Stelle gehabt, um ihn abkratzen zu können. Ich mochte das Gefühl des Widerstands, den meine Haut dem Schorfablösen entgegensetzte, und mochte die reißende Empfindung in der Haut drum herum – wenn ich den ungewöhnlichen Widerstand spürte, fühlte ich mich lebendiger. Ich biss mir auch in die Arme. Wenn wir auf langen Fahrten hinten im Kombi saßen, biss ich stärker zu und schaute mir die Zahnabdrücke genau an. Danach saugte ich an meiner Haut und ließ die feinen Härchen meine Lippen kitzeln. Mein Vater pflegte zu sagen: »Du warst für diese Welt nicht vorgesehen, Patsy. Ich auch nicht.« Mir fiel plötzlich ein, dass auch er ein empfindliches Nervensystem gehabt haben könnte. Vielleicht sogar die ganze Familie.

In jener Zeit besuchten Cliff und ich einmal ein Chorkonzert. Auf dem Heimweg war ich angespannt und zerstreut. Cliff erkundigte sich nach meinem Befinden. Zum ersten Mal in meinem Leben warf ich zuerst einen Blick auf mein »sensorisches System«, ob dort womöglich etwas im Argen lag. Ich spürte eine feine, unangenehme Energie in meinem Körper, einen leichten Kopfschmerz, ein kaum wahrnehmbares metallisches Summen in meinen Ohren. Ich ließ Revue passieren, wie ich das Konzert erlebt, wie ich der Musik gelauscht hatte, und bemerkte, dass ich mich ungefähr auf halbem Wege, in der zweiten Hälfte, tatsächlich nach innen gewandt hatte. An die Zusammenstellung der Stücke im zweiten Teil konnte ich mich weder von den visuellen noch von den Höreindrücken her erinnern, obgleich ich mir viele Einzelheiten aus der ersten Konzerthälfte zurückrufen konnte. Etwas an der Tonhöhe der hohen Stimmlagen oder vielleicht die schiere Quantität der Musik, der ich ausgesetzt war, oder vielleicht die Akustik – die von den hohen

Wänden der Kathedrale zu uns auf den harten Bänken widerhallenden Stimmen – irgendetwas hatte mich in eine innere Welt, in einen träumerischen Zustand getrieben.

Am Ende des Konzerts suchte ich die Damentoilette, nachdem ich Cliff gesagt hatte, dass ich ihn im vorderen Bereich der Kathedrale wieder treffen würde. Ich wanderte die Treppe hinunter, durch ein Labyrinth von Gängen, das an Bilder von M. C. Escher denken ließ, und schaute mich nach der Toilette um. Auf dem Weg dorthin tauchten Details von den holzvertäfelten Wänden im gotischen Stil vor mir auf – ein Schild mit der Aufschrift »Billard und Turnhalle«, das hier fehl am Platz wirkte – und der Geruch und rohe Anblick des feuchten Heizungsraums. In der Toilette blieb ich stehen und las ein Schild neben dem Abfluss, mit ausführlichen Erklärungen, wie Kindergartenkinder ihrer »verschmutzten Kleidungsstücke« zu entledigen seien. Irgendwie wurde dieses Schild genauso wichtig wie das Konzert, wie mein wartender Mann: Es war im Augenblick mein ganzes Universum. In einem träumerischen Zustand starrte ich es an, betrachtete die Buchstaben, überlegte, warum man die Kinder behandelte wie beim Windelwechsel. Endlich unterbrach ich meine Konzentration. Wieder oben, stand ich mit drei oder vier Paaren im Greisenalter im Eingangsbereich und wartete auf Cliff, ein kalter Wind fegte durch die offen stehende Tür herein. Als ich die Kirche mit den Paaren verließ (ich dachte, Cliff müsse schon hinausgegangen sein), fand ich mich aufs Neue von Empfindungen überschwemmt. Dem strengen Wind – bei gut unter achtzehn Minusgraden gefühlter Temperatur – schienen Arme zu wachsen, mit denen er mir auf den Kopf schlug. Die großen Holztüren wurden von außen verschlossen, und da ich mich nicht in Ruhe gelassen fühlte (ich war schon immer kälteempfindlich gewesen), eilte ich durch den Wind zur Rückseite der Kathedrale und rannte dabei beinah in Cliff, als ich die Tür zum Hintereingang öffnete. Er fing an zu erzählen, aber ich konnte nicht zuhören; ich drehte mich um und lief auf unser Auto zu.

Auf dem Heimweg konnte ich kaum sprechen. Schließlich fragte Cliff, ob mit mir alles in Ordnung sei. War er es überhaupt? »Alles in Ordnung, ja«, sagte ich herausfordernd. »Wo warst du?«

Cliff schwieg.

Ich entschuldigte mich, so gut ich konnte. Aber den ganzen restlichen Abend war ich zu keinem Gespräch fähig. Ich war reizbar, meine Konzentration schlecht und erst am anderen Morgen ging es mir wieder besser.

Ich überlegte, wie problematisch sich ganz einfache Wortwechsel zwischen zwei Menschen gestalten konnten, die auf unterschiedliche Weise reizempfindlich waren – Wortwechsel, wie sie tagtäglich zwischen Menschen stattfinden, die einander nahe stehen oder es zumindest versuchen. Oft wird von reizempfindlichen Erwachsenen und Kindern in einem Moment Aufmerksamkeit gefordert, wenn die »Aufführung« – ihre Aufführung – sich in Wirklichkeit gerade innen vollzieht.

In seinen ersten Lebensjahren verblüffte mich das Paradoxon namens Walker nicht wenig. Wie war es zum Beispiel möglich, dass ein Kind, das Berührung kaum ertragen konnte, eine Impfinjektion gelassen hinnahm? Wie konnte ein und dasselbe Kind, das uns, wenn es ans Schlafen ging, hart traf, weinen und bitten, wieder hineingehen zu dürfen, sobald sich ein Wind regte? Die Antworten auf diese Fragen stellten sich langsam ein. Sie kamen, als ich die komplexe Tapisserie der sensorischen Integration aufzutrennen begann.

Die Lösung lautete, dass Menschen gleichzeitig hyposensibel und hypersensibel sein konnten. Als ich mein Leben rekapitulierte, begriff ich, dass auch ich in Wirklichkeit beides zugleich bin. Als Erwachsene mit Kindern hielt ich es in einem Konzert kaum aus und kam im Lebensmittelgeschäft nur schwer zurecht. Früher jedoch, als ich in die High School ging, umgab ich mich mit Menschen. Ich ging ins Kino, sah fern, konnte oftmals die Ruhe beim Lesen nicht zulassen und die Stille fast nicht ertragen, die sich bisweilen durch meine inneren Wanderungen einstellte, und oftmals die Ruhe beim Lesen nicht aushalten.

Als Walker acht Monate alt war und ich Bodenzeit durchzuführen lernte, hatten wir das Esszimmer abgedunkelt. Ich fürchtete, dass mich die Bodenzeit anfangs langweilen könnte, und zwar so, dass mir vor Eintönigkeit angst und bange würde. Ich wusste, dass ich in den Begegnungen mit Walker selbst »zum Ausdruck kommen« musste – und wenn dies nicht möglich wäre, wenn es also nicht um mich ging, dann müsste wenigstens etwas von mir einfließen. Unsere Beziehung sollte von der inneren Energie durchdrungen werden, in deren Besitz ich vielleicht war. Ich hatte Angst, sie könne mir fehlen.

Meine Freunde sagen mir heute, dass ich mich zurückgezogen hatte und schwer zu erreichen war. Ich wälzte die ganze Zeit Gedanken. Ich hatte eine Tür geöffnet und eine stickige Kammer betreten, die nur Walker, mich und seine Krankheit enthielt. Ich ging in den dunklen Raum hinein und schien damit gewissermaßen auch Walker zu betreten. Schloss ich mich seiner Welt an?

War dies die einzige Möglichkeit, ihn herauszuführen, fragte ich mich jetzt, so wie Orpheus sich in die Unterwelt begab, um Eurydike zurückzuholen?

Der Telefonhörer lag neben der Gabel. Ausgeschlossen, dass ich mich zum Nachdenken, Musikhören oder Bücherlesen zurückziehen könnte. Mein Mann war in seinem Büro, Elizabeth meilenweit entfernt bei ihren Freunden. Als ich mich an den heißesten aller Sommertage mit Walker in jenen dunklen Räumen aufhielt, fand ich zu einer Ruhe, einer Stille in meinem Nervensystem, die ich sonst als Erwachsene wohl nicht kennen gelernt hätte. Zumindest in manchen Augenblicken erlebte ich eine Seelenruhe wie nie zuvor, so weit ich auch zurückdachte – etwas, nach dem ich mich möglicherweise schon immer gesehnt, das ich gleichzeitig aber zugedeckt habe, eine Stille, die ungehört blieb.

Durch Walkers Not lernten wir, wie trügerisch die goldenen Regeln sind. Den andern so zu behandeln, wie man mit sich selbst umgeht – das würde zu verheerenden Missverständnissen führen. Stattdessen erkannten wir, dass jeder Einzelne individuell »behandelt« werden möchte. Wir wurden als Familie immer vertrauter, seit wir vermittelt über die Sinne miteinander in Beziehung traten und den andern vor allem als sensorisches Wesen kennen lernten.

Auf der Rolltreppe eines Warenhauses legte ich meinen Arm um Elizabeth. »Mama, könntest du das lassen?«, beklagte sie sich.

»Was?«, sagte ich.

Sie schüttelte meinen Arm ab. »Berühr mich nicht.«

»Wirklich, du möchtest nicht, dass ich dich berühre?«, sagte ich.

»Nein, so ist es nicht. Nein. Es ist nur, dass zu viel Gewicht auf mir liegt. Versuch es leichter.« Jetzt legte ich meine Hand auf ihre Schulter.

»Nein. Nein. Nein. Das ist zu leicht, es kitzelt.« Ich entspannte mich und neigte meinen Kopf zu ihr.

»Sehr gut«, sagte sie.

Wir alle wurden sanfter, vorsichtiger und aufmerksamer im Umgang miteinander, lernten die gegensätzlichen und die verwandten Sehnsüchte unserer unterschiedlichen Nervensysteme anerkennen. Cliff mag gern Jazz. Ich finde, das regt zu sehr auf. Es gibt Zeiten, in denen ich »mich anlegen« könnte (Greenspans Ausdruck) und Cliff die Ruhe selbst ist. Greenspan brachte uns bei, wie wir unsere Signale lesen, wie wir miteinander so feinfühlig wie mit Walker umgehen und unser Spiel auf die Gemütsverfassung des andern abstimmen konnten. Es sei eine Frage der Achtsamkeit und der Aufmerksamkeit, sagte Greenspan, sein Spiel dem Nervensystem eines geliebten Menschen anzupassen. Vielleicht ist es nicht anders, als um das Zutrauen eines Rehs oder eines Vogels zu werben. Zuerst schauen wir nur hinter dem Baum hervor.

Teil VI

Ich hab ein Problem

Beim dritten Besuch bei Greenspan im April 1999 (Walker war zweieinhalb Jahre alt) war Walkers grüne Augenfarbe zu einem dunklen Haselnussbraun geworden. Seine Haut war rein, seine Stirn breit und sein Blick verriet Intelligenz. Sein wohlgeformter Mund spitzte sich, wenn er sprach. In allem lagen ein kindlicher Charme und eine Sanftheit, wie wenn er durch einen Filter gefilmt würde. Er kam auf uns zu, ergriff die Initiative, wenn ihm nach Geselligkeit zumute war, und spielte jetzt auch mit Elizabeth, ja, er wurde fähig, die Heftigkeit ihres Kicherns, ihrer überstürzten, lebhaften Drehungen und Windungen auszuhalten, wenngleich sie ihn ab und zu überforderten.

Trotzdem machten wir uns noch Sorgen, inwieweit Walker in der Lage war, Gruppen zu tolerieren. Obwohl er an den Spielgruppen bei REACH mehr Teilnahme zeigte, neigte er im Gewimmel zur Regression. In Gruppen geriet er offenbar auf den Gipfel der Erregung, in ein Übermaß an Glücksgefühl und Leichtsinn. Dann konnte ihn eine mit kleinen Spielsachen (wie Legosteinen) gefüllte Schachtel zuweilen so aufwühlen, dass er sie nach dreißig Sekunden Spiel, einem leidenschaftlichen Impuls folgend, vom Tisch fegte. Wir machten uns Gedanken, wie es ihm wohl später in der Vorschule und im Kindergarten ergehen würde. Arlene glaubte, Walker könnte eine Aufmerksamkeitsdefizit-Hyperaktivitätsstörung (ADHD) entwickeln, bei der er immer noch zu leicht durch Reize von außen überwältigt würde und sich mit dem Stillsitzen in der Schule schwer tun dürfte. Außerdem lag er mit seiner motorischen Geschicklichkeiten merklich zurück – wenn er müde war, hatte er bisweilen seine liebe Not, kleine Gegenstände zu handhaben, aufzunehmen und richtig zu platzieren. Wir fragten uns, ob er es je lernen würde, zu schreiben oder mit einer Schere umzugehen.

Trotz dieser Sorgen stand Walkers soziale und intellektuelle Begabung für uns außer Zweifel. Er mauserte sich zu einem Meister im schlagfertigen Antworten. Fremde faszinierten ihn und er fühlte sich besonders zu den Erwachsenen seiner Welt hingezogen. Er ließ sich so viel stärker auf alles, was um ihn vorging, ein, dass wir zum nächsten Termin bei Greenspan zusammen mit der achtjährigen Elizabeth nach Maryland flogen, damit auch sie Bodenzeit lernen konnte. Bei seinem dritten Besuch bei Greenspan interessierte sich Walker mehr dafür, mit dem Mann hinter der Kamera zu spielen als mit uns.

Walker schlenderte zu Greenspans voll gestopfter Spielzeugkiste hinüber und grub einen defekten Schulbus aus. Das Fahrgestell fehlte, wodurch das Spielzeug im Grunde unbrauchbar war. Da war nur das Gehäuse eines gelben Busses – mit Türen, Fenstern, Windschutzscheibe, aber ohne Räder. Was hatte es mit den Spielsachen in Greenspans Kiste bloß auf sich, dass so viele von ihnen beschädigt waren? Sie barg noch mehr dieser Art: Wir sahen Pferde ohne Beine, Puppen ohne Köpfe, mit Bällen verstopfte Röhren. Sicherlich gab es einen Grund, die Kiste mit solchen Spielsachen zu bestücken. Wir sollten ihn bald erfahren.

Walker ging direkt auf Greenspan zu:

WALKER: Mein Schulbus hat ein Prob'em.
GREENSPAN: Wer könnte dir da weiterhelfen?
WALKER: (dreht sich um und deutet auf mich) Mami.

Im Nu ließ ich mich auf dem Boden nieder und wollte das Schulbusgehäuse über einen kleineren, intakten Lastwagen stülpen, aber der Bus purzelte immer wieder herunter. Ich lachte und zuckte mit den Achseln. Walker holte den Lastwagen unter dem Bus hervor und zog an seinen Rädern, um sie am Schulbus anzubringen. Aber die Räder rührten sich nicht vom Fleck.

Er kehrte zu Greenspan zurück, der immer noch die Videokamera hielt.

WALKER: Ich hab ein Prob'em mit … (Pause).

GREENSPAN: Was denn? Was für ein Problem hast du, Schatz?
WALKER: Ich hab ein Prob'em mit den Rädern.
GREENSPAN: (mit sanfter Stimme) Warum? Was für ein Problem hast du? Warum hast du mit den Rädern ein Problem?
WALKER: Weil ich sie abmachen muss.
GREENSPAN: (stellt sich unwissend, neugierig) Weil du sie abmachen willst?
WALKER: Äh hm.
GREENSPAN: Warum möchtest du sie denn abmachen?
WALKER: Weil. (Pause. Denkt angestrengt nach.) Ich will … (Redet nicht weiter.)
GREENSPAN: Weil du *was*?
WALKER: Weil ich möchte …
GREENSPAN: Weil du möchtest? (Pause. Walker sieht erst Greenspan, dann den Lastwagen an.) Ist es besser, wenn sie dran sind oder wenn sie ab sind? (Er sagt ihm vor.)
WALKER: Ab …
GREENSPAN: Was ist daran besser, wenn sie ab sind?
WALKER: Ich weiß nicht.
GREENSPAN: Was?
WALKER: Ich weiß nicht.
GREENSPAN: Also, wenn du sie erst mal abgemacht hast, was willst du dann mit den Rädern anfangen?
WALKER: Sie abmachen …
GREENSPAN: *Nachdem* du sie abgemacht hast, was hast du dann mit ihnen vor?
WALKER: Weiß ich nicht.
GREENSPAN: Oh. (Pause.) Also, hm … was machen wir jetzt? Sie gehen also schwer ab?
WALKER: Äh hm.
GREENSPAN: Nun, was sollen wir tun?
Walker schwieg lange. Schließlich half ihm Greenspan auf die Sprünge:
GREENSPAN: Wer könnte da helfen?
WALKER: Ich will, dass *du* mir hilfst …

GREENSPAN: *Ich?* (mit gespielter Überraschung)

WALKER: (schaut in die Kamera) Äh hm.

GREENSPAN: Nun ja, das geht nicht. Ich kann das nicht so gut. Ich muss meine Kamera halten. Weißt du, wer dir helfen könnte? Ich glaube deine … Schwester könnte dir helfen. Was meinst du?

Walker lief zu Elizabeth, die auf dem Sofa auf Cliffs Schoß saß und malte. Sie hatte sich für diese Gelegenheit fein gemacht – mit einem blauen Velourskleid, einem Pullover mit modischen Ärmeln in Überlänge und goldenen Pumps.

»Kannst du mir helfen, Elizabeth?«, rief er erregt und warf sich liebevoll in ihren Schoß.

ELIZABETH: (die sich jetzt Greenspans Methode zu Eigen macht) Selbstverständlich, wobei soll ich dir helfen?

WALKER: Ein Lastwagen.

ELIZABETH: Was soll ich mit dem Lastwagen anstellen?

WALKER: Mach die Räder ab.

ELIZABETH: Warum soll ich die Räder abmachen?

WALKER: Weil ich will … weil ich sie an dem Schulbus festmachen wollte.

GREENSPAN: (überrascht) Was hat er gesagt?

CLIFF: Er möchte sie an dem Schulbus anbringen.

GREENSPAN: Das ist ziemlich klug.

CLIFF: Ich vermute, er hat es die ganze Zeit vor Augen gehabt. Das hätte ich nicht gedacht.

ELIZABETH: Wie soll ich das machen?

WALKER: So.

ELIZABETH: Ich probier's.

Sie zog und zog, konnte aber die Räder nicht ablösen, und lachte. Walker rannte zu Greenspan zurück.

WALKER: (sieht in die Kamera) Elizabeth kann es nicht. Elizabeth kann es nicht.

GREENSPAN: Vielleicht schafft es deine Mama oder dein Papa.

Walker eilte zu mir, und ich war dann diejenige, die dem Kreislauf der Kommunikationskreise schließlich den Garaus machte.

Ich: Weißt du was, wir nehmen uns ein neues Spielzeug und machen uns über das hier keine Gedanken mehr.

Mir war bewusst, dass ich einen Fehler begangen hatte. Die Bodenzeit-Losung lautete, dass der Austausch mit einem Kind niemals abgebrochen werden durfte. Das galt es zu vermeiden, damit sich so lange wie möglich ein Kommunikationskreis nach dem andern um ein einzelnes logisches Ereignis winden konnte. Jede Ausdehnung der Interaktion weitet den Geist, erhöht die Aufmerksamkeitsspanne, verstärkt das logische Verknüpfen. Ich konnte es nicht ertragen, dass dieses Treiben nirgendwohin führte. Dennoch war dies unbestritten mein bislang liebster Besuch bei Greenspan. Wir erhielten nämlich Gelegenheit, den Mann selbst bei der Bodenzeit zu beobachten. Schon oft hatte ich mir überlegt, wie er wohl wäre, wenn er je hinter der Kamera hervorkommen und mit einem Kind spielen würde. Versteckte er sich dahinter? Jetzt hatte ich meine Antwort. Ich war fasziniert, wie Greenspan die Unterhaltung so deichselte, dass Walker an seinem Ziel, an seiner Frage oder seinem Problem festhielt und sich dennoch die ganze Zeit nach außen bewegte – zu seiner Schwester ging, zu mir kam, um Hilfe bat, Kommunikationskreise eröffnete und sie fortspann. Die Kreise drehten und drehten sich immer weiter. Ich wusste gar nicht, dass Walker zu so vielen imstande war – fünfzig in diesem einen Austausch.

Walker hatte Meilenstein fünf überschritten – er konnte sich eine Welt ausmalen, die nicht existierte – und stellte jetzt langsam die logischen Verknüpfungen von Meilenstein sechs her.

In den folgenden sechs Monaten gaben wir in der Bodenzeit unser Bestes. Wir konzentrierten uns auf die Förderung von Blickfolgen und visueller Aufmerksamkeit, bauten mehr Versteckspiele ein und wählten Beschäftigungen, die Walkers Fein- und Grobmotorik schulten. Die Ergebnisse waren umwerfend.

Am Tag, an dem Walker bei REACH die Beurteilung für Dreijährige erhielt, waren sechs Erwachsene – Dawn, Arlene, Jean (eine Sprachtherapeutin), Walkers voraussichtliche Vorschullehrerin, Cliff und ich – in einem kleinen Testraum um ihn versammelt. Cliff hielt die Videokamera. Die Therapeutinnen nahmen nacheinander den Platz vor Walker ein und prüften ihn in ihrem Fachgebiet. Dawn und Arlene benutzten beide das »Michigan Early Intervention Developmental Profile«. Dawn legte ihm Puzzles, Schaubilder und Spielzeug vor, um seine kognitiven Fähigkeiten zu testen. Arlene forderte ihn auf, zu hüpfen, zu zeichnen und Bauklötze aufeinander zu türmen. Jean hielt sich bei der Prüfung von Walkers rezeptiver und expressiver Sprache an die »Preschool Language Scale«. Sie legte ein großes Buch vor ihm auf den Tisch und zeigte ihm Bilder. Auf jeder Buchseite befanden sich Aufgaben für steigende Leistungsniveaus. Walker sollte eine Aneinanderreihung von Wörtern wiederholen. Er befolgte die Bitte und strahlte stolz. Dann deutete sie auf ein abgebildetes Fahrrad, einen Besen und eine Schere. »Mit welchem kann man fahren? Mit welchem schneiden?« Der Standard für Dreijährige war erreicht und so blätterte sie ein paar Seiten weiter. Auch die Dreieinhalbjährigennorm überschritt er, während er mit seiner Prüferin flirtete. Wieder blätterte sie ein paar Mal um. Ein Dreijähriger, der, wer weiß, vielleicht nie gesprochen hätte, besaß die Sprachkenntnisse eines beinah Vierjährigen. Aber als Arlene ihn gebeten hatte, zu hüpfen, musste er passen.

Nach neun Monaten regelmäßiger Physiotherapie in der Vorschule konnte Walker hüpfen und laufen, wenn vielleicht auch nicht so kraftvoll wie die meisten andern. Außerdem konnte er mit der Schere Papier ausschneiden und gut gezielte und raffinierte Dinge mit seinem Wassergewehr anstellen.

Er litt weiterhin unter Nahrungsmittelunverträglichkeit und hin und wieder unter gastrointestinalen Beschwerden. Zuzeiten war er ein empfindliches Kind. In einem kalten Schwimmbecken wollte er nicht schwimmen und ab und zu versetzten ihn laute Geräusche in Aufregung. Ich behaupte, dass seine Erfahrung und seine Erziehung oder vielleicht eine ihm innewohnende, mit seiner Sensibilität verbundene Gabe Walker mit einem hohen Grad an emotionaler Intelligenz ausstatteten. Wenn man seine frühen Muster bedenkt, entbehrt dies nicht der Ironie. Er verstand eine ganze Menge von diesem Leben.

Als Walker dreieinhalb Jahre alt war, kam er einmal mit dem beigefarbenen Plastikkörper des Mr. Potato Head in die Küche, einer Puppenausgabe dieser Figur.

»Hallo!«, sagte er mit einer hohen, quieksenden Stimme. »Ich bin Mr. Potato Head. Nein, eigentlich nicht«, korrigierte er sich, noch in der Potato-Stimme. »Ich bin nicht Mr. Potato Head … Ich bin Mr. Nobody.«

»Warum Mr. Nobody?«, fragte ich.

Er zeigte mir den Körper. Er war unbemalt. »Weil ich keine Augen, keine Nase, keinen Mund habe. Ich bin traurig und allein.«

»Warum bist du traurig?«, fragte ich.

»Ich möchte mein ganzes Selbst.«

»Und dann bist du glücklich?«

»Ja«, sagte er.

Phantasie, Sensibilität, Neugierde und Wohlbehagen in körperlicher Nähe zu andern Menschen – diese Gaben machen Vertrautheit möglich. Walker und ich waren einander auf vielerlei Art und Weise nah, die ich nie vorausgeahnt oder mir vorgestellt hatte. Wir teilten die Intimität miteinander, die uns Greenspan, als wir ihn 1997 zum ersten Mal trafen, so sehr ans Herz gelegt hatte.

Wir hatten ein ganzes Repertoire gemeinsamer Beschäftigungen. Eine davon waren Fahrradfahrten zum Smith College. Als wir einmal den steilen Hügel hinunterfuhren, auf sein Lieblingsplätzchen, den »Fischteich«, zu, lachte er, hob sein Gesicht empor, um den Fahrtwind zu spüren, und rief aus: »Oh, es tut so gut, Mama.« Ich ermahnte ihn: »Benutz deine Bremsen, die Schwerkraft zieht dich hinunter!« Aber er brauste den Hügel hinab, ohne zu stürzen. Er nahm mich an der Hand und führte mich zu seiner bevorzugten Zufluchtsstätte. »Mein Haus« nannte er sie, einen Baum mit Blättern, dessen Äste sich bis auf die Erde neigten und ein verborgenes Zelt bildeten. Wir spielten Haus, traten in den Kräutergarten hinaus. Zwei Stunden später lag er im Gras, den Kopf in die Hände gestützt, und ließ seinen Blick über den Paradies-Teich schweifen.

»Was ist Schwerkraft, Mama?«, fragte er.

»Es ist die Kraft, die einen am Boden hält«, antwortete ich ihm. »Die Schwerkraft verhindert, dass wir mir nichts, dir nichts davonschweben. Sie sorgt dafür, dass wir an den Boden und an diese Erde gebunden bleiben.«

Er stellte sich rasch auf die Zehenspitzen, breitete die Arme aus und sagte: »Mama, nimm mich bitte hoch.«

»Es gibt nichts, was ich lieber täte«, erwiderte ich.

Dreikönigsfest

Ich stand an der Sprechzimmertür von Timothy Buie, M.D., im Massachusetts General Hospital. Buie ist Gastroenterologe und hat sich auf Kinder mit Störungen des autistischen Spektrums spezialisiert. Elizabeth und Walker standen vor mir, Cliff an meiner Seite. Cliff und ich hatten gehört, dass Buie die Yale Medical School besucht hatte und jetzt seine Privatpraxis aufgeben wollte, um in Margaret Baumans L.A.D.D.E.R.S.-Programm* mitzuarbeiten. Wir hofften, er möge Walkers Resorptionsproblemen und einer möglichen Nahrungsmittelunverträglichkeit mehr Verständnis entgegenbringen als die Fachärzte, die wir zuvor aufgesucht hatten.

Jetzt, als ich in seinem Eingang stand und das Zimmer in Augenschein nahm, entdeckte ich einen Marine-Rucksack mitten auf seinem Schreibtisch. Sonderbar, mir fiel ein Stein vom Herzen; ich hatte das Gefühl, in guten Händen zu sein. An der Universität trug damals jeder einen Rucksack – reagierte ich etwa bloß auf einen Kultgegenstand meiner Generation? Doch ein Rucksack suggeriert auch, dass Bücher darin sein könnten. Darüber hinaus bedeutete ein Rucksack »Mobilität«. Vielleicht dachte ich, dass aus der Praxis dieses pädiatrischen Gastroenterologen bestimmt keine Falltüren nach draußen führten wie in der Praxis des anderen Gastroenterologen, die in meiner Vorstellung welche besaß. Oder vielleicht dachte ich auch: Hier ist ein Mann, der unterwegs ist, teilhat am Zeitgeist, vielleicht sogar einer, der an vorderster Front das autistische Spektrum erforscht. Mich ließ das Gefühl nicht los, dass dieser Arzt sein Handwerk verstand.

Es stellte sich heraus, dass Buie hielt, was sein Rucksack versprach. Er brachte eine Stunde mit uns zu und erläuterte aus-

* Learning And Developmental Disorders Evaluation and Rehabilitation Services.

führlich die wissenschaftliche Theorie, die seine Position untermauerte. Er vertrat den Standpunkt, dass wir bei Walkers Vorgeschichte weiterhin, zumindest für die nächste Zeit, auf Weizen- und Milchprodukte verzichten sollten. »Viele harte wissenschaftliche Beweise gibt es dafür zwar nicht, aber das darf man nicht irrtümlich als Mangel an Wahrheit oder Bestätigung unserer Theorie auffassen – es bedeutet nichts weiter, als dass die Prüfung noch aussteht. Es liegen aber jede Menge anekdotische Belege vor, dass es der Gesundheit und dem Verhalten eines Kindes zugute kommt, wenn man die Hauptallergene vom Speisezettel streicht. Einer meiner kleinen Burschen konnte nicht lange genug still sitzen, um sich mit uns zu unterhalten. Als die Eltern alle Weizen- und Milchprodukte wegließen, wurde er ruhig und konnte uns seine Aufmerksamkeit schenken.«

Walker saß auf Cliffs Schoß und musterte ein rotes Automodell, einen Volkswagen.

»Schau mal, Elizabeth, ein Box-Buggy«, sagte Walker.

»Was?«, fragte Buie.

»Ein Box-Buggy! Du kommst an einem vorbei und dann boxt du«, sagte Walker, der sich umwandte, Cliff in den Arm knuffte und herzhaft lachte.

»Dieses Spiel spielen Elizabeth und ihre Freunde«, erklärte Cliff. »Sie nennen Volkswagen Box-Buggys. Immer wenn sie an einem Volkswagen vorbeigehen, geben sie sich einen Klaps.«

Walker lachte immer noch, sah sich im Zimmer nach anderen Spielsachen und Automodellen um und schwatzte mit Buie. Er versetzte Cliff abermals einen Puff.

»Hast du eine Toilette?«, fragte Walker und lächelte Buie an. Er und Elizabeth gingen zusammen hinaus.

»Wir sind neugierig, etwas über das Sekretin zu erfahren«, sagte Cliff. Die Autismus-Gemeinde raunte nach wie vor über das Kind, das nach Einnahme des Medikaments plötzlich wieder sprach. »Walker hat natürlich kein Problem mit dem Sprechen, aber wir haben gehört, dieses Medikament soll bei Resorptionsproblemen helfen.«

»Also«, fuhr Buie fort, »ich glaube, ich habe ungefähr genauso viele Tests mit Sekretin durchgeführt wie die andern und die

Erfahrung gemacht, je genauer man sich den Darm solcher Kinder anschaut, umso mehr findet man.«

»Können Sie bei Walker einen Test mit Sekretin machen?«, fragte Cliff.

»Man bekommt keines mehr«, sagte Buie. »Ein paar Leute, die an seinen Wert glauben, haben es aufgekauft.«

»Sie meinen, sie hamstern es?«

Buie nickte, hielt seine Hände in die Luft. »Wie dem auch sei, das ist kein Beinbruch. Es gibt andere Testsubstanzen.«

Cliff und ich wollten unbedingt verstehen, wie das Funktionieren des Gehirns und des Verdauungstrakts zusammenhängen. Buie begann zu reden. Er sprach so schnell, dass wir kaum folgen konnten. Was ich von seinen Ausführungen erinnere, ist Folgendes:

»Wir glauben, dass wir es hier mit einer Art allergischer Reaktion oder mit einer Unverträglichkeit zu tun haben. Eine der Theorien besagt, dass der Darm dieser Kinder bestimmte Allergene nicht richtig verdaut – insbesondere ihre Proteine. Weizen- und Milchprodukte kommen hier als stärkste Geschütze in Frage. Ein paar Leute vertreten die Theorie, dass deshalb Opiate und andere schädliche Substanzen bei Kindern dieser Gruppe in den Blutkreislauf freigesetzt werden. Andrew Wakefield, ein Forscher aus England, behauptet, dass Masern-Schutzimpfungen die Darmschleimhaut schädigen können, sie durchlässig machen. Wie Sie wahrscheinlich gehört haben, hat man bei Patienten mit Störungen des autistischen Spektrums im Ileum des Dünndarms Masernerreger nachgewiesen. Man nimmt an, dass das Virus zu einer Kolon- oder Darmentzündung führt, in deren Folge Opioide über die Schleimhaut ins Blut übertreten und so ins Gehirn gelangen. Andere Forscher lehnen Wakefield ab und wollen beweisen, dass Schutzimpfungen nichts mit Autismus zu tun haben, aber ich bin mir nicht sicher, ob das die Sache wirklich trifft.«

Vermutlich würde man eines Tages entdecken, dass Schutzimpfungen sehr wohl ein paar Kinder des Spektrums schädigen können, behauptete Buie. »Wir wissen es noch nicht. Nach meiner Überzeugung können Schutzimpfungen bei einem anfälligen Kind eine Immun- oder Entzündungsreaktion auslösen.« Aber Buie zufolge kamen möglicherweise andere Ursachen als die Impfstoffe für das Problem in Betracht. Als er seine Theorie Wakefield auf einer Tagung unterbreitet hatte, zeigte dieser kein Interesse.

»Wir tappen noch im Dunkeln, ob das Problem vom Gehirn oder vom Verdauungstrakt ausgeht. Aber an der Graduate School habe ich gelernt, dass man bei einer Häufung mehrerer Symptome stets nach einem Zusammenhang fahnden und sie als Teil eines umfassenderen Systems verstehen sollte.«

Wir hörten, wie in der Toilette nebenan Wasser floss.

Buie beugte sich auf seinem Schreibtisch vor, rückte näher zu uns heran, zeigte in Richtung Toilette, wo sich Elizabeth und Walker aufhielten, und sagte: »Dieser Bursche ist Klasse. Was für eine Persönlichkeit! Ich mag ihn.«

Walker und Elizabeth kamen herein und Buie richtete sich wieder auf.

»Ich würde Folgendes vorschlagen«, sagte er. »Wir testen diesen kleinen Kerl.« Er lächelte Walker an. »Schauen wir mal nach, was sich in seinem Verdauungstrakt wirklich abspielt. Ich würde gern eine Endoskopie ansetzen.«

Cliff und ich waren in Sorge wegen der Anästhesie, die Walker erhalten sollte. Wie würde ein Kind, das aus rätselhaften Gründen immer noch hin und wieder erbrach, auf ein Medikament reagieren, das für manch anderen tödlich sein konnte? War er so empfindlich, dass er es nicht überstehen würde? Als wir nach der Prozedur zu ihm durften, war er noch nicht bei Bewusstsein und atmete durstig den Sauerstoffnebel ein, der ihm ins Gesicht sprühte. Nach einer Dreiviertelstunde kam er immer noch nicht zu sich. Die Schwestern waren beunruhigt, aber dann rührte er sich und endlich sagte er ein paar Worte – es war eine Klage.

Buies Endoskopie wies Zellschädigungen bei Walker nach, die auf einen allergischen Reizzustand zurückzuführen waren, Zellschädigungen nicht nur im Magen, sondern auch in der Speiseröhre. Er verschrieb ein Antihistaminikum namens Cyproheptadin.

Binnen einer Stunde nach der Einnahme des Medikaments veränderte sich Walkers Leben. Laut meinen Aufzeichnungen aß er Folgendes:

19.20 Uhr: Eine Banane.
19.35 Uhr: Fünf Reiscracker mit Sojaaufstrich und Marmelade.
20.05 Uhr: Apfelmus.
20.20 Uhr: Einen Nachschlag Apfelmus.
20.40 Uhr: Drei Knackwürstchen (ohne Brötchen).

Das Kind, das sich aus Essen nie etwas gemacht hatte, schmauste nun endlich wie andere Kinder und mit dem Antihistaminikum ist es bis heute so geblieben.

Im Mai 2000 besuchten Walker, Cliff und ich noch einmal Greenspans Praxis. Damals war Walker drei Jahre und sieben Monate alt, er ging in die Vorschule und wurde nicht mehr von REACH betreut.

Greenspan tat, was er immer tat; er filmte, wie wir mit Walker spielten und mit ihm arbeiteten. In der Vergangenheit hatte er uns in der Regel zweimal aufgenommen und unsere Bodenzeit-Methode in der zweiten Runde korrigiert. Dieses Mal filmte er uns nur einmal, schaltete seine Videokamera ab und schickte Walker aus dem Zimmer.

Er ließ uns wissen, dass Walker sich, egal welche Maßstäbe man anlegt, wunderbar mache. »Er ist intelligent, kann sehr gut Probleme lösen, ist ein kreativer Denker und hat die Einstellung, dass die Dinge machbar sind. Und was noch wichtiger ist, er hat dieses Funkeln in seinen Augen. Diesen wunderbaren Blick werden Sie bei einem durchschnittlichen Kind nicht finden.«

Eine besondere Spannung lag in der Luft. Wir alle redeten jetzt lebhaft über Kindererziehung im Allgemeinen.

»Es ist großartig, wenn Eltern viel Zeit mit ihren Kindern verbringen.« Er sah uns durchdringend an.

Wenn Eltern mit ihren Kindern *Zeit verbringen*? Wenn ich

dem Mann nicht so dankbar gewesen wäre, hätte ich ihm eine Ohrfeige verpasst.

Über den Berg. Heiter. Keck. Wenn es in dieser Geschichte ein Dreikönigsfest gibt, dann fiel es auf diesen einen Tag. Greenspans Worte, »wunderbar, egal welche Maßstäbe man anlegt«, sagten uns, dass wir Erfolg und den Wettlauf mit der Zeit gewonnen hatten. In gehobener Stimmung, ein bisschen zu optimistisch trennten wir uns. Nun ja, da war noch ein wenig Bodenzeit durchzuführen und die Spielverabredungen, die zum Verrücktwerden waren – aber ich glaube, wir beide beschlossen insgeheim, dass wir mit der Bodenzeit fertig seien. Damit wollten wir nichts mehr zu tun haben. Jetzt könnten wir uns entspannen und eine Familie sein.

Mit den Sorgen, dass unser Sohn eines Tages autistisch sein könnte, hatte es nun ein Ende. Er war gesellig, mehr als gesellig – er war lebhaft und in seinen Augen lag ein Glanz. Er war ein prächtiger und vielseitiger kleiner Junge. Und er war geistig gesund. Wir kurbelten das Fenster herunter, so dass die südliche Maibrise uns mitten ins Gesicht blies. Unser Mietwagen hatte kein aufklappbares Verdeck, aber in meiner Erinnerung war unser Vergnügen im Auto so groß, als ob es eines gehabt hätte. Wir machten bei McDonalds Halt und kauften Walker die größte Portion fettiger Pommes frites, die es gab.

Unsere Geschichte war indes noch nicht zu Ende – aber woher hätten wir es in jenem Augenblick wissen sollen?

Was diese Welt kaputtmacht

Greenspan wusste, dass unsere Geschichte noch nicht zu Ende war. Obgleich er von Walkers Fortschritt ganz hingerissen war, hatte er uns die übliche endlose und unmögliche lange Maßnahmenliste vorgelegt. Ihm war klar, dass Walker nach wie vor an seinen sensomotorischen Fähigkeiten arbeiten musste, weil Defizite in diesem Bereich ein Kind wie ihn noch lange nach seiner emotionalen Gesundung und nachdem seine Entwicklung in den normalen Verlauf eingemündet ist, verfolgen können. Stets der Zuchtmeister, bestand Greenspan darauf, dass wir in unseren Bemühungen nicht nachlassen. Walker sollte sich mit Folgendem beschäftigen: mit vier Spielverabredungen in der Woche, mit Laufen, Hüpfen, Kicken und Werfen, außerdem sollte er Sprachtherapie (er war im Sprechen so weit fortgeschritten, dass seine Zunge mit seinen Gedanken nicht immer Schritt halten konnte), Beschäftigungstherapie und Physiotherapie erhalten. Cliff und ich konnten die Bodenzeit immerhin auf zwei bis drei Sitzungen täglich beschränken.

Auf der Heimfahrt nach unserem Besuch bei Greenspan fuhren Cliff, Elizabeth, Walker und ich an der Küste New Jerseys entlang nach Norden und übernachteten in einer Küstenstadt namens Spring Lake. Da wir uns eine Feier gönnen wollten, nahmen wir ein großes Zimmer in einem gemütlichen Gasthof nicht weit vom Ozean. Elizabeth, mittlerweile Drittklässlerin, saß draußen auf der Veranda und schrieb ihrer Freundin einen Brief. Walker schlief zwischen Cliff und mir ein, als wir im Bett Wein tranken und fernsahen. Am nächsten Morgen fuhren wir gegen den Wind, der die Küste entlangbrauste, ans Meer und parkten an einer Stelle, die wir für einen einsamen Strand hielten. Der Wind blies so kräftig, dass wir die Autotür kaum öffnen konnten. Als wir auf den Sandstrand zugingen, hielt Cliff Walker in seinen Armen. Elizabeth und ich liefen unterdessen voraus. Wir bogen bei einem stuckverzierten Pavillon um die Ecke und sahen eine Planierraupe Sand zusammenschieben. Dann steuerten wir aufs Wasser und die tosenden Wellen zu, während der Wind gegen unsere Ohren trommelte. Wir konnten Cliff und Walker nicht mehr hören, gingen aber davon aus, dass sie nachkommen würden. Als wir das Wasser erreichten, lasen wir Muscheln auf, bewunderten sie, warfen Steine ins Wasser, merkten aber bald, dass die beiden uns nicht gefolgt waren. So kehrten wir um, um nachzuschauen, und sahen Cliff aufs Auto zueilen. Walker war in seinen Armen, kickte und schrie offenbar. Es brauchte eine Weile, bis wir wahrnahmen, was Walker unter Tränen von sich gab, aber endlich konnten wir seine Worte verstehen: »Das macht die Welt kaputt. Das macht die Welt kaputt!« Er bebte und fuchtelte mit den Armen herum, und uns blieb keine andere Wahl, als wegzufahren von dem, was die Welt kaputtmachte – was immer es sein mochte.

Den ganzen Sommer über wurde Walker angst und bange, wenn er das Haus verlassen sollte, er fürchtete sich jetzt vor den lärmenden Maschinen im Freien – vor Rasenmähern, Baumaschinen, Laubgebläsen. Er blieb den Veranstaltungen in der Vorschule fern und mied Musikaufführungen. Wir brauchten eine Zeit lang, bis wir uns zusammenreimen konnten, was an jenem Tag am Strand passiert war. Scheinbar hatte Walker alle sensorischen Ereignisse – die krachenden Wellen, den tosenden Wind, der auf seine Trommelfelle trommelte, den Planierraupenlärm – in eins gebündelt und für ein einziges Furcht einflößendes, überwältigendes Geschehen gehalten. Er muss beschlossen haben, dass die Raupe ganz allein an seinem sensorischen Erleben schuld sei, das in seiner Heftigkeit geradezu traumatisch wirkte.

Die staatliche Vorschule in Northampton war einverstanden, dass wir mit Walker zu einer Beschäftigungstherapeutin im nahe gelegenen Cooley-Dickinson Hospital gingen, die mit ihm an der »Empfindlichkeit des Hörsinns« arbeiten sollte. Dort lernten wir Elizabeth kennen, die uns eine Desensibilisierungsmethode vorschlug, die, wie sie hinzufügte, Patricia Wilbarger entwickelt hatte.

Der Behandlungsplan schien zu einfach, um etwas bewirken

zu können, aber nach allem, was wir bereits hinter uns hatten – warum nicht an seinen Nutzen glauben? Elizabeth zeigte uns, wie wir den Zahnfleischrand direkt hinter den oberen Schneidezähnen in Walkers Gaumen reiben und dann unverzüglich fest auf seine unteren Zähne drücken sollten. Der Vorgang, den wir zweimal hintereinander, und zwar insgesamt fünf- oder sechsmal am Tag, ausführen sollten, nahm nur Sekunden in Anspruch. »Wahrscheinlich bemerken Sie in den nächsten Tagen ein paar Veränderungen«, sagte sie.

»Welcher Art?«

»Das ist ganz unterschiedlich«, sagte Elizabeth rätselhaft. Dann gingen wir Walkers Marotten durch. Wir saßen auf dem Boden und erörterten, was diesen Vierjährigen von einem durchschnittlichen Kind seines Alters unterschied. Ich zählte ein paar Züge auf, die ich immer noch für besorgniserregend hielt: (1) seine übermäßige Lärmempfindlichkeit; (2) dass er Angst hatte, nach draußen zu gehen, und sich vor Baumaschinen fürchtete; (3) seine Erregbarkeit, besonders nachts (Walker schlief manchmal nicht vor 22 oder 23 Uhr ein); (4) dass er morgens schwer in die Gänge kam und ein wenig desorganisiert war (er kam meiner Aufforderung, den Mantel oder die Stiefel anzuziehen, nicht nach – stattdessen konnte er sich auf den Boden legen und streitlustig mit seinen Stiefeln um sich werfen); (5) seine morgendliche Appetitlosigkeit; (6) seine Aufgeregtheit in der Nähe anderer Kinder, das Schubsen und Stoßen.

Elizabeth erklärte uns weiter, dass die Behandlung vor den Haupt- und Zwischenmahlzeiten erfolgen müsse. Wir sollten diese Berührung des Gaumens eine Woche lang (sechsmal am Tag) ausführen und danach ihre Häufigkeit langsam reduzieren und sie schließlich nur noch vor anstrengenden Ereignissen anwenden.

Cliff und ich waren willens, aber, offen gestanden, skeptisch. Der Behandlungsplan schien uns gegen die Intuition zu verstoßen. Wir wussten, dass Kinder desensibilisiert werden konnten, wenn man sie zum Beispiel drehte, aber das Drehen stand in direkter Verbindung mit dem Bewegungssinn, den es heilen sollte. *Wie aber hing der Gaumen mit der Aufregung durch Rasenmäher-*

lärm zusammen? Wir waren jedoch entschlossen, es auszuprobieren.

Am Freitag, dem 24. Oktober, begannen wir mit der Behandlung. Sechsmal an jenem Tag rieben wir Walkers Gaumen (eins, zwei), drückten auf seine Zähne (eins, zwei) und wiederholten den Vorgang.

Tags darauf, am Samstagmorgen, als Cliff und ich noch schlafend im Bett lagen, trat Walker leise herein, blieb neben uns stehen und verkündete schließlich: »Zeit zum Aufstehen. Zeit zum Aufstehen!« Er rief wie ein eifriger Pfadfinder. »Schaut her, ich habe mich selbst angezogen«, fügte er hinzu. Ich setzte mich im Bett auf und betrachtete die kleine Gestalt auf Cliffs Seite in Hosen, einem gut dazu passenden Hemd und Socken. Walker hatte sich noch nie selbst angekleidet, ohne dass einer von uns daneben stand und ihn bei jedem Kleidungsstück ermunterte, aufforderte, verlockte, es sich überzustreifen. An diesem Morgen hatte er sich nicht nur komplett selbst angezogen, sondern zum allerersten Mal auch seine Kleidung selbst ausgesucht (was bei jedem Vorschüler auf einen hohen Grad an Organisation hindeutet).

In den folgenden Tagen und Wochen bemerkten Cliff und ich Veränderungen, die wir uns schwerlich als Folge der Behandlung vorstellen konnten, aber sie waren so atemberaubend, dass wir am Ende daran glaubten. Die Sauberkeitserziehung hatte sich über Monate hingeschleppt, doch an diesem ersten Morgen war Walkers Höschenwindel trocken. Er entschied sich freiwillig, sauber zu sein (*und war es* innerhalb weniger Tage).

»Kann ich etwas zum Frühstück bekommen?«, fragte er, nachdem er uns an jenem ersten Samstag der Behandlung aufgeweckt hatte.

Cliff und ich sahen einander an. »Wer ist dieses Kind?«, schienen wir beide fragen zu wollen. Trotz seiner Appetitzunahme, seit er das Antihistaminikum einnahm, hatte er sich bisher noch nicht zum Frühstücken überwinden können.

Innerhalb weniger Tage bemerkten wir, dass Walker plötzlich andere Kinder neben sich auf dem Sofa ertragen konnte, ohne Unruhe und ohne zu schubsen. Wenn wir im Auto unterwegs waren, hatte er sich normalerweise geweigert, etwas anderes anzuhören als unsere Gespräche und Kinderkassetten. Jetzt spitzte er bei jedem Radiosender, den ich mir aussuchte, die Ohren, sogar bei den Nachrichten. Wenn Gäste da waren, hatte ihn dies meistens so in Erregung versetzt, dass er sich als Einziger mit unserem Besucher befassen wollte – er plauderte lebhaft, aktiv, zeigte seinen ganzen Charme und beherrschte den Abend. An jenem ersten Samstagabend hingegen saß er beim Abendessen ruhig bei unserem Gast und warf, wie um Jahre älter geworden, intelligente Fragen ein. Walker zögerte das Verlassen des Hauses nicht mehr hinaus. Er zog sich seine Stiefel und seinen Mantel schneller an, als ich es gekonnt hätte. Zu unserer völligen Überraschung ging eine der tiefgreifendsten Veränderungen tatsächlich mit seinem Hörsinn vonstatten. Schon am ersten Behandlungstag gewöhnte er sich an den Krach der Rasenmäher. Als ein Freund ihm ein Horn ans Ohr hielt und hineinblies, machte es ihm nichts aus. Er konnte Stunden in einer geräuschvollen Einkaufspassage zubringen, ohne zu klagen (und so ist es geblieben).

Als ich Elizabeth, die Beschäftigungstherapeutin, in der Woche nach Abschluss der Behandlung wiedersah, fragte ich sie, was das Zahnfleisch mit Lärmtoleranz, mit Organisation zu tun haben könnte.

»Von dieser Stelle im Mund verläuft ein wichtiger Nerv direkt zum Gehirn«, antwortete sie. »Der Trigeminusnerv.«

»Ach so!«, sagte ich, und mir fielen Arlenes Worte wieder ein, dass der Mund der am stärksten organisierende Teil des Körpers sei.

»Was meinen Sie, ist das der Grund, weshalb Kinder am Daumen lutschen?«

»Ja«, erwiderte sie.

Walkers Verwandlung durch die Desensibilisierungstherapie ging so tief, dass ich mich unweigerlich fragte, ob sich hinter zahlreichen Verhaltensweisen, die wir bei gesunden Kindern ihrer Unreife oder »Ungezogenheit« zuschreiben, nicht sensorische Probleme verbergen könnten. Das Nervensystem spielt womöglich eine viel entscheidendere Rolle bei der Konzentration, beim Temperament und Lernverhalten unserer Kinder, als wir denken.

Jetzt verstanden Cliff und ich, dass all die Jahre unserer Arbeit mit Walker großenteils dazu gedient hatten, die Reizempfindlichkeit wie eine Schale zu entfernen. Mit der Zeit löste sie sich stück- oder schichtweise ab. Unbeschwert war unser Leben jedoch immer noch nicht, denn Walkers aufgewühlter Zustand abends und zur Schlafenszeit war geblieben. Die Zeit, als Cliff Walker zum Knäuel geformt in seinen Armen gehalten hatte, um ihn fürs Einschlafen zu entspannen, war vorbei. Dafür legte sich einer von uns neben ihn, bis ihn der Schlaf überkam. In den schlimmsten Nächten wurde er zu einer Karikatur der Ruhelosigkeit. Sein Ringen um Schlaf konnte mitunter ein bis drei Stunden währen. Er richtete sich auf und ließ sich, Gesäß voraus, schwer aufs Bett herunterplumpsen, stellte sich auf alle viere, hob den Körper an und rammte uns seinen Kopf in den Magen oder trieb ihn ins Kissen – war das eine adaptive Form des Kopfanschlagens? Oder er stieß mit seiner Hüfte gegen jede harte Oberfläche, die er finden konnte – unsere Knochen, unsere Hüften, das Kissen, die Matratze und sogar die Wand.

Heute Abend – 3. Juli (Walker ist vierdreiviertel Jahre alt). 37 Grad heute. 29 bei Sonnenuntergang. Die Luft ist so feucht, dass sie sich an der Lunge festzuhalten scheint, sich um die Organe legt und einen nach unten zieht. Walker spürt es, es steigert seine Unruhe ins Unerträgliche. Es ist, wie wenn ein Wurm in ihm hauste, den er besiegen will.

Um 21.00 Uhr gehen wir nach unten, eine Kleinigkeit essen. Ich denke, wenn er isst, wird er schlafen. Wenigstens stelle ich es mir vor.

Um 21.30 Uhr wieder hinunter, um Birnen aus der Dose zu essen.

Um 22.30 Uhr noch einmal wegen eines Toasts.

Gegen 23.00 Uhr stößt er immer noch, wirft sich von einer Seite auf die andere und versucht aus dem Bett eine Art Widerstand herauszuholen, peng! Beim Umdrehen prallt er schwer mit seiner Hüfte auf. Das Bett ist ein Trampolin. Er will ihm eine Botschaft abringen. (Er fühlt sich so unwohl in seiner Haut.

Doch ist Cliff oder mir in unserer Haut denn so viel wohler? Ich nehme an, darauf läuft es für uns alle hinaus: wie wohl wir uns in unserer Haut fühlen und wie leicht wir uns mit der Tatsache aussöhnen können, dass wir uns nach Ruhe sehnen in einer Welt, die sich immerfort schwindelerregend dreht.)

»Mama«, sagt er. »Wann ist es Morgen?«

»Der kommt erst, wenn du geschlafen hast.«

Schweigen.

Er lutscht verzweifelt am Daumen. Der Wurm frisst immer noch an ihm.

»Mama, bitte sag mir, wie ich schlafen kann.« Er schlägt härter nach mir.

»Du musst nach innen gehen, dahin, wo dein Kopf ist, und über deinen Tag nachdenken. Dann verwandeln sich deine Gedanken in Träume und deine Träume in Schlaf.«

»Ist gut«, sagt er.

Er liegt zwanzig Minuten wach. Ich selbst schlafe gerade ein, als er wie aus dem Nichts hochspringt.

»Ich hab's probiert!«, sagt er und hüpft weiter. »Ich hab's probiert!«

»Nein, nein«, erwidere ich und ziehe seinen Körper an der Rückseite des Schlafanzugs nach unten, kämpfe mit diesem Wesen, das heftig darum ringt, sich durch den Luftraum zu bewegen. »Du hast nur Gedanken gehabt, keine Träume, keinen Schlaf.«

»Aber ich kann sehen, wie es hell wird!«, beharrt er.

»Es ist fast Mitternacht, Walker.«

Er richtet sich auf: »Die Sonne geht auf, Mama.«

»Die Sonne geht erst auf, wenn du geschlafen hast, Walker.« Ich ziehe ihn wieder herunter.

Stille. Daumenlutschen. Verzweifeltes Daumenlutschen.

»Mama, kannst du anstelle von mir schlafen?«

»Nein, Walker, du musst schon selbst schlafen.«

»Ich versuch's, Mama, ich versuch's.«

Als er das sagt, dreht sich mir das Herz im Leib herum. Ich beobachte, wie dieser kleine Vierjährige seiner selbst Herr zu werden sucht, und ich weiß genau, dass die Philosophen Recht haben, wenn sie sagen, dass sich selbst zu bezwingen die schwierigste aller Aufgaben sei. Ich überlege, wie man es anstellt. Wie man es je ins Werk setzen kann. Wie ist es möglich, dass der Geist, dass das Gehirn lernt, sich selbst zu ändern? Mein Geist kann sich noch immer nicht mit der Vorstellung anfreunden, dass das Gehirn sich über sich erheben und über sich hinausblicken kann. Welcher Teil des Gehirns sieht das Ganze, was es ist und was es werden kann, und fasst den Entschluss, sich zu ändern? Wo im Gehirn befindet sich die Instanz, die ihm erlaubt, sich selbst zu transzendieren?

Am nächsten Tag kleidete sich Elizabeth (achteinhalb) für ein Basketballspiel an und war traurig gestimmt, weil sie gegen das Team antreten sollte, dem sie im Vorjahr angehört hatte. Es war unheimlich, als sie es sagte: »Ich schätze, das ist es, was wir immer im Leben machen. Gegen uns selbst spielen. Wir erinnern uns immer, wer wir waren, und sehen, wer wir sind.«

Ein Auto, das von der Strasse abbiegt

Wir gingen ein Risiko ein und reisten mit den Kindern nach Nordkalifornien, um meiner Schwester und Freunden, die dort leben, einen Besuch abzustatten. Walker war vier Jahre und neun Monate alt. Er entpuppte sich als ein vortrefflicher Reisender, war flexibel und begeistert. Cliff und ich waren hingerissen von der Eigenart, mit der er sich auf alles einließ, selbst als er ganz neue Umgebungen kennen lernte. Walker saß auf dem Rücksitz unseres Mietwagens und schwatzte mit uns. Er dachte sich Geschichten über Dinosaurier aus, lachte über Witze, und als unser Auto über die Golden-Gate-Bridge sauste, durchlief ihn ein freudiger Schauer. Er mochte den Mann an der Mautstelle, der mit uns über die Baseballmannschaft der Red Sox scherzte. Während unseres Aufenthalts bei Freunden in der Nähe von Sacramento verliebte sich Walker in deren gleichaltrige Tochter Melissa. Walker und Melissa verschwanden im Spielzimmer im oberen Stockwerk, saßen Schulter an Schulter auf dem Sofa und sahen fern. Ab und zu war er allerdings zu energiegeladen. Und als die Familie bei einem feierlichen Abendessen gegrillten Lachs servierte, übergab Walker sich, der auf diesen Geruch empfindlich reagierte, auf ihren weißen Teppich.

Walker wurde reifer, gewann an Tiefe und Vielschichtigkeit. Bildete Schicht um Schicht mit der Zeit. Nach wie vor wurde sein Gefühlsausdruck herzlicher, intensiver. Wir hatten eine Menge Spaß miteinander, wenn wir Geschichten erzählten und herumalberten. Eines Abends, als ich im Restaurant neben ihm saß, sprang er auf und sagte zu mir: »Mama, mein Herz platzt vor lauter Liebe zu dir und Papa. Jetzt, wo mein Herz geplatzt ist, fließt die Liebe durch meinen ganzen Körper.«

Später hielt ich ihn umschlungen und nannte ihn mein Herzchen.

»Ich habe kein Herz«, entgegnete er.

»Was, du hast keins? Was ist ihm zugestoßen?«

»Es ist gebrochen«, antwortete er.

»Warum?«, fragte ich.

»Weil wir von Grammacita weggehen mussten« (sein Kosename für seine Großmutter).

In jener Nacht lagen wir zusammen im Bett und spielten ein Spiel aus der Reihe Brain Quest; das sind altersgemäß gestufte Denksportaufgaben für Kinder. Auf einer dieser Karten war ein Stuhl mit nur drei Beinen abgebildet; er ähnelte einem High-Design-Objekt, das im Museum of Modern Art stehen könnte. »Was fehlt auf diesem Bild?«, fragte ich und las die möglichen Antworten vor.

»Ein Mensch«, sagte Walker.

Ungefähr zur selben Zeit – im Jahr 2001, im Sommer vor Walkers fünftem Geburtstag – stellten wir fest, dass er über ein paar besonders starke kognitive Fähigkeiten verfügte. Eine davon war sein erstaunliches Interesse an der Zeit. Einmal sang er morgens beim Frühstück ein Lied, das er zu diesem Thema selbst erfunden hatte. Er lernte die Uhr kennen (und später, mit fünfeinhalb Jahren, konnte er die Zeit auf einem Zifferblatt ablesen).

»Morgen ist der Tag, der niemals kommt, denn wenn morgen kommt, ist es heute«, sang er.

In jenem Sommer wurden Cliff und ich bei der Bodenzeit nachlässig. Eigentlich hatten wir sie schon eine Weile nicht mehr regelgerecht durchgeführt. Wir spielten zwar zusammen, aber nicht als Therapie, sondern zum Spaß. Ich ertappte mich dabei, wie ich mich vor dem Spielen drückte. So vergnüglich es auch sein konnte, ich war übersättigt. Der bloße Gedanke daran widerte mich manchmal an. Ich sehnte mich so sehr danach, bloß Mutter, eine Freundin oder sonst irgendjemand zu sein, und klammerte mich an die Momente, wenn ich mit Freunden im Park oder im Wohnzimmer saß und schwatzte, solange unsere Kinder spielten.

Ich hatte den Luxus, einer Leidenschaft frönen zu können, der Leidenschaft, Zeit mit Elizabeth zu verbringen. Da ich nur noch einmal am Tag Bodenzeit durchführte, beim Baden, und Cliff und Walker sehr oft und lange zusammen waren – kunstvolle Szenarien mit Zügen bauten und aus Legosteinen und Bauklötzchen Phantasiesäulen errichteten –, fand ich endlich die Muße, die ich mir immer gewünscht hatte, um bei Elizabeth zu sein. Wir besuchten Kunstgewerbeläden, wo wir nach kleinen Schals oder Schmuckstücken stöberten, gingen ins Kino oder spazieren. In East Heaven, ein Whirlpool-Bad in unserer Stadt, waren wir richtig vernarrt. Im Whirlpool-Raum hörten wir Enya, Sade und Blues. Wenn wir dieser langsamen, glutvollen Musik lauschten, streckten wir uns auf dem Rücken aus und ließen unsere Füße im Wasser baumeln. An einem Winternachmittag, wir lagen gerade auf dem Bretterboden aus Zedernholz, Kopf an Kopf, und schauten zum schneebedeckten Oberlicht hinauf, kam mir etwas zu Bewusstsein – fern von zu Hause war es möglich, über absolut nichts zu sprechen. *Ich tue es, ich spreche tatsächlich über nichts!*

»Mama«, sagte Elizabeth, »ist dir schon mal aufgefallen, dass die Backstreet Boys sich dauernd für irgendwas entschuldigen, wenn sie langsam singen, für etwas, das sie ihren Freundinnen angetan haben, wenn sie sich zum Beispiel nicht bei ihnen haben blicken lassen?« Wir mussten eine ganze Weile darüber lachen.

Einmal gingen wir einkaufen (einfach so, ohne einen bestimmten Grund), sahen uns einen Film im Kino an und auf dem Heimweg plauderten wir über Philosophie, Politik, Schwarze Löcher und das Leben der Sterne.

Tags darauf fuhren Walker, Elizabeth und ich durch Hadley, eine ländliche Stadt in der Umgebung, vorbei an Bauernständen und Feldern, als ich im Auto vor mir ein Paar Arme in ständiger Wiederholung auf und ab flattern sah. Der Wagen fuhr zügig, stets geradeaus, in aller Ruhe, und diese Arme flatterten fortwährend. Wem auch immer diese Arme gehörten, es muss ein großer Teenager oder ein Erwachsener gewesen sein. Die Arme flatterten unablässig, als wir an einer Ampel hielten, flatterten, als sie auf Grün schaltete. *Dieser Passagier musste unter einer schweren Form von Autismus leiden.* Der Kopf der Fahrerin – am Haar konnte ich erkennen, dass es eine Frau war – wirkte ruhig, unbewegt, ja sogar resigniert. Die ganze Zeit über gingen die Arme auf und ab, auf und ab. Das Auto war ein altes Modell aus den Fünfzigerjahren, und die Mutter saß aufrecht hinter dem Lenkrad, so brav, wie Frauen in den Fünfzigerjahren sein mussten. Ihr Haar war gut gepflegt. Der Wagen wechselte die Spur. *Wie um alles in der Welt kann ein Auto wie dieses einfach so weiterfahren*? Mit all dem angedeuteten Gefühl in diesem stillen, reglosen, matronenhaften Kopf, der immer weiter geradeaus fuhr und dafür sorgte, dass der Wagen auf der Fahrbahn blieb – und dem gleichzeitigen Chaos, oder kontrollierten Chaos, mit den sich auf und ab, auf und ab bewegenden Armen. Das Auf und Ab des Autos selbst war indes so fein wie bei einem Flugzeug, das ein Luftloch durchquert. Dem Kopf der Mutter war nichts Urteilendes, kein Ärger oder Verzweiflung anzumerken. Nur ein Hinnehmen. Sie hatte sich mit den flatternden Händen abgefunden. Der Wagen bog auf einen nahe gelegenen Parkplatz und verschwand, glitt dahin, außer Sicht. Einen Augenblick spielte ich mit dem Gedanken, umzukehren, ihm zu folgen, ihn ausfindig zu machen. Die Arme dieses Passagiers kamen mir erwachsen vor, verbraucht und an Bewegung gewöhnt. »*Halt an und fahr ihnen hinterher*«, verlangte eine Stimme, aber ich ließ es sein. Ich fuhr nicht auf den Parkplatz des Gartencenters von Hadley, hielt den andern Wagen nicht an und gab der Mutter kein Zeichen, die Scheibe herunterzukurbeln, wie ich es in meiner Vorstellung tat. Ich erzählte ihr nichts über Vitamine, über Beschäftigungs- und sensorische Integrationstherapie (wahrscheinlich hatte sie bereits davon gehört); nichts über essenzielle Fettsäuren und ein paar Therapien, über die ich mich gerade informierte, die sich an den neuesten Erkenntnissen orientierten. Ich berichtete ihr nichts von all den heilenden Händen, denen wir begegnet waren, auch nichts von der Bewegungstherapie – und dass wir erfahren hatten, dass man den Geist über den Körper und den Körper über den Geist erreichen kann. Dr. Buies nachdrückliche Worte, dass die Behandlung dieser Störung »einen mehrschichtigen Sandwich-Ansatz« erfordere und »man nichts unversucht lassen« dürfe, kamen nicht zur Sprache. Und was vielleicht am allerwichtigsten war, ich erzählte ihr nichts von Greenspans interaktiver Therapie. Stattdessen ließ ich zu, dass das Auto entschwand. Es war die Strategie, die so mancher Autofahrer auf nächtlicher Landstraße mitten im Schneesturm anwendet, wenn er zusieht, wie ein Auto von der Fahrbahn abkommt, so tut, als sei es gar nicht passiert, und einfach weiterfährt.

Die Augen eines Fremden

Im Januar 2002, dem Winter, in dem Walker fünf Jahre alt war, machte eine gemeinsame Freundin Walker und mich mit Drew, einem Kind mit der Diagnose Asperger-Syndrom (einer Form des High-functioning Autismus), und seiner Mutter Linda bekannt. Drew war ein hochgewachsener, hübscher Junge mit großen Augen, der sich wie ein Kobold bewegte. Linda war ebenfalls groß und athletisch – sie gehörte zu den sich von Körnern ernährenden Schönheiten, die man auf Rennbahnen oder in Naturkostläden trifft. Sie hatte dichtes Haar und große Augen wie ihr Sohn. Drew ging ein wenig in Deckung, als wir das erste Mal eintraten, aber dann kam er hervor und sagte »Hallo«, allerdings ohne uns direkt anzuschauen. Drew strahlte eine Intensität aus, die mich sofort anzog. Er sprach bedächtig, und obwohl er sich auf Kommunikationskreise mit uns nicht einließ, schien er leidenschaftlich an Linda zu hängen, was sich weniger durch Sprache bemerkbar machte als durch seinen Körper, der ihr folgte und sich ihr ständig anschloss. Es war, wie wenn sie zusammen tanzen würden, obgleich sich Drew hin und wieder zurückziehen musste, wenn es ihm zu heftig wurde. In emotionaler Hinsicht hatte ich den Eindruck, dass er noch an der Peripherie blieb, zumindest solange wir da waren. Linda zeigte uns den Gymnastikraum, den sie im Kellergeschoss eigens für die sensorische Integration eingerichtet hatte. Wir sahen Drew Bodenübungen machen, hüpfen und kicken, einen Fünfjährigen, der so flink turnen konnte wie ein siebenjähriger oder noch älterer Junge. Linda hatte es beinah verbissen auf Drews sensorische Probleme abgesehen; dieses Kind, das vermutlich einmal ein körperliches Defizit gehabt hatte, war nun ein Meister der Balance, Haltung und Geschicklichkeit. Genau um fünf Uhr schlug Linda Drew vor, ihr beim Zwiebelnschneiden zur Hand zu gehen. Er sprang auf die Küchentheke hoch, nahm seitlich darauf

Platz und zerkleinerte mit einem großen Hackbeil Zwiebeln, das ich nicht einmal einen Elfjährigen hätte benutzen lassen. Es war unverkennbar, dass sie Sinn für den Körper und dessen Entwicklung hatte. Ich sah es sofort. (Erst später erfuhr ich, dass Linda sich beruflich tatsächlich mit Körperarbeit befasste, sie war Yoga-Lehrerin und Shiatsu-Therapeutin.) Auf der Stelle war mir klar, dass wir gegensätzliche Ansätze gewählt hatten – oder vielmehr einander ergänzende. Sie hatte sich auf das Bewegungssystem und eine in sensorischer Hinsicht intensive Lebensweise, ich hingegen hatte mich auf die Gefühle konzentriert. Linda konnte mir eine Menge beibringen und ich wollte es lernen. Ich wollte Drews Körperbeherrschung Walker zukommen lassen – etwas, das mir, einem einst dünnen Kind, zeitlebens gefehlt hatte. Dafür wollte ich Linda mit den Kenntnissen vertraut machen, die mir Greenspan vermittelt hatte. Da war etwas an Drew, das mich ahnen ließ, er wünsche sich Geselligkeit, sehne sich nach Kontakt und verfüge bloß nicht über das dazu nötige Rüstzeug. Linda leitete Drew sehr stark an, als müsse sie mit einem Kind fertig werden, das bei Frustration leicht aufbrauste. Sie fühlte sich unbehaglich, wenn er wütend wurde und auf die Sofakissen eindrosch. Drew brauchte seine Zeit, um nach innen zu gehen, um mit einem elektronischen Spielzeug zu spielen oder in sein Zimmer zu gehen. Linda sagte mir: »Walker ist phantasievoll, Drew nicht; er ist zu nüchtern. Was andere Kinder instinktiv wissen, muss ich ihm beibringen.« Das glaubte ich nicht. Meiner Meinung nach brauchte er bloß Übung. Ich verspürte den Drang, bald mit ihm Bodenzeit auszuprobieren.

Walker und ich statteten Linda und Drew ein paar Wochen später, am 14. Februar, dem Valentinstag, einen weiteren Besuch ab. Drew sagte »Hallo« und war freundlich, aber distanziert und hatte das Bedürfnis, für sich allein zu spielen. Er lag auf dem Boden und beschäftigte sich mit einer Spielzeug-Autowaschstraße. Walker spielte mit der neben ihm. Linda war damit einverstanden, dass ich jetzt einen Bodenzeit-Versuch startete. Ich schöpfte tief Luft, ließ mich auf dem Boden nieder, zog ein blaues Matchboxauto von einem Stapel, bereitete mich darauf vor, meine Stimme in ein höheres Register anzuheben, und brachte mich auf Touren. Mit quieksender Stimme bat ich Drew, »mir« (dem Auto) eine Wäsche angedeihen zu lassen. Drew nahm keine Notiz von dem Auto. Aber wie Greenspan es mir beigebracht hatte, ließ ich nicht locker. Ich wiederholte die Bitte, mich zu waschen.

»Bitte, wasch mich, bitte«, quiekste ich. »Ich bin eine einzige Schweinerei.« Meine Stimme kletterte höher und höher. »Du musst mich waschen! Ich komme sonst in Schwierigkeiten, wenn du's nicht tust.«

Keine Reaktion.

»Bitte, bitte, machst du's?«

Drew sah mich zwar nicht an, aber er nahm sich das Auto und wusch es.

»Wie viel kriegst du dafür?«, fragte ich.

»Hundert Dollar«, sagte er. Ich tat so, als würde ich ihm das Geld geben. Er nahm es. Er nahm das Als-ob-Geld. Und so ging es einige Minuten lang weiter, bis er einmal, auf meine Frage nach dem Preis, antwortete: »Es ist umsonst. Kostet nichts.«

»Kein Geld!«, rief ich aus und lachte. »Mann, oh Mann, hier komm ich wieder her!« Drew blickte zu mir auf; seine Augen begegneten meinen und sahen intensiv hinein. Ich dachte an einen Ausdruck, den Darleen Corbett benutzt hatte: »Er nahm meine Tiefen begierig in sich auf.« Das war nicht nur der erste Blickkontakt, den mir Drew schenkte, sondern auch das erste Lächeln, das ich bei ihm wahrnahm. Welche Synapse wohl in diesem Augenblick feuern mochte? Ein Schauder lief mir über die Arme. Es war unheimlich, einmalig.

Drew und ich waren eine Stunde lang richtig ins Spiel vertieft. Als ich wegging, kam mir Linda jedoch irgendwie kühl, distanziert vor. *Hatte ich sie schockiert? Hielt sie mich für übergeschnappt, weil ich im Spiel mit ihrem Sohn so bei der Sache war?*

In den beiden Wochen danach ging mir Drew nicht mehr aus dem Sinn – nicht, wenn ich Walker badete, nicht, wenn ich an diesem Buch schrieb, und auch nicht, wenn ich das Abendessen zubereitete. Warum beschäftigte ich mich gedanklich so konzentriert mit einem Kind, das ich kaum kannte? Und überhaupt, war ich denn nicht nahe daran, mit der Bodenzeit abzuschließen? Es gab eine Zeit, da hätte ich darum gefleht, mein Lebtag keine Bodenzeit mehr machen zu müssen. Doch bei Drew kehrte etwas zu mir zurück, das ich vergessen hatte – das altvertraute Gefühl: Erregung, vielleicht sogar Hochstimmung, solange die Endorphine ungehemmt zirkulierten und man die Wirkungen von Millionen feuernder Synapsen sah und fühlte. An jenem Tag hatte ich den Eindruck, dass in Drews Gehirn Myelinscheiden angelegt wurden, tausend Meilen in der Stunde. Walker mochte mit der Bodenzeit so gut wie fertig gewesen sein. Ich jedenfalls nicht.

Drew war ein ganz beachtliches Kind, sehr gescheit. Er nahm schneller Kontakt auf, als ich es bei einem Kind für möglich gehalten hätte. Ich war überzeugt, dass er zu vielem fähig war – vielleicht sogar zu mehr als ein normales Kind. Als ich am Valentinstag nach Hause fuhr, war mir nach Umkehren, Zurückfahren und einer weiteren Runde Bodenzeit mit ihm zumute. *Was fehlte mir? Wonach suchte ich? Nach der Gabe, das Leben eines Kindes zu formen oder zu ändern?* Ich war nach etwas so Menschlichem, so Elementarem süchtig. Als ich mit Drew Bodenzeit durchgeführt hatte, war ein prickelndes Gefühl über meine Fingerspitzen und Hände gelaufen und in meine Kehle gesunken. Das Gefühl war elektrisierend.

Schließlich dachte ich mir einen Vorwand aus und rief Linda an. Am Telefon sagte sie, sie sei dankbar. Als ich hörte, dass sie jeden Tag Bodenzeit durchgeführt habe und nun ein verändertes Kind vor sich sehe, schossen mir Tränen in die Augen. Sie entdeckte seinen Humor, seine Zärtlichkeit und andere Dinge, die sie »nie zuvor bemerkt und auch nicht vermisst hatte, weil mir nicht bewusst war, dass sie fehlten«. Und dann erzählte sie mir eine bemerkenswerte Geschichte.

»Es war am Tag, als Sie vorbeikamen und Bodenzeit mit Drew machten. Als Sie damals gingen«, sagte Linda, »war ich ausgelaugt, es hatte mich umgehauen. Ich sah, wie viel Arbeit in der Bodenzeit steckte, wie viel Energie sie in Anspruch nahm, und glaubte einfach nicht, dass ich die in mir hätte. Da rief ich augenblicklich meinen Freund an und weinte. Ich weiß, dass ich mich merkwürdig benahm. Lieber wäre ich zehn Marathons gelaufen, als so eine Arbeit auf mich zu nehmen. Aber vor dem Kindergarten kam Drew mit einem Valentinsgruß zu mir. Nach dem Kindergarten gab er mir wieder einen. Er umarmte mich und machte dann etwas, was noch nie vorgekommen war. Er trat zurück, um mich anzusehen, hielt mein Gesicht in den Händen, sah mir lange und direkt in die Augen und sagte: ›Ich hab dich lieb, Mama.‹ Ich weinte vor Glück und war dann entschlossen, Bodenzeit zu machen. Ich bin sehr dankbar.«

Sie sprach von ihrer Dankbarkeit, ich von der meinen: »Ich bin Ihnen zu Dank verpflichtet.« Ich wusste nicht, was ich sagen sollte. Wie ich die ganze Geschichte – alles, was ich in jenem Moment war, und alles, was mein Sohn geworden war (Linda nannte ihn perfekt) – hätte nehmen und zusammenrollen und irgendwie in dieses kleine Telefon schieben und ihr schenken können. »Es hat mich so mit Freude erfüllt, als Drew mich dieses erste Mal ansah und lächelte und auf seinem Gesicht ein Gefühl erblühte.« Es war wie der Fall der Berliner Mauer. Zusehen, wie jemand lebendig wird. Während des Gesprächs mit Linda eilte mein Geist zu Walkers Babyzeit zurück, zu diesen dunklen Augen, die sich am Ende meinen zuwandten.

Das Los von Babys und Seeräubern

Als Walker fünf war, suchten wir Greenspan noch einmal auf. Cliff und ich erwarteten ein komplettes Gesundheitsattest, das unsere Befreiung bedeutet hätte. Stattdessen brachte Greenspan zunächst eine Dreiviertelstunde allein mit Walker zu, dann erst rief er uns herein und ließ uns mit ihm spielen. Er war natürlich entzückt von Walkers Fortschritt, lobte seine emotionale und kognitive Entwicklung, schwärmte für seinen Sinn für Humor und staunte über seine sprachlichen Leistungen, aber irgendetwas beunruhigte ihn. Er sorgte sich, Walker könne gewissermaßen zu nett sein.

»Ihr Sohn verfügt über keine abstrakte Vorstellung für Aggression«, sagte er.

»Für *was*?«

»Walker kann sich aus dem Effeff über Liebe unterhalten, aber er kann nicht über Aggression sprechen. Sie müssen ihn im Als-ob-Spiel herausfordern und dazu beitragen, dass er lernt, wie man mit Aggressionen umgeht. Mobilisieren Sie seinen Schneid.«

Cliff und ich warfen einander einen Blick zu, einen langen Blick, der vom einen Zimmerende zum andern reichte, und zogen gleichzeitig die Augenbrauen hoch.

»Er braucht mehr Zeit mit Ihnen«, sagte er eindringlich an Cliffs Adresse. »Sie müssen einander näher kommen. Er identifiziert sich zu stark mit seiner Mutter.« Jetzt wandte er sich mir zu. »Unterstützen Sie ihn, wie Sie können, nur überfürsorglich sollten Sie nicht sein. Lassen Sie ihn bestimmen. Wenn er durcheinander ist, seien Sie verfügbar, aber lassen Sie ihn auf Sie zukommen. Streiten Sie sich ab und zu mit ihm und geben Sie nicht immer nach.«

Greenspan gab uns den Rat, Cliff solle Walker an den Wochenenden mehrere Stunden und wochentags abends mindestens eine Stunde widmen – und gegebenenfalls sogar seine Zeiteinteilung ändern.

»Muss er denn aggressiv sein?«, fragte ich.

»Nein. Das habe ich nicht gesagt. Wir suchen nach einem Ausgleich in seinem Spiel. Er muss um Liebe kreisende Themen ebenso darstellen wie Themen, bei denen es eher um sein Durchsetzungsvermögen geht. Wir erwarten, dass die Kinder nicht nur Teekränzchen, Puppenspiele und Gut-miteinander-Auskommen spielen, sondern auch Szenen, in denen Konflikte und Auseinandersetzungen vorkommen – ja sogar Kriege müssen im Als-ob-Spiel dargestellt werden.«

Wir verstanden beide, dass es für Walker an der Zeit war, seinen Radius, egal was unser Standpunkt war, zu vergrößern, die Schürzenbänder loszulassen und sich stärker mit Cliff zusammenzutun.

»Ich tue mein Möglichstes«, sagte Cliff in Greenspans Praxis. »Ich unternehme mit meinen Kindern so viel wie andere, die ich kenne, aber ich bin mir nicht sicher, ob noch mehr drin ist. Ich stamme nämlich aus einer Familie, in der die Frauen stark waren und bei solchen Dingen das Sagen hatten ...«

»Die Dynamik, gegen die Sie ankämpfen, hat sich in unserer Kultur über viele Generationen genau so abgespielt. Aber Sie können sie umkehren«, sagte Greenspan eindringlich, dabei hatte er uns beide im Visier. »Das können Sie Ihrem Sohn und auch sich selbst zuliebe tun.«

Was mich betraf, ließ Greenspan durchblicken, dass ich Walker wie einen Säugling behandelte – dass die ganze wunderschöne Intimität zwischen uns nun nicht mehr angemessen war. *Demnach bist du gar nicht so gut im Loslassen*, sagte ich zu mir selbst. *Du wirst aber nicht drum rumkommen.*

Als Cliff und ich an jenem Abend nebeneinander im Bett lagen, schwieg ich geraume Zeit, dachte aber nach. Ich dachte über das Drama nach, das wir erlebt hatten. In mancher Hinsicht hatten wir einen überlebensgroßen Sohn und einen überlebensgroßen Psychiater dazu, der seinen Fortschritt im Auge behielt, einen Mann, der uns zu deutlich wahrnahm, viel zu deutlich. Entmutigend war das. Er sah unsere Fehler.

Schließlich sagte ich: »Jetzt sind wir an der Reihe, verstehst du, Cliff? Es geht nicht mehr um Walker. Er lässt uns wissen, dass wir uns ändern müssen. Hast du das bemerkt?«

Cliff schwieg lange. Dann drehte er sich zu mir um und legte seinen Arm um meine Taille. Ich war den Tränen nah, und ich nehme an, auch Cliff ging es nicht anders. Sein Schweigen besagte: *Wir haben doch schon so viel getan, reicht es denn immer noch nicht?*

Am nächsten Tag versuchte ich Walker im Schwimmbad mit einem aggressiven Spiel bekannt zu machen, so wie es mir Greenspan ans Herz gelegt hatte. Als »ekliges Bootsungeheuer« kündigte ich ihm meinen Angriff an und bleckte spielerisch die Zähne. Walker weinte.

Ich nahm ihn in die Arme.

Was mache ich bloß?, dachte ich. Die ganzen Jahre seit seinen frühen Lebensmonaten, als er lernte, mich, uns anzublicken, ist Walker zu einem Lebensfunken, einem Stern, einem Meteoriten an Energie und Interaktion herangewachsen. Greenspan sähe es gern, wenn Walker und Cliff ein innigeres Verhältnis zueinander hätten, vielleicht soll er ihn gar lieber haben als mich oder zumindest keinen mehr mögen als den andern. Wir haben unser persönliches Universum. Und jetzt soll ich einen Teil davon preisgeben?

Eine Frau, die nicht weit von uns schwamm, machte ein paar Züge zu uns herüber und sagte: »Mein Gott, was haben Sie für einen goldigen Sohn. Am liebsten würde ich ihn schnappen und mit nach Hause nehmen.« Walker bedachte sie mit einem reizenden Blick, der das Zeug gehabt hätte, die Sonne erzittern zu lassen. Sie lächelten sich eine ganze Weile zu.

Derlei bekam ich überall zu hören, auf dem Markt, in der Vorschule. Walker strahlte zu den Fremden hoch und stellte ihnen Fragen: »Hallo, in welcher Straße wohnst du?« oder »Möchtest du mit uns spielen?«. In Restaurants unterhielt er sich oft auf Knien mit den Gästen in der Nische nebenan. Am letzten Tag des zweiwöchigen Besuchs meiner Mutter wurde er im Hotel von drei Kellnerinnen und der Restaurantwirtin umringt, die ihm liebevoll Lebewohl sagten. »Erinnerst du dich auch an mich?«, fragte eine der Kellnerinnen. Natürlich tat er es. Er kannte ihren Namen – kannte alle ihre Namen.

Woran liegt es, dass Walker nicht »ekliges Bootsungeheuer« spielen will?

Mich beunruhigte, dass seine Abneigung meine Schuld sein könnte. Ich selbst hatte meine Aggression noch nie besonders gut äußern können. Vielleicht hatte ich sie deshalb in unserem Spiel vermieden.

Greenspan ließ anklingen, dass Walker und ich zu vertraut miteinander seien, dass zwischen Mutter und Sohn ein zu inniger Kontakt bestehe. Könnte ich ihn freigeben, loslassen und Streifzüge machen lassen, auf denen eine Mutter ihren Sohn vermutlich nicht mehr begleitet? Die ganze Zeit hatte ich darum gerungen, ihn in meine Welt zu holen, ihn bei mir in vertrauter Nähe zu halten. Nach der neuen Weisung musste ich einen andern Gang einlegen, ihn freigeben und sich von mir abwenden lassen. Ich wusste, was Greenspan meinte: Ich sollte verfügbar bleiben und Walker unterstützen, für ihn da sein, aber was war mit mir? Was ich preisgeben sollte, war nichts Geringes. Es war fast, wie wenn ich einen tief empfundenen Teil meiner selbst weggeben müsste. Ich sollte die Hände in den Schoß legen und, zumindest teilweise, den Job, den ich in den vergangenen Jahren verrichtet hatte, an den Nagel hängen und mich so von dieser intensiven dyadischen Beziehung zwischen Walker und mir verabschieden. Es war Zeit für ihn, sich weiterzuentwickeln – dieser lebhafte Kobold, der mit einer geradezu greifbaren, strahlenden Kraft aus seinen süßen, großen Augen Liebe verströmte. In den folgenden Wochen bot ich alle Kräfte auf und zog mich immer häufiger zurück, damit Cliff mehr Raum erhielt. Er verbrachte Stunden um Stunden mit Walker – den größten Teil der Wochenenden und eine fixe Stunde oder zwei jeden Abend nach dem Essen, ihre »spezielle Zeit«, die Walker nach und nach erwartete und einforderte. Cliff hing sehr an Walker.

Den ganzen August strengte ich mich an und ließ in unserem Spiel Tiere aggressiv handeln. Doch Walker antwortete mit einem flehenden Blick, wie wenn ich ihm etwas Unerwünschtes aufzwingen wollte.

Ich kämpfte gegen meinen Wunsch an, solche Spiele zu unterlassen, und unterhielt mich mit andern Müttern darüber. Keine von uns wollte, dass ihre Kinder grobe Spiele spielten. Bei den Spielverabredungen schalteten sich die Mütter ein, wenn an einem Phantasiespiel Aggression beteiligt war, und stoppten es. »Nicht mit dem Messer, tu dem Seeräuber damit nicht weh. Wir wollen uns doch vertragen!«

Doch nach mehreren Telefonaten mit Greenspans Mitarbeiterin verstand ich, warum Walker Aggression darstellen musste. Es war, ironischerweise, notwendig, um die Ketten der Aggression abzuschütteln. Ein Kind sollte alle Aspekte des emotionalen Selbst erforschen, um sich von der Tyrannei zu befreien, die verdrängte Gefühle ausüben können. Oder ging es darum, Gefühlen eine Stimme zu leihen, die selbst in der Vorstellung womöglich zu viel Furcht einflößten?

Ich befand mich also nicht mehr in der Welt der Beeinträchtigungen – dies war die Welt der Kindesentwicklung, der normalen Kindesentwicklung. Nun hatte ich meinem Sohn bei einer ihrer Lektionen beizustehen. Er muss lernen, sich von seiner Wut so weit abzugrenzen, dass er ihr einen Namen geben kann – sagte ich zu mir selbst. Ich schlug mich nämlich mit der Frage herum, warum uns Greenspan auf diesen Pfad führte. Aggressionen, so wusste ich, wurden oft recht gründlich unter den Teppich gekehrt und brodelten dort in passiver Frustration vor sich hin. *Aber warum Aggression im Spiel darstellen?* Scheinbar meinte Greenspan Folgendes: Wenn Walker seine Aggression darstellen würde, könnte er sie in sich selbst spüren, anerkennen und akzeptieren. Ein Kind wird erst dann wirklich vom Joch solcher Emotionen befreit, wenn es ihre Themen darstellen kann. Im Spiel lernt das Kind, dass die Gefühle uns weder besitzen noch mit uns identisch sind. Aggression war Walkers Crux; andere Kinder mussten vielleicht die Emotionen darstellen, bei denen sich Walker am wohlsten fühlte, liebevolle Gefühle, oder was immer sie sonst verleugnen mochten. Das ganze Gefühlsspektrum, eine breite und lebhafte Palette, sollte sich in der Vorstellungswelt wiederfinden – das war das Ziel.

Ich nehme mich selbst unter die Lupe. Kann Walker deshalb

keine abstrakte Vorstellung für Aggression bilden, weil auch ich hier ein Defizit habe? Verhindert meine eigene mangelnde Fähigkeit, mit Wut umzugehen, dass mein Sohn lernt, sie zu zeigen, sie zu fühlen, sich vorzustellen und über sie zu sprechen?

Ich arbeitete jeden Abend eine halbe Stunde mit Walker, solange er in der Badewanne saß, und ließ meinen Dinosaurier den seinen angreifen.

Jetzt, wo ich täglich Spiele mit aggressiven Inhalten spielte, gab es merkwürdige Veränderungen in meinem eigenen Leben. Plötzlich tauchten Menschen aus meiner Vergangenheit in meinen Träume auf. Diejenigen, die mich gekränkt hatten (oder von denen ich dies glaubte), bevölkerten meine Träume in neuen Konfigurationen. Mit den Jahren, vielleicht sogar fast mein ganzes Leben lang, hatte ich die klassischen Alptraumszenarios kennen gelernt. Stets war ich die passive Figur, die mit erstarrten Beinen das Weite suchen wollte oder den Drang verspürte, zu schreien, aber keinen Ton herausbrachte. Sehen wir der Sache ins Auge – in meinen Träumen war ich ein schwächlicher Protagonist, der sich vor gruseligen Szenen und unheimlichen Gestalten fürchtete. Hin und wieder büßte ich auch meinen Körper ein. In den Alpträumen, die ich in den schlimmsten Zeiten meines Lebens hatte, sah ich mich wie eine körperlose Seele über diesen Planeten schweben.

Seltsam, jetzt, da ich tagein, tagaus mit Walker das Dinosaurier-Spiel spielte, stellte ich eine Veränderung fest. Ich wehrte mich in meinen Träumen, war nicht mehr die schwebende Seele, sondern durch und durch leibhaftig. Jetzt glich ich eher dem Terminator. In einem meiner Träume brach ich in eine friedlich auf einer Wiese stehende Hütte ein, in der Feinde Unterschlupf gefunden hatten, und schlug mit einer Axt auf sie ein, so dass ihr Blut wie in einem Monty-Python-Film in Strömen floss.

Ich wachte in aller Frühe auf, fühlte mich ungewöhnlich erfrischt und bereit, den Dinosaurier-Krieg an diesem Tag fortzusetzen.

Eines Abends nahm Walker wie gewohnt sein Bad, aber dieses

Mal holte er aus dem Korb mit den Badespielsachen eine Babypuppe aus Gummi heraus und drückte sie unter Wasser. Solange er sie dort festhielt, stand ihm ein sonderbares Grinsen im Gesicht, als wolle er sagen: *Ich bring sie um, Mama. Was willst du dagegen unternehmen?*

Das offen zutage liegende Böse in seiner Absicht erschreckte mich. »Lass uns die Rettungsmannschaft alarmieren«, rief ich eilig, als auch schon ein Rettungshubschrauber über dem Wasser schwebte und dem ertrinkenden Kind eine Leine zuwarf.

Am nächsten Abend ertränkte Walker das Puppenkind aufs Neue. Ich tat so, als ginge es um mich, und rief mit hoher, quieksender Stimme: »Nein, nein!« Am Ende schlug ich wieder vor, dass wir es bergen.

Walker ersäufte jetzt allabendlich kleine Kinder und ich regte ihre Rettung an. Nach einer Woche befreite er sie von selbst aus der Gefahr. Ich telefonierte mit Greenspans Praxis, um zu hören, ob ich das Richtige tat. Tags darauf rief seine Mitarbeiterin Sarah zurück und ließ mich wissen, sie selbst warte gespannt auf Greenspans Antwort. Sie hatte mit einer Reihe von Eltern zu tun, deren Kinder Puppen am Hals aufhängten oder sie erwürgten, und wunderte sich auch über die lebhafte Phantasie ihres eigenen Sohnes. Ein paar Tage später meldete sie sich erneut: »Ich kann es kaum erwarten, Ihnen zu erzählen, was ich erfahren habe.« Bei meinem Rückruf erfuhr ich, dass ich mich in Greenspans Augen mit der Rettung genau für das Verkehrte entschieden hatte.

»Das Als-ob-Spiel hat nichts mit einer Unterweisung in Sachen Moral zu tun«, wiederholte sie Greenspans Worte. »Es geht darum, unbewusste Gefühle auszuleben.« Demnach hatte ich mich in den unbewussten Prozess eingemischt und ihn für meine eigenen Zwecke ausgebeutet.

»Diese Art Spiel soll dem Kind Mut machen, solche Gefühle bei sich wahrzunehmen, das ist das Ziel. Aber es gibt noch ein höheres, denn das Kind soll schließlich so weit kommen, dass es über diese Gefühle sprechen kann«, erklärte mir Sarah.

»Ich bin mir nicht sicher, ob das Gefühle sind, über die ich sprechen möchte«, sagte ich. »Jedes Mal, wenn Walker ein Baby ertränkt, hat er so ein selbstgefälliges Lächeln im Gesicht wie einer, der mit der Hand soeben in den Kuchen gelangt hat. Sind Sie sicher, dass er nicht mal zum Serienmörder wird?«

Sie lachte und sagte: »Nein. Ganz im Gegenteil.«

Ich dachte gründlich über Greenspans ursprüngliche Worte nach: »Ihr Sohn verfügt über keine abstrakte Vorstellung für Aggression.« Jetzt, wo ich das oberste Ziel kannte, die Fähigkeit, über Aggression zu sprechen, fiel plötzlich der Groschen: Wenn wir Gefühle in Worte fassen, können wir uns von ihnen abgrenzen – oder vielmehr: Wenn wir uns von den Gefühlen abgrenzen, können wir sie in Worte kleiden.

Ein Kind, das von seinen Gefühlen abstrahieren kann, kann in seiner Phantasie Vorstellungen dieser Gefühle erzeugen und das Spiel als Möglichkeit nutzen, sie auszudrücken.

Die oberste Stufe der Abstraktion war für Greenspan somit die Sprache, die aus entwicklungspsychologischer Sicht einer fortgeschrittenen Form des Vorstellens entspricht. Die Gefühle formen sich zu Symbolen und Symbole zu Worten um. Das Gefühl kommt im Gespräch zum Ausdruck, wird also weder handgreiflich noch auf eine andere Weise agiert, weder als Brandstiftung noch als Angriff. Wenn Walker über seine Gefühle sprechen könnte, hätte er die höchste Stufe erklommen, die emotionale Reife in seinem Alter erreichen kann. Außerdem erkannte ich, dass Walkers Zukunft als gesunder Mensch vorbereitet wurde, wenn er mit fünf über seine Gefühle sprechen lernte. Ihm stünden dann andere Wege offen, als seine Aggression auszuagieren: Er würde später im Gymnasium die andern Kinder nicht schlagen, aus Freundschaften nicht davonlaufen oder, wenn er älter wäre, nicht unbedacht seine Kinder verprügeln oder seine Mitmenschen betrügen müssen. Es war keine leichte Sache, diese »abstrakte Vorstellung der Aggression«. Was vom Ersäufen eines Puppenkindes nicht alles abhing.

Ich spielte jetzt ein abgekartetes Spiel – und ließ die Babys in die Tiefe von Walkers Badeschaum rutschen. Zu Beginn des Frühjahrs rettete er sie beharrlich, so wie ich es ihm unglücklicherweise gezeigt hatte.

Eines Tages jedoch, es war Mitte April und Walker fünfeinhalb Jahre alt, ungefähr einen Monat nach dem Telefonat mit Sarah, drückte er eine Puppe unter Wasser und ersäufte sie ein ums andere Mal mit voller Absicht und dem selbstgefälligen, herausfordernden Ausdruck im Gesicht.

Ich trat zurück, kehrte ihm den Rücken zu und ließ ihn gewähren.

Er ertränkte sie mehrere Abende hintereinander, und ich wandte mich jedes Mal ab, beobachtete nicht, obschon ich den Anblick mit der Zeit ertrug. Tagsüber spielte er jetzt Seeräuber mit seinen Spielkameraden – man solle die Piraten im Wassergraben ums Schloss ersäufen, schlug er vor. Später am Abend, nachdem er wie gehabt Kinder ertränkt hatte, befolgte ich Sarahs Rat und fragte: »Wie ist das, wenn du die Babys unter Wasser drückst?«

Walkers Gesicht wurde ernst; er lehnte sich nachdenklich, sanfter geworden, in der Badewanne zurück. Sein Ausdruck gewann eine Tiefe, die mir den Mut nahm. Er sagte traurig: »Wir wissen nicht, wann wir sterben müssen, oder, Mama?«

»Nein, das wissen wir nicht.«

Keiner von uns beiden sprach weiter. Ich sah, dass er nachdachte. Vielleicht über den eigenen Tod oder den seiner Großtante Debbie, der ihn beunruhigt hatte.

»Ich werde mich immer an dich erinnern, Mama«, sagte er schließlich und schaute zu mir herauf. »Auch wenn ich gestorben bin.«

»Das machst du?«, fragte ich. »Woran erinnerst du dich dann?«

Er sah mich an, mit Augen, die dasselbe wie seine Worte ausdrückten: »Ich werde mich immer daran erinnern, wie du mit mir gespielt hast.«

Nachwort

Im Frühjahr 2002 rief ich Darleen Corbett, die Leiterin von REACH, an, um sie nach einer Information aus Walkers Krankengeschichte zu fragen, die ich für dieses Buch verwenden wollte.

Ich konnte der Versuchung nicht widerstehen, ihr für die von großem Verständnis zeugende »Diagnose« zu danken, die sie fünf Jahre zuvor gestellt hatte, nämlich dass Walker unter einer sensorischen Integrationsstörung leiden müsse. Aus meinen Recherchen war mir bekannt, dass selbst die Kinder, die in den Genuss einer Frühintervention kommen, bisweilen völlig verkannt oder fehldiagnostiziert werden. Oder ihre wohlmeinenden Ärzte und Therapeuten, die vermutlich wenig Ahnung von sensorischer Verarbeitung haben, behandeln sie bloß auf körperliche Entwicklungsverzögerungen. Darleen hatte Walker einen großen Dienst erwiesen, als sie ihm Arlene als Therapeutin zuwies, und Cliff und ich wussten ihr hohes professionelles Niveau zu schätzen.

»Erzählen Sie mir etwas«, sagte ich zu Darleen. »Was wäre Ihrer Meinung nach aus Walker geworden, wenn keine Frühintervention stattgefunden hätte?«

Schweigen, ein langes Schweigen von Darleen, und dann sagte sie: »Nun ja … ich nehme an, er wäre zurückgeblieben.«

Mir war klar, worauf sie mit der lakonischen Antwort hinauswollte. Er hätte sich vermutlich nicht entwickelt, hätte nichts lernen können und mit uns nicht viel interagiert; vielleicht wäre er schrecklich scheu geworden oder dermaßen introvertiert, dass er eine gravierende Lernstörung davongetragen hätte. Er hätte womöglich keinen einzigen oder nicht viele Meilensteine erklommen. Doch so, nach Lage der Dinge, hatte er sie alle erreicht. Er war ein »saftiges« Kind, das stundenlang mit uns oder seinen Freunden in Phantasieszenarios spielen konnte. Darauf lief, nach meinem Verständnis, Meilenstein sechs hinaus. Er verfügte über ein solides Fundament für das höhere Denken. Cliff und ich wussten, es war jetzt ausgeschlossen, dass man unser Kind jemals fälschlich für eines mit einer Störung aus dem autistischen Spektrum halten würde, und wir waren überzeugt, dass es tatsächlich möglich ist, sich aus dem Spektrum in Richtung Gesundheit herauszuarbeiten.

In seinem bedeutenden Buch *Phänomenologie des Geistes* stellte Hegel, der Großvater der Sozialwissenschaften, der vor beinah 200 Jahren schrieb, etwas Wesentliches über das Selbstbewusstsein fest: »Das Selbstbewusstsein ist *an und für sich*, indem, und dadurch, dass es für ein Anderes … ist.«* Wir können nur dann ganze, bewusste Wesen werden, wenn wir uns durch die Augen eines andern kennen gelernt haben. Diesen Vorgang die heilende Macht der Liebe zu nennen wäre sentimental – besonders da in Walkers Fall so viel Energie und Arbeit daran beteiligt waren, trotz seiner biologischen Hindernisse eine Beziehung zu Anderen aufzubauen. Dennoch, die frühe Interaktion zwischen Menschen ist der Ausgangspunkt alles Wissens. Wir begriffen, wie wichtig es ist, einem empfindlichen Kind beizubringen, wie es das oftmals unerträgliche Licht im Blick einer andern Person aushalten kann.

Wir wussten noch etwas oder vermuteten es: dass uns Greenspan, solange wir ihn aufsuchten, nicht allein lassen, uns immer wieder herausfordern würde, bessere Eltern zu werden. »Der Blick« ist niemals vorbei, für keinen Elternteil.

Im Jahr 2000 wurden Dawn und REACH vom Bundesstaat Massachusetts vertraglich als »Anbieter spezieller Betreuungsmaß-

* Georg Wilhelm Friedrich Hegel, *Phänomenologie des Geistes.* Berlin: Ullstein, 1983, S. 113.

nahmen«, besonders zur Behandlung des Autismus bei Kleinkindern und jungen Kindern, anerkannt. Dieser Vertrag kam durch Dawns verdienstvolle Arbeit mit Walker und andern Kindern zustande, die mit Hilfe des Bodenzeit-Behandlungsansatzes Fortschritte machten. Das neue Programm soll um Greenspans Methode herum entworfen und von Dawn geleitet werden.

Beim letzten Besuch bei Greenspan war Walker fünfeinhalb und entwickelte gerade sein erstaunliches Zeitverständnis. Er konnte sich viel zuverlässiger an den jeweiligen Wochentag erinnern als ich. Er konnte ausrechnen, wie lange er noch warten müsste, bis seine Lieblingssendung ausgestrahlt würde; seine Leidenschaft für die Bände des *Zauberers von Oz* hatte sich erschöpft und so ging er zu andern »Text-Büchern« über; er verfügte über einen enormen Wortschatz und brachte jede Woche Stunden um Stunden mit Cliff zu, in denen sie sich etwas ausdachten und bauten und ihren Spaß miteinander hatten. Sie gingen zusammen in die Eisenwarenhandlung und auf den Markt; sie spielten Minigolf, fuhren Rad, sahen sich Filme im Kino an, gingen zum T-Ball-Training und zum Fußball.

Und was vielleicht am wichtigsten von allem ist, Walker besaß zu jener Zeit ein hoch entwickeltes Gespür für moralisches Denken sowie Einfühlungsvermögen. Er machte sich Sorgen, dass seine Großtante Paula einsam sein könnte, jetzt, wo Großtante Debbie verstorben war. Am Esstisch wandte er sich mir zu und sagte: »Aber du hattest noch gar keine Gelegenheit zu erzählen, wie dein Tag war, Mama.«

Einmal fragte er: »Wissen böse Menschen, dass sie böse sind?«

»Was glaubst du, Walker?«, fragte ich.

Er schüttelte den Kopf. »Nein. Ich glaube nicht.«

Als wir uns bei unserer letzten Zusammenkunft unterhielten, aß Greenspan kurz angebratenes Gemüse und Reis aus einer großen Schale. (Der Patient vor uns hatte ihn aufgehalten.) Als er fertig war, legte er ein Band in seine Videokamera ein und bat Cliff und Walker, sich auf dem Boden niederzulassen.

Walker war Pilot, Cliff der Kopilot. Als die beiden in eine Als-ob-Welt der Radiotelekommunikationen und Missionen nach Atlanta, Los Angeles, zum Mars und darüber hinaus eintraten, sprang Walker aufs Sofa, damit sein Flugzeug höher fliegen könnte. Greenspan schien geradezu entzückt von ihrem Spiel. Als sie den Raum mit ihrem Lachen und ihrer ausladenden, von Durchsetzungsvermögen zeugenden Bewegung erfüllten, zeigte sich ein beinah kindliches Lächeln auf Greenspans Gesicht. Ein paar Minuten lang beobachtete ich, wie er Walker und Cliff beobachtete, wobei sein Lächeln nicht einen Augenblick aus seinem Gesicht verschwand.

Als Walker vom Sofa herunterhüpfte und sein Flugzeug über mich hinweg auf Cliffs Maschine zufliegen ließ, drehte Greenspan den Kopf ein wenig zu mir herüber. Er lächelte immer noch das breiteste Lächeln, das ich je bei ihm gesehen hatte. Jetzt wurde es zum Geschenk an mich, an uns. Er erkannte unsere Arbeit an. Er sah in meine Augen und lächelte sanft, voller Freude. In diesem Lächeln lag etwas, das uns überzeugen sollte, so als habe er eine Skepsis bei uns bemerkt.

Nachdem das Spiel vorüber war, wandte er sich an Cliff und sagte: »Sie und Walker stehen einander sehr nah; das konnte ich spüren. Jetzt kann er fliegen.«

Als wir die Praxis verließen und uns noch einmal nach ihm umsahen, signalisierte er, dass nun alles in Ordnung sei.

Wenn ich es inzwischen nicht besser gewusst hätte, hätte ich vermutlich gedacht, er wolle uns sagen, dass wir nun nichts mehr zu tun bräuchten.

Dank

An erster Stelle möchte ich meiner Schwester, Paula Stacey, einer begabten Schriftstellerin und Herausgeberin danken, deren Hilfe mir hier, wie zeit meines Lebens, zum Ansporn wurde, mein Bestes zu geben und mich weiterzuentwickeln – und natürlich zu revidieren. Ich bin meiner lieben Freundin Julie Fisher dankbar, die mir in unseren wunderbaren, langen Diskussionen über dieses Projekt großzügig ihre außerordentlichen Talente und ihre Kameradschaft zugute kommen ließ. Cliff, mein Mann, widmete mir unermüdlich seine Energie und Unterstützung und lieh mir sein Architektenauge fürs Detail. Ich möchte auch meiner Herausgeberin Merloyd Lawrence für ihre Geduld, ihr Feingefühl sowie ihren sicheren Instinkt und ihr treffsicheres Urteil meinen Dank aussprechen. C. Michael Curtis hat mir nahe gebracht, wie wichtig die Fabel ist – dafür wie auch für sein zuverlässiges Wissen bin ich ihm sehr verbunden. Mein Dank gebührt außerdem Charles Everitt für seinen Humor und sein Gespür, wo dieser Humor angebracht war. Ich habe auch meinen verständigen ersten Lesern zu danken: Carol Edelstein, Robin Barber und der Mittwochabend-Schreibgruppe, ebenso Peter J. Smith, Andrea Dresdner, Tammy Barbasch, Elizabeth McKenzie und Janet Sadler sowie meiner vorzüglichen Faktenprüferin Elizabeth Shelburne. Meiner erstaunlichen Tochter Elizabeth bin ich für ihre Bereitschaft, mich mit diesem Projekt zu teilen und hin und wieder Seite an Seite mit mir zu schreiben, zu besonderem Dank verpflichtet. Meiner wunderbaren Kameradin Therese Sillars, bei der ich immer eine Zuflucht fand, sei für ihre Kunst, Stroh in Gold zu verwandeln, gedankt. Ich bin all jenen äußerst verpflichtet, die sich meiner Kinder angenommen haben, so dass ich an diesem Projekt arbeiten konnte: der außergewöhnlichen Kinderbetreuerin Donna Cavanagh wie auch Carol und Robert Resnick, Polly Stacey und Luke Dyson. Bedanken möchte ich mich ebenfalls bei Peter Stacey, Jacqueline Stuart, Carolyn Thomas und Roberta Montgomery für ihre Unterstützung. Zum Schluss ist es mir ein Bedürfnis, den Mitarbeitern von REACH für ihren Mut und ihre Kreativität meine Anerkennung auszusprechen.

Eine Bemerkung noch zu den Namen: Im Interesse der Wahrhaftigkeit – und weil es meiner Meinung nach wichtig ist, zu zeigen, dass wirkliche Menschen das Leben wirklicher Menschen verändern – habe ich die Namen in diesem Buch nicht geändert. Ein paar Personen jedoch, die nur am Rande eine Rolle spielen, habe ich umbenannt, um ihre Privatsphäre zu schützen. Sie erscheinen hier als Victoria, Catherine, Laurie und Lois.